"国家级线上一流本科课程"配套教材
安徽省高等学校"十三五"省级规划教材
"互联网+"新形态教材

21世纪
高等医学院校系列规划教材
高等院校精编教材

医患文化沟通

YIHUAN
WENHUA GOUTONG

王维利　周利华◎主编

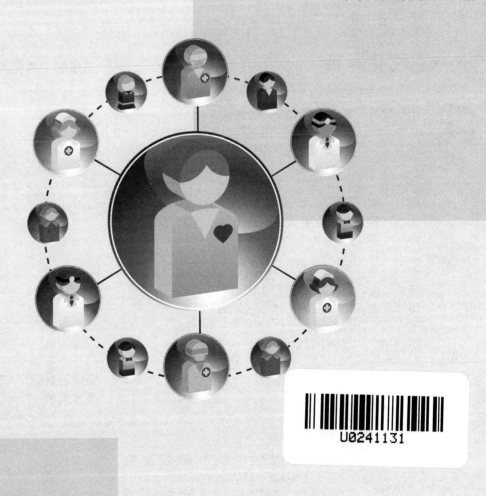

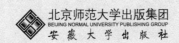

北京师范大学出版集团
BEIJING NORMAL UNIVERSITY PUBLISHING GROUP
安徽大学出版社

U0241131

图书在版编目(CIP)数据

医患文化沟通/王维利,周利华主编. —合肥:安徽大学出版社,2018.4
(2022.8 重印)

ISBN 978-7-5664-1521-9

Ⅰ. ①医… Ⅱ. ①王… ②周… Ⅲ. ①医药卫生人员－人际关系学 Ⅳ. ①R192

中国版本图书馆 CIP 数据核字(2017)第 330420 号

医患文化沟通

王维利　　周利华　主编

出版发行:北京师范大学出版集团
　　　　　安 徽 大 学 出 版 社
　　　　　(安徽省合肥市肥西路 3 号 邮编 230039)
　　　　　www. bnupg. com. cn
　　　　　www. ahupress. com. cn
印　　刷:安徽省人民印刷有限公司
经　　销:全国新华书店
开　　本:184 mm×260 mm
印　　张:21.25
字　　数:420 千字
版　　次:2018 年 4 月第 1 版
印　　次:2022 年 8 月第 2 次印刷
定　　价:49.80 元
ISBN 978-7-5664-1521-9

策划编辑:李　梅　武溪溪　　　　　　装帧设计:李　军
责任编辑:武溪溪　　　　　　　　　　美术编辑:李　军
责任印制:赵明炎

编 委 会

序

文化沟通，渠道多重，心灵相通。

"光阴似箭，岁月如梭"是我在高中一篇作文里的引用句。至今还记得，当时已快退休的语文老师，在此句旁很认真地用红墨水钢笔字标注："如此令人伤感的句子，还是不用为好……"当时我并不十分理解，也没有心动，只是感受到老师对我的关爱。如今自己已到老师那时的年岁，再看这句子，才能用心体会到老师当时的心意、心情、心境……40多年的岁月打磨，看不见的年轮一层叠着一层；内心世界观、人生观和价值观有着持续不断的修正，知识、信仰、思维方式等文化内涵有着日积月累的沉淀。如今，看着同样的文字，有着完全不同的感受。传统书面沟通中，文字这一文化符号的力道，只有在心与心的碰撞时才会产生，哪怕是延时隔空，依然呼应。如今，沟通的渠道已从书面笔谈扩展到 QQ、E-mail、微信等，但文字依然是传统与现代文化中最有魅力的信息传递方式之一。

文化沟通，信息如海，畅游之中。

在我做实习医生时，有一次安医附院的院长检查实习生所写的大病历，表扬我写得比较认真，同时也指出：不应该在年龄这栏填写"成（人）"，这不符合规范，应该写实际年龄。当时，我并没有什么特别的认识，还觉得两者都可以。心里想，年龄也是病人的隐私，不好都问的。而如今，早已认识到医患关系乃为专业性、治疗性关系，与一般人际关系有所同，也有所不同。20岁与60岁成人的社会文化背景完全不同，其价值观、知识结构、思维方式、使命信仰、生活方式、行为准则、人生需求等都会有很大差别；即使患有同样的疾病，其生理、心理和社会反应都不相同，很可能需要医生做出同病异治的治疗方案。医患沟通中一问一字之差，带给医疗护理的信息可以完全不同，作为病史资料的学术价值更是有天壤之别。

文化沟通，枝繁叶茂，叶叶不同。

工作之中常看一些医学专家的名人名言，我记得最清楚的是吴孟超院士的一句话："每个病人都是一本书。"在不同时期，对这句话的理解不同。最早的理解是：教科书上写的是疾病的共性，而每个病患有其个性。当时仅意识到疾病的个体差异。现在认识到：知病更要知人。每个人的生物、心理、文化、社会和发展属性是不同的。在医护人员与患者交谈时，应关注患者的文化特征，关注医患之间文化的差异。谈到诊疗疾病的目的、态度以及对双方行为的评价等，就涉及双方的价值观差异；谈到现代社会、现代科学、现代医学、疾病诊疗方案的选择等，就涉及双方的知识结构和思维方式的差异；谈到医疗保险、医院规章制度与执行等，就涉及双方法律法规意识的差异；谈到患者的健康评估，就涉及双方衣食住行和生存方式的差异，等等。这些文化差异决定了医患之间的沟通就是跨文化沟通。沟通是由医护人员主导的收集、整理、分析信息的过程，应该看到双方的文化差异，而后经商讨达成共识，共享健康文明。如此，医患文化沟通不仅有益于患者的疾病治疗和健康恢复，还有助于医护人员的成长和成熟。医患文化沟通要求医护人员从某个患者个体看到其所代表的社会群体，再从其社会群体回看该患者自身，这是一个共性与个性不断循环的文化识别过程，是医护人员提高自身文化敏感性、文化智力和文化胜任力的必然途径。

文化沟通，思维沟通，异曲同工。

我从事医患沟通的教学和临床研究已有 30 年。早在 20 世纪 90 年代初就开设"人际沟通"课程，目的是提高学生的人际沟通能力，促进人际关系的建立，从而有益于医护工作的开展；2001 年，在本科生层次开设"思维与沟通"课程，目的是从信息编码的角度，从"怎么想、怎么说"来研究医患沟通和治疗性沟通系统；2008 年，在研究生层次开设"多元思维与治疗性沟通"课程，目的是让沟通在"治愈、帮助、安慰"（引自美国著名医生特鲁多的墓志铭）患者中发挥更好的作用。相继主编或编著出版《人际沟通》《思维与沟通》《治疗性沟通系统》等图书。时至今日，将治疗性沟通系统引入教学和临床研究中已有十余年，这才发现"文化"这座冰山蕴涵的无穷魅力。思维与沟通只是"文化"这座冰山的一角，"看病不看人"是只见树木不见森林啊！在做"医疗生态系统"的相关课题研究时发现，要真正做到"以患者的健康为中心"，医护人员对患者要真正做到五知——"知人、知病、知因、知需求、知资源"，就不得不研究患者的文化符号系统。每个人的文化都可以是座冰山，表现出来的只是海平面以上的一小部分，海平面以下的部分，无论是结构还是性质的复杂程度，可能是超出想象的。在现实的医患文化沟通中，患者往往无意，只能靠医护人员有心去进行文化相融。既然有"闻香识女人"一说，为什么不能主动培养自己从患者相貌、话里话外中，读懂患者发出的文化特征相关信息的能力呢？所以，医护人员"怎么想、怎么说"的前提条件是要看到医患文化背景的差异，只有求同存异,相互理解,彼此包容,才能真正做到"以患者的健康为中心",真正实现高质量的医患沟通。这就是撰写此书的目的。

《医患文化沟通》分上、下篇。上篇包括总论、治疗性沟通系统、跨文化沟通、医患冲突管理、系统思维与逻辑思维、辩证思维与创新思维、批判性思维等;下篇以沟通技术为主,包括共情、信任、倾听、自我表露、提问、说服、控制、探究等。

书中自有黄金屋,书中自有颜如玉。从医的职业生涯是自己文化修养成熟的过程。每个病人都是一本书,阅人无数如同行千里路、读万卷书。"知人"为"五知"之首,比较困难,需要经验积累。多接触不同国家、民族、地域、职业和年龄的人,从中归纳、总结、理解文化的多元性,这样非常有助于在临床工作中,对来自不同社会群体中患者的文化进行识别。在生活和临床实践中不断地学习并思考医患(人际)的关系、文化的内涵、沟通的技术,此乃研究医患文化沟通之道的上上策。

值此教材出版之际,感谢同事们对我工作的支持;感谢学生们对我研究医患文化沟通所做的贡献;特别感谢所有参与医患沟通教学和临床研究的研究生们;还要感谢本书责任编辑武溪溪和后期负责制作本教材线上教学录像资料的贾文赞等每一位老师。

衷心感谢家人对我执着个性的包容,对我教学研究生涯的大力支持。

王维利

2017 年 8 月于合肥

目　录

上　篇

第一章　总论 ……………………………………………………………… 3

第一节　什么是沟通 ……………………………………………………… 4
　一、沟通的定义 ………………………………………………………… 4
　二、沟通的模式 ………………………………………………………… 5
　三、沟通的基本模型 …………………………………………………… 7
第二节　什么是医患文化沟通 …………………………………………… 9
　一、医患文化沟通的概念 ……………………………………………… 10
　二、医患文化沟通理论——洛特曼文化符号学理论 ………………… 11
　三、医患文化沟通的内容 ……………………………………………… 12
第三节　为什么进行医患文化沟通 ……………………………………… 18
　一、提高医疗服务质量 ………………………………………………… 18
　二、建立和谐医患关系 ………………………………………………… 20
　三、缓解医患冲突 ……………………………………………………… 20
第四节　医患文化沟通的特征 …………………………………………… 22
　一、个性化 ……………………………………………………………… 22
　二、专业化 ……………………………………………………………… 23
　三、系统化 ……………………………………………………………… 25
　四、动态化 ……………………………………………………………… 25

第二章　治疗性沟通系统　29

　第一节　治疗性沟通系统产生的背景　30
　　一、医学模式的转变　30
　　二、心理社会肿瘤学研究的出现　32
　　三、系统论、信息论、控制论思想的渗透　33

　第二节　治疗性沟通系统的基本概念　34
　　一、什么是治疗性沟通　34
　　二、什么是治疗性沟通系统　35
　　三、治疗性沟通系统的模型　38

　第三节　治疗性沟通系统操作指南　44
　　一、重视双方社会历史文化背景　44
　　二、发挥治疗性沟通系统的最优效应　46
　　三、反复的临床实践　46

　第四节　临床应用 TCS 的回顾　46

第三章　跨文化沟通　50

　第一节　文化概述　51
　　一、文化及相关概念　51
　　二、文化的特性　55
　　三、文化的功能　56

　第二节　文化背景　57
　　一、文化背景的含义　57
　　二、文化背景对个人的影响　57

　第三节　跨文化沟通　59
　　一、跨文化沟通的相关概念　59
　　二、跨文化沟通的特点　60
　　三、跨文化沟通的效果　62
　　四、医患文化沟通中跨文化沟通策略　63

　第四节　文化休克　65
　　一、文化休克的概念　65
　　二、引起住院患者产生文化休克的原因　65
　　三、文化休克的分期　67

四、文化休克的表现 ⋯⋯⋯⋯⋯⋯ 67

五、预防或减轻住院患者文化休克的对策 ⋯⋯⋯⋯⋯⋯ 68

第五节　Leininger 跨文化护理理论 ⋯⋯⋯⋯⋯⋯ 70

一、Leininger 理论的基本内容 ⋯⋯⋯⋯⋯⋯ 70

二、朝阳模式 ⋯⋯⋯⋯⋯⋯ 71

三、跨文化护理理论在临床实践中的应用 ⋯⋯⋯⋯⋯⋯ 73

第四章　医患冲突管理 ⋯⋯⋯⋯⋯⋯ 79

第一节　医患冲突概述 ⋯⋯⋯⋯⋯⋯ 80

一、医患冲突的概念 ⋯⋯⋯⋯⋯⋯ 80

二、医患冲突的特点 ⋯⋯⋯⋯⋯⋯ 81

三、医患冲突的分类 ⋯⋯⋯⋯⋯⋯ 82

四、医患冲突的原因 ⋯⋯⋯⋯⋯⋯ 85

第二节　冲突相关理论 ⋯⋯⋯⋯⋯⋯ 88

一、冲突过程模型 ⋯⋯⋯⋯⋯⋯ 88

二、冲突感知模型 ⋯⋯⋯⋯⋯⋯ 92

第三节　医患冲突管理 ⋯⋯⋯⋯⋯⋯ 94

一、基于冲突过程模型的医患冲突防控体系 ⋯⋯⋯⋯⋯⋯ 94

二、医患冲突预防机制 ⋯⋯⋯⋯⋯⋯ 96

第五章　系统思维与逻辑思维 ⋯⋯⋯⋯⋯⋯ 101

第一节　思维概述 ⋯⋯⋯⋯⋯⋯ 102

一、思维的概念 ⋯⋯⋯⋯⋯⋯ 102

二、思维的分类 ⋯⋯⋯⋯⋯⋯ 102

三、思维的影响因素 ⋯⋯⋯⋯⋯⋯ 105

四、思维的衡量标准 ⋯⋯⋯⋯⋯⋯ 106

第二节　系统思维 ⋯⋯⋯⋯⋯⋯ 109

一、系统思维概述 ⋯⋯⋯⋯⋯⋯ 109

二、系统思维在医患文化沟通中的应用 ⋯⋯⋯⋯⋯⋯ 111

第三节　逻辑思维 ⋯⋯⋯⋯⋯⋯ 112

一、逻辑思维的概念与基本形式 ⋯⋯⋯⋯⋯⋯ 112

二、逻辑思维的基本方法和基本规律 ⋯⋯⋯⋯⋯⋯ 113

第六章   辩证思维与创新思维 ··· 120

  第一节   辩证思维 ·· 121
    一、辩证思维概述 ··· 121
    二、辩证思维的特征 ··· 123
    三、辩证思维在医患文化沟通中的应用 ······························· 126
  第二节   创新思维 ·· 126
    一、创新思维概述 ··· 127
    二、创新思维的特征 ··· 127
    三、创新思维的基本原理 ··· 129

第七章   批判性思维 ·· 136

  第一节   批判性思维概述 ·· 137
    一、批判性思维研究概述 ··· 137
    二、批判性思维概念 ··· 138
    三、批判性思维结构要素 ··· 141
    四、学习批判性思维的意义 ··· 145
  第二节   批判性思维与循证思维 ·· 148
    一、循证思维对批判性思维的培养起着重要作用 ····················· 148
    二、批判性思维对循证医学的实践起着促进作用 ····················· 149
  第三节   批判性思维的培养路径 ·· 149
    一、践行批判性思维的五项准备 ··· 150
    二、自我完善批判性思维的结构要素 ····································· 152
    三、应用思维的衡量标准时刻检验自己的思维 ······················· 152
  第四节   批判性思维的测量 ·· 153
    一、加利福尼亚批判性思维特质测试量表 ······························· 153
    二、加利福尼亚批判性思维技能测试量表 ······························· 154

下 篇

第八章   共情 ··· 159

  第一节   共情概述 ·· 160
    一、什么是共情 ··· 161

二、为什么要共情 ·· 164

第二节 共情的理论及层次 ··· 166

一、共情的理论 ·· 166

二、共情的层次 ·· 170

第三节 共情在医患文化沟通中的应用 ·································· 171

一、强化双方意识 ··· 172

二、扩展自我体验 ··· 172

三、明确角色功能 ··· 173

四、尊重文化交融 ··· 173

五、认同终极价值 ··· 174

六、积极感受倾听 ··· 174

七、主动换位思考 ··· 175

八、敏锐判断分析 ··· 175

九、正确及时回应 ··· 175

十、引发领悟成长 ··· 176

第四节 共情鸿沟及情感预测偏差 ······································· 177

一、共情鸿沟 ··· 177

二、情感预测偏差 ··· 179

三、跨越共情鸿沟 ··· 182

第九章 信任 ·· 186

第一节 信任概述 ··· 187

一、什么是信任 ·· 187

二、为什么需要信任 ·· 189

三、信任的特点 ·· 191

四、信任的类型 ·· 192

第二节 医疗护理工作中的信任 ·· 196

一、信任是医疗护理质量的保证 ··· 196

二、医疗护理活动中的信任危机 ··· 197

三、患者的预设性不信任 ·· 197

第三节 信任的建立及其在医患文化沟通中的应用 ·················· 200

一、信任"ENP"墙及其应用 ··· 200

二、通往信任之路 ··· 203

第十章 倾听 ·· 208

　第一节 倾听概述 ·································· 209

　　一、倾听的定义 ································ 209

　　二、倾听的类型 ································ 210

　　三、倾听的影响因素 ···························· 212

　第二节 倾听的过程 ······························ 215

　　一、感知 ···································· 215

　　二、选择 ···································· 216

　　三、组织 ···································· 217

　　四、理解或解释 ································ 217

　　五、反馈 ···································· 218

　第三节 倾听的意义及策略 ·························· 218

　　一、倾听在医患文化沟通中的作用 ················ 219

　　二、有效倾听的策略 ···························· 220

　　三、有效倾听的方法 ···························· 222

第十一章 自我表露 ································ 230

　第一节 自我表露概述 ···························· 231

　　一、自我表露的定义 ···························· 231

　　二、自我表露的分类 ···························· 231

　　三、自我表露的特性 ···························· 233

　　四、自我表露在医患文化沟通中的作用 ············ 234

　第二节 自我表露的相关理论 ······················ 237

　　一、社会渗透理论 ······························ 237

　　二、社会交换理论 ······························ 239

　　三、约哈里之窗 ································ 240

　第三节 自我表露在医患文化沟通中的应用 ············ 242

　　一、自我表露的影响因素 ························ 242

　　二、自我表露的临床研究 ························ 247

第十二章 提问 ·································· 252

　第一节 提问概述 ································ 253

一、提问的概念 ……………………………………………… 254

二、提问的作用 ……………………………………………… 255

三、提问的类型 ……………………………………………… 256

第二节 苏格拉底式提问 ……………………………………… 259

一、苏格拉底式提问概述 …………………………………… 259

二、苏格拉底式提问在医患文化沟通中的应用 …………… 260

第三节 怎样实现有效提问 …………………………………… 261

一、重视提问的艺术 ………………………………………… 262

二、提问与其他沟通技术的有效联合 ……………………… 263

第十三章 说服 ………………………………………………… 266

第一节 说服概述 ……………………………………………… 267

一、什么是说服 ……………………………………………… 268

二、说服的特点 ……………………………………………… 268

三、说服的途径 ……………………………………………… 269

四、说服过程中主体双方的角色作用 ……………………… 270

第二节 说服的相关理论 ……………………………………… 272

一、态度改变理论 …………………………………………… 272

二、患者应对疾病的态度改变—说服模型 ………………… 273

第三节 说服在治疗性沟通系统中的应用 …………………… 276

一、态度改变—说服模型的临床应用 ……………………… 276

二、说服与其他沟通技术的有效联合 ……………………… 279

第十四章 控制 ………………………………………………… 282

第一节 控制概述 ……………………………………………… 283

一、什么是控制 ……………………………………………… 283

二、为什么要控制 …………………………………………… 287

三、控制的分类 ……………………………………………… 288

第二节 控制的相关理论 ……………………………………… 295

一、自我效能理论 …………………………………………… 296

二、社会支持理论 …………………………………………… 298

三、归因理论 ………………………………………………… 300

第三节 控制的测量及应用 …………………………………… 302

一、控制点倾向量表 …………………………………………… 302

二、自我控制量表 …………………………………………… 302

三、自我管理能力量表 ………………………………………… 303

第十五章　探究 ……………………………………………… 306

第一节　探究概述 …………………………………………… 307

一、什么是探究 ……………………………………………… 307

二、探究的功能 ……………………………………………… 307

三、探究的形式 ……………………………………………… 309

第二节　探究的理论——建构主义学习理论 ………………… 310

一、建构主义的概念 ………………………………………… 310

二、建构主义基本过程 ……………………………………… 311

三、建构主义四要素 ………………………………………… 311

第三节　建构式治疗性沟通 ………………………………… 313

一、建构式治疗性沟通的概念 ……………………………… 313

二、建构式治疗性沟通的设计原则 ………………………… 313

三、建构式治疗性沟通的理念 ……………………………… 315

四、建构式治疗性沟通的方式 ……………………………… 319

上　篇

第一章 总 论

📚 **本章目标**

1. 掌握沟通、医患文化沟通的概念。
2. 熟悉医患文化沟通的特征。
3. 了解医患文化沟通的意义。

关键词 沟通 医患文化沟通

▶▶▶ **中心案例1**

　　周一上午的第一节课，上课铃声响起后，在护理学专业二年级(第二学期)的大学教室里，已坐满学生。屏幕中显示：本门课程名称为"思维与沟通"。老师已开始授课，教室门嘎吱一声被推开，一名男生旁若无人地夹着一本英文书进来，坐在教室后排的角落，似乎睡了一会，又看了一会英文……课中，老师请这位学生起来回答问题，学生不情愿地站起来，显示很尴尬的表情并摇摇头……

思考问题

　　这位学生的文化特征是什么？

　　在医疗护理活动中，医方、患方分属两个不同的文化群体。医方与患方必然存在各种各样的文化背景差异。正是这种文化差异，导致医患双方沟通的障碍，甚至医患关系紧张，最终结果为医疗护理质量的下降。因此，医护人员需要重新审视文化在医疗护理中的作用，思考如何通过有效的医患文化沟通促进和谐的医患关系，最终提高医疗服务质量。医护人员需要思考：什么是医患文化沟通？文化在医患沟通中究竟有什么作用？医患文化沟通的内容包括哪些？有效的医患文化沟通又具备哪些特征？等等，这些问题将在本章节中进行探讨。

第一节　什么是沟通

伴随着人类进化的漫长过程，人类对自身交流和沟通活动的研究，最早可追溯到各种"符号"的出现。符号是人类对客观世界现象和自身活动的归纳，包括交流与沟通活动中最基本的和有意识的归纳、概括与固化。

英文单词"communication"被译为"传播""传达""通讯""交流""沟通""交往""交际"等，而学者们认为在学科名称，特别是核心学术语的意义上，应该将"communication"译为"沟通"或"交流"。因为"沟通"或"交流"一词，是对该学科的研究对象即各种各样的"人类交流与沟通"现象的最本质、最具有兼容性的概括。

然而，参考《辞海》对"交流"与"沟通"两个词语的解释，不难得出："交流"发生在"沟通"之后，而"沟通"可涵盖"交流"，"沟通"一词在外延、内涵和适用范围方面可能比"交流"更贴切。因此，本书中选择将学科意义上的"communication"一词译为"沟通"。

一、沟通的定义

值得指出，"communication"一词在翻译上的不一致，与其术语本身的定义存在诸多分歧有关。追溯其发展历史，研究者了解到学者们从不同的角度出发对"communication"进行界定，目前至少存在上百种观点。如安德森（Anderson）认为"communication 是理解他人并进而使自己被他人所理解的过程"；霍本（Hoben）认为"communication 是以言语交换思想或观念"；纽科姆（Newcomb）认为"communication 可被视为信息的传送，这一行为由信源和接受者的可辨识的刺激所组成"。这些概念有的从"过程"层面进行定义，有的从"内容"层面进行定义，有的从"媒介"层面进行定义。相对而言，这些都无法准确、全面、深入地描述"communication"的本质。

因此，在对众多定义进行总结、归纳后，研究者提炼出"communication"的定义，即沟通（communication）是人们通过面对面或非面对面方式，以语言和非语言为载体，具体包括文字、图片、实物或网络等多元化媒介，传递并理解信息的过程，是人们了解他人的思想、情感、知识、见解和价值观的一种双向互动活动。

人与人之间的沟通称为人际沟通。医患沟通当属于人际沟通的范畴。

其实，人与大自然中植物或动物的沟通也非常有意义。医院里往往注重绿色植物和园林的建设，是为了带给医护人员和患者郁郁葱葱的环境；老人与宠物相处可以减少孤独感等都已有研究结果证实。鉴于篇幅的原因,这里主要讨论人际沟通。人际沟通具体有以下几点特征。

(一)沟通的本质是传递与交换信息

在沟通过程中,信息的发送者和信息的接收者都是沟通的主体,双方的角色是互变的。信息的发送者同时也是信息源,信息的接受者在反馈信息时也就成为新的信息源。信息沟通可以语言、文字或其他形式为媒介,沟通的信息包括思想、情感、知识、见解和价值观等。

(二)沟通具有双向性

有些医护人员认为,只要我将"信息"告诉患方了,就完成了我的沟通任务,至于对方是否理解我的意思,会产生怎样的沟通效果,与我无关。然而,就是这种观点会导致生活、学习和工作中时常出现事与愿违的情况。医护人员作为信息发出者往往会发出抱怨之声。殊不知,持有这类观点者正是单纯地认为沟通只是信息的发送者向接收者发送信息这一单向过程,而忽略了沟通的双向性。事实上,只有当信息接收者正确理解信息的含义,并对信息发送者反馈其知、信、行的状态时,才算完成真正意义上的医患沟通。

(三)信息传递载体或媒介具有多元化

研究表明,口头表达传递的信息占38%,面部表情传递的信息占55%,而言辞传递的信息仅占7%;在沟通中,与言语和口头表达这类语言信息相比,面部表情、肢体动作等非语言信息则能够传递更多的情感信息,且这些情感信息在沟通过程中更为可靠。因此,"只有当医护人员进行言语交流时,才是沟通",持有这类观点者对沟通的理解显然具有片面性。比如,对一位即将接受手术的患者进行术前访视,该患者没有进行言语性的表达,但从她眉头紧锁、欲言又止等非语言信息中,医护人员也能够了解到患者此时的心理状态,这难道不是沟通吗?

现代社会科学技术不断发展,在如今互联网、物联网时代,电话、手机、电脑、网络等沟通的载体或媒介更具有多元化,恰当地选择沟通媒介会起到事半功倍的沟通效果。

二、沟通的模式

沟通作为一门学科被研究始于20世纪前期,20世纪40年代末、50年代初,沟通学的研究开始进入兴盛时期。学者们提出了许多与沟通有关的基本模式,以下讨论三种典型的沟通模式。

(一)拉斯韦尔的"五 W 沟通模式"

"五 W 沟通模式"是美国政治学家哈罗德·拉斯韦尔(Harold Dwight Lasswell)于 1948 年提出的。作为沟通过程研究的基本理论,该模式回答了五个问题,即:谁(Who)? 说什么(Says What)? 通过什么渠道(Through Which Channel)? 对谁(To Who)? 取得什么效果(With What Effect)? 据此,引出了沟通过程的五个基本要素:传播者、信息、媒介、受众和效果。该模式第一次明确界定了沟通的五个分析内容:控制分析(谁)、内容分析(说什么)、媒介分析(通过什么渠道)、受众分析(对谁)和效果分析(取得什么效果)。由此可见,该模式把沟通看作一种分享信息的活动,即人与人之间借助于某种沟通渠道传达信息、思想和交流情报的过程,它揭示了沟通过程的重要因素。然而,该模式的局限性在于,它把沟通行为限制在一个相当狭窄的范围内,把沟通仅仅解释为说服的过程,忽视了沟通的其他功能。它只讲"效果",不讲"满足",而事实上,沟通的效果与满足受众的程度有着较大的相关性。另外,该模式还忽视了具有重要意义的"反馈"。

(二)申农—韦弗的"线性沟通模式"

1949 年,申农(Shannon)和韦弗(Weaver)的《通信的数学理论》问世,该书将信息论、系统论和控制论引入沟通学,由此,沟通学的研究进入划时代的阶段。

"线性沟通模式"的信息沟通过程由信源(要传递的信息)、发射器(将信息转换成信号)、接收器(将信号译解为信息)、信宿(信息送达的目的地)、噪音来源(各种干扰)等组成。该模式从信息论的角度对沟通的结构性因素进行研究,试图回答如下两个问题,即:哪种沟通渠道能够使信号传送效果最大化? 在信号从传送者到接收者的过程中有多少传送信号会被噪声破坏? 在这一模式中,沟通被描述为一种直线、单向的过程。

"线性沟通模式"对沟通过程的分析比"五 W 沟通模式"更为精细。其历史性的贡献在于发现了"噪音"对信号的干扰所造成的信息丢失以及传送质量低下的问题,引导传播者在沟通过程中充分考虑噪音因素,尽量避免或克服噪音干扰,提高沟通效果。然而,其局限之处在于,将复杂的人类传播简单化,将沟通过程视为非环境互动的单向静态过程,忽视人的主观能动性和社会的客观制约性,忽略了受众的反馈。

(三)奥斯古德—施拉姆的"循环模式"

奥斯古德—施拉姆(Osgood-Schramm)的"循环模式"是基于维纳"滤波理论"的启示和对申农—韦弗"线性沟通模式"的修正。他认为,每一种沟通模式至少要包括两个传播单位,一个是信息的来源单位,另一个是信息的接收单位,连接两个单位的是信息。该模式强调,在信息源与目的地(传者与受者)之间,只有在其共同的经验范围之内,才有所谓的真正的传播与沟通,因为只有此范围内的信号才能为传者与受者所共享;传者、受者双方在编码、解释、解码和传递、接收信息时是相互作用、相互影响的,他们传播、分享和反馈信息的过程持续不断、循环往复。这一模式主要讨论沟通过程中各主要行动者的行为,其中解码相当于接收信息和理解信息,编码相当于发送信息。该模式突出了沟通双方地位的平等,不把受者视为被动的客体,并力求积极理解对方;它以双向的环形结构真实地呈现了信息交流的复杂性,较全面地反映了传播的主要过程,提高了对人际沟通的解释力。因此,该模式是对传统的线性、单向传播模式的修正和超越。

显然,以上三种沟通模式从不同角度解释了沟通过程,均具有可取之处,但仍然不能完整地解释沟通的过程。

三、沟通的基本模型

从沟通的定义和以上三种典型的沟通模式中不难了解到:沟通过程涉及沟通主体(信息的发送者和信息的接收者)和沟通客体(信息)的关系。沟通的起始点是信息的发送者,沟通的终结点是信息的接收者。当终结点上的接收者作出反馈时,信息的接收者又转变为信息的发送者,最初起点上的发送者就成了信息的接收者,如此循环往复,构成一个完整的沟通过程。

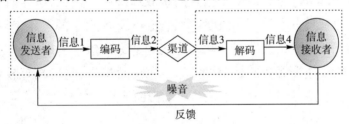

图 1-1　沟通过程模型

如图 1-1 所示,一个完整的沟通系统(过程)至少包括八个要素(环节),即信息发送者(信息源)、信息、编码、渠道(媒介或载体)、信息接收者、解码、反馈和干扰源(即噪音),具体讨论如下。

(一)信息发送者

信息发送者又称为信息源,它是由信息发送者经过思考或事先酝酿策划后才进入沟通过程的,是沟通的起点。信息是否可靠,沟通是否能达到效果,与信息发送者的可信度密切相关。影响发送者可信度的因素包括身份地位、专业知识、文化程度、价值观、思维方式等文化背景。

(二)信息

在传递过程中,能否保证信息的完整性和准确性是影响沟通效果的前提和基础。因此,在信息传递过程中,需要根据听众的生理和文化特点对信息模块进行有策略的组织加工。

有研究指出,在信息传递的初始阶段和终止阶段,听众的记忆最深刻,因此,信息的发送者需要将重要内容放在适当的时候进行沟通。

值得注意,如图 1-1 所示,信息 1 是信息发送者对某事件的思想;信息 2 是信息发送者将自己对某事的思想通过语言、文字、肢体动作等表达出的信息;信息 3 是信息接收者收到的信息;信息 4 是信息接收者理解的信息。信息在传递和接受中,不同的沟通方式会影响其真实、完整、衰减或扭曲程度。所以,绝对的信息对称几乎是不存在的。在医患沟通的过程中,医护人员追求的是尽可能减少不必要的信息不对称性。

(三)编码

将信息以相应的语言、文字、符号、图形或其他形式表达出来的过程就是编码。尽管这一过程很少被人们意识及感知到,但是编码的过程十分重要。通常,信息发送者会根据沟通的实际需要,特别是根据对方的文化背景,选择合适的编码形式向接收者呈现信息,以便于信息的接收和理解。例如,医生对患者讲解病情,如果面对的是具有小学文化程度、20 世纪 40 年代出生的老年患者,就应该选择简单易懂的语言,配合使用图片和动作比划来进行信息编码,这样更有利于患者对信息的接收;如果面对的是 20 世纪 60 年代后出生、受过高等教育的中青年患者,可以结合医院专门开发的手机客户端帮助他了解信息。

(四)渠道

随着通信工具的发展,信息发送的方式越来越呈现出多样化。人们可以进行面对面的语言沟通,或借助电话、电子邮件、手机微信等途径传递信息。当然,在传递信息时,发送者要考虑选择适合的方式,同时也要注意选择恰当的时间和环境。

(五)信息接收者

信息接收者是信息发送的对象,接收者的不同接收方式和态度会直接影响对信息的接收效果。常见的接收方式有视觉、听觉、触觉等。医护人员在信息接收的过程中,要做一名优秀的倾听者,积极有效的倾听有助于信息接收者全面、有效地接收信息。如何掌握有效的倾听技术从而做到有效倾听,将会在本书的第十章进行详细的描述。

(六)解码

信息接收者理解所获取信息的过程称为解码。沟通的目的是,对于信息发送者编码发送的信息,信息接收者能够准确完整地解码,即理解。然而客观来看,信息发送者发送的信息往往不能完全准确地被接收者理解。这一过程的成败往往取决于双方对彼此文化背景的熟悉程度,取决于信息是否被准确地传递和接收。

(七)反馈

信息接收者对所获信息作出的反应就是反馈。当接收者确认信息已收到,表达自己对所获信息的理解时,沟通过程便形成了一个完整的闭合回路。反馈可以反映出沟通的效果,使信息发送者了解信息是否被接收和正确地理解。反馈也使得沟通成为双向互动的过程。在沟通过程中,信息接收者应该积极作出反馈,同时,信息的发送者也应该主动获取反馈,可通过提问或倾听等沟通技术获取接收者对信息的反应。如何做到有效提问,将在本书的第十二章进行详细的描述。

(八)噪音

凡是对信息传递过程产生干扰的因素统称为噪音。噪音始终存在于沟通的全过程中,例如,沟通双方原有的知识结构不对称,信息传递的干扰会导致信息的失真或限制了信息发送的数量等。常见的噪音源包括环境和个体因素两个方面。环境多指沟通发生的物理环境场所,如办公室、走廊或病房等;个体因素包括个体身心状态和个体文化背景(如语言、价值观、伦理道德、认识水平、受教育程度、性格特征、思维方式等)。当沟通的任一方处于不良身心状态时(如悲伤、激动等),均会影响沟通效果;当沟通双方所持有的文化背景不同时,势必会影响信息接收者对沟通信息的接收和理解。因此,要做到有效沟通,就需要双方有意识地弱化或消除这些噪音源,要考虑个体不同的身心状态、不同的文化差异对沟通效果产生的影响采取适合的方式进行沟通。

第二节 什么是医患文化沟通

在临床工作中常常发现,医护人员按照常规与患者进行相应的沟通,有时却不知为何无法达到有效的沟通效果。其实,影响医患沟通效果的因素有很多,但是,综观全局,熟悉双方的文化背景对有效的医患沟通起着关键的作用。如果在医患沟通过程中忽略沟通对象的文化背景,忽略先"识人"再"识病"的沟通程序,那么就犹如开锁时没有找到匹配的钥匙。因此,医护人员研究和探索医患文化沟通的概念十分重要。

一、医患文化沟通的概念

(一)医患沟通的概念

医患沟通即 doctor-patient communication 或 physician-patient communication,前者使用得较多,但均无定义性的解释。

医疗卫生领域中将"医患沟通"定义为:医患之间通过语言和非语言的交流方式分享信息(information)、含义(meanings)和感受(feelings)的过程。

国外关于医患沟通的含义尚无公认的确切表述。有学者将"医患沟通"定义为:在日常的保健工作以及医疗工作中,无论是医生,还是患者,都需以诊疗、伤病、健康等因素为重点,医方要站在主导位置,采取多种交流途径,科学指导患者,提高患者对疾病的认知度,争取患者的积极配合,进而建立良好的医患关系,促使医学事业和社会发展。

综上所述,研究者认为,医患沟通是指医方(包括医生、护士、医疗检查技师等)与患方(包括患者和家属、亲友等)之间围绕患者健康与疾病的知、信、行等相关问题,进行双向互动的信息交流的行为过程。这里需要补充解释,定义中的"相关问题",即涉及患者生存方式中存在的问题。

(二)医患文化的概念

文化的概念繁多,研究者认为,文化是在某一特定群体或社会生活中形成的,并为其成员所共有的生存方式的总和(文化的内涵),包括价值观、语言、知识、思维方式、信仰、艺术、法律、风俗习惯、风尚、生活态度和行为准则,以及相应的物质表现形式等(文化的外延)。简而言之,研究文化就是研究生存方式,包括精神文化(隐性)与物质文化(显性)。

所谓"医患文化",研究者认为,是指显性或隐性影响医疗活动、医患双方各自代表的生存方式的总和,包括价值观、语言、知识、思维方式、信念、法律、风俗习惯、风尚和行为准则,以及相应的物质表现形式等。

换言之,所有的医疗行为总是在医患双方千差万别的文化背景下发生的,在不知不觉的、显性或隐性的状态中,彼此的文化差异造成双方对健康与疾病的知、信、行的碰撞与磨合,正能量产生于双方(往往医方起主导作用,患方起主体作用)

在某种程度上实现文化识别、调整与修正后的结果。因此,医患关系始终表现为一种文化交织的关系。

(三)医患文化沟通的概念

医患文化沟通(physician-patient culture communication)是指来自特定文化背景的医方与来自另一种不同文化背景的患方,围绕患者健康与疾病的知、信、行等问题,进行信息交流的行为过程,如图 1-2 所示。

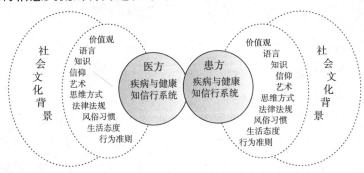

图 1-2　医患文化沟通模型

也就是说,医患之间的沟通,表面上看是双方涉及患者健康、疾病的诊断治疗等问题,但实质上是双方的观念与观点、选择与决策、认知与行为等相互磨合,直至部分或全部认同的过程。医患沟通无时无刻不受着个人原有文化体系的影响。

因此,在医患文化沟通过程中,临床医护人员要具备一定的文化敏感性,要能够敏锐地通过患者的年龄、性别、职业类别、家庭成员等信息,以及外貌、体态、话语、行为特征等外显信息来判断和掌握患者的基本文化背景,及时调整自己,采取符合患者文化背景的方式进行医患沟通,以便取得良好的沟通效果。在某种程度上,可以将医患文化沟通理解为跨文化沟通。如何提高医护人员跨文化沟通能力,详见本书第三章内容。

二、医患文化沟通理论——洛特曼文化符号学理论

每个个体都是一个文化符号系统,文化符号系统总是与外系统进行互动交换,才能推动自身文化符号系统的发展,任何绝对封闭的文化系统是不存在的。个体文化符号系统与外部文化符号系统的差异可引起双方的矛盾,为了缩小这一差异,应对彼此进行自我评估、自我调整,从而形成新的文化观和历史观,亦即文化发展的过程必然伴随着文化的自我评估和自我调整。

洛特曼(Paul Lotman)文化符号学理论揭示:人是社会的人,社会性是人的本质属性,任何人都不能脱离社会而获得发展。社会性则要求医护人员必须与周围的人进行人际交往及沟通,而个体在沟通时都会带着自己的文化印记。

沟通双方"矛盾"产生的根源,本质上是由双方文化印记的差异而导致的;双方为"缩小差异"而进行沟通,需要彼此进行文化要素的自我评估和自我调整。

洛特曼文化符号学理论提示医护人员在医疗护理中,应主动有意识地进行文化的评估、调整和重建,以识别和适应千变万化的具有不同文化特征的患者。事实上,医护人员主动实践跨文化沟通,不仅有益于患者的健康,也有益于医护人员自身的成长。

三、医患文化沟通的内容

人际交往的过程中,彼此沟通,互相了解,就像是在进行素描的自画像与他画像的过程。初步快速描绘出他人眼中的自己以及自己眼中的他人。而这个素描画像的线条就是文化符号系统。

在医疗护理过程中,医护人员应时时注重观察患者的文化要素,即在关注文化符号系统(知人)的前提下,与患方讨论健康与疾病相关的问题(知病)。其中的文化要素包括价值观、语言、知识、思维方式、信念、法律、风俗习惯、风尚以及行为准则等。因为个体的文化要素受自身生存、成长的社会文化历史背景的影响(家庭教养方式、成长环境等),会呈现出某些特征,所以医护人员应该从患者的年龄、性别、职业、兴趣爱好等信息中,抽取其文化特征。

就医患双方而言,不同的社会文化背景会导致医方和患方具有不同的健康与疾病认知系统。而医患文化沟通的目的就是为了缩小医方与患方在疾病与认知系统方面的差异,进而提高医疗护理服务质量。以下从多个方面对医患文化沟通的内容进行讨论。

(一)价值观

价值观是人们在反复生活实践的基础上,通过文化的浸染和教育的内化逐渐积累起对各种事物及其各个方面的总体印象和评价。

外在行为是内在思想的表现,一个人的价值观对个体的行为标准具有重要的影响。心理学家总结出了价值观在个体心理行为上的影响,主要包括以下四个方面。

第一,概括功能。价值观不受某种具体的情景限制,能够给予人们恒定的、抽象的、哲学的指导。比如,作为一名医护人员,救死扶伤是其踏入医院大门时许下的医学誓言,但其救死扶伤的行为不仅仅发生在医院,经常可以看到,在医院外的场景中,也有许多在生死存亡关头挺身而出的医护人员。

第二,判断功能。价值观可以帮助人们对自己及他人的行为和外在的事件作出评价和选择。比如,医院里会有来自不同地域的患者,每个患者对疾病在身体和心理上的反应都是不一样的,医护人员需要用自己的专业知识从患者外显的行为表现上作出有关身心健康问题的判断。

第三,分辨功能。一件事情往往可能会受到多种价值观的制约,而它们的作用有时是互相对立和冲突的,此时价值观的分辨功能就能发挥作用,即通过比较不同价值观的重要性,作出适合于社会个人的判断与决策。比如,总体而言,西医的治疗较快,中医的治疗较久,那么究竟是选择西医或中医,还是选择中西医结合;同样,究竟是选择药物或手术,还是选择手术结合药物;是选择延长生命的“长度”或拓宽生命的“宽度”,还是“长度”和“宽度”都选择,等等,都涉及价值观。例如,乳腺癌患者陈晓旭就选择了生命中的完美,而放弃切除乳房手术。一个人的价值观一旦形成,就成为一种“先入为主”的立场和态度,成为一种思维定势和行为倾向,制约着人们的思想和行为。陈晓旭的选择与她的生活经历中扮演林黛玉的角色可能是分不开的。再比如,在医院里,面对高昂的手术费用,有的患者为了减轻家庭经济负担,选择放弃接受治疗,认为这样就是减轻了家庭的经济负担;但有的患者会积极主动地要求治疗,希望通过暂时的花费换来健康的身体,认为从长远角度来看,这就是减轻家庭的负担。所以,不同的价值观会影响人们在面对多种选择的时候作出适合于自身价值观的决策。

第四,文化功能。价值观其实是某一文化所共有的行为标准,因此,人们可以以价值观的异同来判断自己和他人是否归属于同一种文化背景之中。物以类聚,人以群分,有着相同价值观的人更容易聚集在一起,从而形成特定群体的文化特征。因此,我们在一定程度上可以推断,如果两个人的价值观很接近,那么他们的文化背景应该有很多相似的地方。

价值观还可以进一步体现在思想和道德上。思想是对社会关系及社会发展的理性认识,主要形式是哲学、宗教和人文社会科学。道德是对人的意识和行为的又一社会规范,它是价值观和思想的具体化,主要包括义务、良心、信誉、幸福等。作为社会过程,道德还包括道德行为、道德品质、道德评价、道德教育和修养等环节。因此,价值观对一个人的影响既有内在的,也有外在的。

(二)语言

首先,研究者认为,文化要素中的语言其实就是指沟通。实际上,沟通又包括语言沟通和非语言沟通。其次,语言与思维互相联系,但思维不等同于语言;思维先于语言形成,语言促进思维发展;对于同一种思维,沟通表达方式可以多样。

古希腊思想家、哲学家柏拉图(Plato)认为,心灵在思想的时候,它无非是在内心里说话,在提出和回答问题……思想就是话主,判断就是说出来的陈述,只不过是在无声地对自己说,而不是大声地对别人说而已。例如,外科医生在手术中碰到大出血，根据经验思维要止血，对护士说"纱布、止血钳"，只见医生左手持纱布压迫出血部位，右手持止血钳对准出血部位进行处理。所以，研究者将语言看成思维的载体。

柏拉图的学生——古希腊哲学家亚里士多德（Aristotle）认为，说话是心理经验的符号，而文字又是说话的符号。人类不会有相同的问题，也不会有相同的发音，但是这些文字和声音所代表的心理经验以及这些经验所反映的事物，对大家都是共同的。研究者对这段表述的理解是：人们想到的可以说出来，也可以写出来；可以想的不同，也可以说的不同；即便想的相同，也可以说的不同、写的不同，也就是有不同的表达。例如，20世纪五六十年代的人说"我喜欢你"，七八十年代的人说"I love you"，90年代后的人不说了，只用拇指和食指"比心"，虽然表达方式不一样，但心里想的都是爱心。如果没有前提条件，某人对五六十年代的人"比心"，可能就会让其一头雾水。所以，思维不等于语言。

儿童心理学家皮亚杰（Jean Piaget）从正常儿童与盲聋哑儿童的比较研究中发现，思维先于语言，语言又可以通过抽象化的作用来帮助思维的发展。客观上，做父母的都会发现孩子刚出生后不久就认人知事，不舒服（饿了、尿了）就哭（沟通方式），但不会说。所以，研究者认为语言和思维互相依存，思维越精确，就越需要语言。

当然，语言是人类最重要的交际工具，是人们进行沟通的主要表达方式，人们借助语言保存和传递人类文明的成果。语言是在特定的环境中，为了生活的需要而产生的，因此，特定的环境必然会在语言上打上特定的烙印。

语言的承载方式主要有两种，即人的肢体行为（包括口述声音、手势及表情等）和符号语言（符号的应用主要表现为文字）。由于带有各自的文化印记，每个人所使用的语言也是不尽相同的，因此，在医患文化沟通过程中，医护人员应该首先评估患者的语言表达方式，使用与患者相匹配的沟通方式。若患者的受教育水平较低，对文字的理解能力较差，沟通时则最好使用生动形象的图片以及通俗易懂的语言，才能取得较好的沟通效果。

（三）知识和技术

研究者认为，知识面（结构）与知识点同样需要医护人员关注。前者更多的与一个人的学历、职业和经历等相关；后者需要通过具体沟通中的提问来获知。

患者对自己的健康与疾病的知、信、行是医患文化沟通的重要内容。知识和技术水平与对疾病信息、诊断信息、治疗信息、药物信息和其他信息等的了解程度有关。研究表明，知识差异会对沟通效果产生影响，导致沟通障碍的产生，而医患文化沟通的目的则是通过沟通缩小双方的知识和技术差异，达到有效沟通的目的。

在医患文化沟通过程中,只有了解患者的知识和技术水平,了解医患间的差异,才能采取恰当的沟通方式和渠道,获得满意的沟通效果。例如,某些癌症患者的知识有限,认为鸡蛋是发物,不能吃。但是对于医护人员的知识框架而言,鸡蛋是优质蛋白质,人进食鸡蛋后,蛋白质经消化分解变成氨基酸,氨基酸被吸收进入血液,随血液被运输到体内的组织细胞里,在细胞里再重新合成人体需要的、具有多功能的蛋白质。所以,食用适量的蛋白质是机体修复的必要条件之一。针对这样的患者,医护人员就需要对其进行相关的知识指导,提高其认知水平,使其认识到自己认知的误区,达到有效的沟通效果。

(四)思维方式

思维风格是指智力活动的风格或倾向性,如整体与局部、保守与创新、逻辑与形象、理性与感性等。思维风格可影响沟通过程中信息的传递。

首先,医护人员应注重培养自己思维的方式。德国著名哲学家叔本华(Arthur Schopenhauer)认为,别人传授给的真理只是黏附在身上的假肢、假牙、蜡制鼻子,它顶多就是通过手术植皮安装的假鼻。经过思考而获得的真理,却像自己天生的四肢——也只有这样的东西才真正属于我们。思想家和书呆子学究的区别就在这里。研究者对这段话的理解是:没有经过思考的记忆,就像假鼻子,好看但没功能。

行为主义心理学创始人华生(John Broadus Waston)一向认为纯属意识的思维和情绪,其实也都是内隐和轻微的身体变化。前者是全身肌肉特别是言语器官的变化,后者是内脏和腺体的变化。研究者的理解是:思维决定情绪和行为。比如,实习医生给患者静脉注射,第一针没穿刺成功,心里想患者会不高兴的,就会紧张,越是紧张,手就抖得越厉害。一个人的思维影响肌肉系统的活动,也影响内分泌系统的分泌。再比如,想到高兴的事、心情愉悦与想到不高兴的事、心情郁闷时,体内内分泌系统的活动是不一样的。从生理学角度看,神经—体液—内分泌系统的活动中枢在大脑。这提示医护人员应帮助或安慰患方,虽然不能选择事物的发生发展方向,但可以选择看事物的角度(正反甚至多方面),从而使患者思想豁达,积极应对疾病。

其次,医护人员应注重了解患方的思维方式。在医患文化沟通中,患者的思维风格可能更多与其生活或职业性质相关,形成经验思维;抑或是偏向于有或无、强或弱的系统思维、逻辑思维或批判性思维等思维方式的某一种。医护人员只有与患者保持同一步调,即采取与患者匹配的思维方式,才能较好地发现患者存在的问题、问题产生的原因,甚至找到多种解决问题的方法。

例如,在给某位律师患者介绍疾病的诊疗方案时,应考虑到律师一般可能偏重逻辑论证。因此,医护人员不仅要比较介绍每种诊疗方案本身存在的优缺点、治疗中的逻辑关系,还可将各种诊疗方案存在某种并发症的相关风险值——列出;同时列举一些实例进行辅助说明,相信更能够达到事半功倍的效果。

(五)信仰

研究者认为,文化要素中的信仰主要与宗教信仰有关,也与人们相信什么有关,后者又与健康与疾病的知、信、行相互联系。

信仰是人们对生活所持的某些长期的和必须加以捍卫的根本信念,并把它奉为自己的行为准则,信仰是价值观的主要表现形式。然而,信仰又带有主观和情感体验色彩,特别体现在宗教信仰上,极端时则容易丧失理智。

宗教信仰比较容易获知,但一个人相信什么、是否具有理性则需要特别关注后才能获知。比如,某患者从自己的生活起居和身体感知中观察认知(知)并相信(信)自己不会有恶性疾病,宁愿长久地门诊随访观察(行)肺部占位病变,也不愿意做胸腔镜手术切除病变部位。医护人员一方面要尊重患者的选择,另一方面要精准诊断,确认疾病性质,帮助患者作出最佳选择。

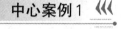

中心案例1

参考答案

根据从案例中接收的信息,结合这一代学生群体的特点进行分析,可预判这个学生的文化特征是:

(1)法律法规——遵守纪律的意识待加强。

(2)生活习惯——时间安排欠合理,在思维与沟通课上看英文,不讲究做事效率。

(3)知识结构——对英文比较重视,或者说可能是对英文的考级比较重视;对人文课程"思维与沟通"知识的学习不够重视;作为医学生,系统研究人的生物、心理、文化、社会和发展属性的意识淡薄。

(4)行为举止——多以自我为中心,自控能力待加强。

(5)价值观——人生看近不看远。看重考试分数、考级通过、顺利毕业就业,对将来如何成为一名优秀的医护人员尚待加强思考。

(6)信仰——或许更相信"万般皆下品,唯有分数高"。

(7)语言——沟通能力有待加强。

(8)思维方式——依赖经验思维,缺少主动研究思维方式的意识。

宗教信仰会在一定程度上影响着疾病的发生和转归。拥有宗教信仰的患者，一般有特殊的生活或饮食习惯。宗教信仰还可能导致患者存在异于常人的求医方式。例如，一些偏远农村患者将生病认为是上天的惩罚或鬼神之说，一旦生病，就采取封建迷信的方法，延误了疾病的治疗，使得病情加重。因此，在医患文化沟通时，需要准确评估患者的信仰，针对具有宗教信仰的患者，评估该信仰是否在其疾病发生过程中产生某些促进或阻碍作用，进而努力帮助患者发挥其促进作用，削弱其阻碍作用，促进患者早日康复。

(六)艺术

艺术体现和物化着人的审美观念、审美趣味与审美理想，这里所指的"艺术"，主要涉及艺术修养，更简单地说，主要是指个体修身养性的状态与能力。艺术往往从一个人的气质中可以发现。

修身养性是希望个体通过道德的培养，实现道德自律，面对纷繁复杂的社会，坚守道德底线，人与人之间摆脱狭隘的功利化倾向，从而为实现人际和谐打下基础。医护人员是健康的守护者，在帮助患者应对疾病的同时，也肩负着播撒健康信念的使命，如引导患者修身养性，实现道德自律，坚守道德底线，提高思想境界，减少或避免人际冲突，帮助构建和谐社会。

(七)法律

研究者认为，文化要素中所指的"法律"包括法律法规和规章制度的知、信、行，也涉及一个人的自律性。

法律通常是指由社会认可、国家确认、立法机关制定规范的行为规则，是由国家强制力(主要是司法机关)保证实施的，以规定当事人权利和义务为内容的，对全体社会成员具有普遍约束力的一种特殊行为规范(社会规范)。每个国家公民都必须首先遵守国家的法律，履行宪法规定的义务。

每个来医院就诊的患者都有着不同的诉求，最基本的诉求是疾病得到治愈。在医患文化沟通时，医护人员要学会通过收集信息准确地识别患者是否是一个遵守法律规范的人，准确识别患者的个性倾向，以避免医患矛盾和冲突的产生。

(八)风俗习惯

风俗习惯是指个人或集体的传统风尚、礼节和习性，是特定社会文化区域内历代人们共同遵守的行为模式或规范，主要包括民族风俗、节日习俗、传统礼仪等。风俗是由一种历史形成的，它对社会成员有一种非常强烈的行为制约作用。

医护人员要注意到不同风俗习惯对患者的影响，在询问时，注意收集有关患者的风俗习惯信息，判断其饮食习惯、生活习惯等是否在其疾病的发生、发展及转归中起作用，在患者治疗的过程中给予针对性的治疗及护理建议和措施。如北方人喜食腌制食品，导致人群高血压的患病率普遍较高等。对高血压患者进行血压控制的过程中，其中重要的一项就是对饮食的调整：禁食或少食腌制食品。

以上讨论的医患文化沟通更多涉及精神的、思想的、知识的隐性文化层面，而这些隐性文化往往会通过物质的、行为的、实践的显性文化层面表现出来。医护人员在进行医患文化沟通时，要做有心的文化识别者、"素描家"，识别文化差异，描绘出不同文化特征的患者形象，以便做到文化相融，促进医疗护理质量的提升。

第三节　为什么进行医患文化沟通

医院是以提供医疗服务为主要目的的专业性服务组织，其特性主要体现在专业性、复杂性、相互依赖性、不确定性和高风险性。由于具有这些特征，因此，医院在提供医疗服务过程中具有较高的风险，对于医院来讲，时刻面临着医疗服务质量和患者安全的严峻挑战。研究医患文化沟通具有十分重要的意义。

一、提高医疗服务质量

传统的医疗质量概念包括诊断是否正确、全面、及时，治疗是否有效、及时、彻底，疗程是长是短，有无因院内感染或医疗失误等给患者造成不应有的损伤、危害和痛苦等。随着社会的进步和发展，在新的健康观念和现代医学模式背景下，医疗服务质量被赋予新的内涵，它不仅涵盖诊疗质量的内容，还强调患者的满意度、医疗工作效率等。医患文化沟通不仅能辅助医护人员对患者身体疾病的诊治，更能对患者的心理、社会文化和环境进行综合探究，发现问题，解决问题。具体体现在以下方面。

(一)提高疾病诊断、治疗和护理的质量

1. 提高疾病诊断的准确性　患者就诊的目的是解决自身存在的各种生理、心理和社会等方面的问题。患者就医时，医护人员首先需要对其病史资料进行采集，在这一过程中，尤其要注意评估患者不同的文化背景（如生活方式、饮食习惯、宗教信仰等）对疾病表现等的影响。没有良好的医患文化沟通，可能无法顺利采集到完整、准确、真实的疾病相关信息，即使用非常先进的仪器检查，也难以弥补医患沟通不足带来的问题，就可能产生误诊、漏诊等医疗风险及安全隐患，对疾病

的准确诊断带来困难。

2. 提高疾病治疗的准确性　一方面,任何治疗手段的实施都必须取得患者及其家属的同意和配合,如普通医嘱的执行、特殊用药和特殊检查、手术等。另一方面,如果忽视患者及其家属的知情权、缺乏告知意识,不进行有效的医患沟通,甚至没有沟通,强行实施某一治疗手段,必然埋下医疗安全隐患。

医方在告知患方疾病相关治疗方案、治疗预后、不良反应、并发症等信息时,应该充分考虑到不同文化背景对患者的影响,采取适宜的方式进行医患文化沟通。如手术室的医护人员术前与家属谈话时避重就轻或使用不易懂的医学术语进行沟通,会导致家属因过分害怕手术风险而放弃手术或转院,这样就会使患者错失手术的最佳时机,加重患者病情,可能会导致医疗纠纷及患者不安全事件的发生。

对于患者而言,治疗过程是一个充满着多重身体体验和文化心理的过程。治疗过程可能给患者带来各种各样的文化心理纠结,使患者不得不作出痛苦的选择。如在人们的文化观念里,身体关联着一定的社会文化意义,标示着个体的社会尊严。但是,在一些疾病的治疗中不得不舍弃身体的完整性和自我性。无论是身体器官摘除、修补,还是器官移植,都意味着留下一个"残缺性的身体"。对于这样的患者,治疗过程不仅是一个疾病抗争的过程,也是一个文化抗争的过程。其间需要医疗人员对患者给予充分的理解、同情、支持和关爱,尊重患者的文化心理诉求,在共同协商的原则下,制定最佳的治疗方案,提高医疗服务质量。否则,在治疗中如果患者的这些方面得不到医者的应有理解和尊重,就可能引起他们的各种抗拒心理和行为,导致医患关系紧张,治疗效果则无从谈起。

3. 提高疾病护理的准确性　在临床医疗护理工作中,护士的岗位性质决定着要直接面对患者,在配合医生治疗患者机体疾病的同时,要以患者为中心(主体),听取患者在生理、心理、社会文化及环境等方面的需求,进而提供关于疾病的诊治、护理内容以及有关医学护理知识,调动患者接受治疗和护理的主观能动性,从而达到良好的治疗和护理效果,促进患者早日康复。以上过程离不开恰当有效的沟通,而有效沟通是建立在医患双方文化适应的基础上的。医护人员通过不同的沟通方式(倾听、提问等)准确收集患者的信息,准确评估患者的社会历史文化背景(包括价值观、语言、知识、思维方式、信仰、艺术、法律、风俗习惯、风尚、生活态度及行为准则等),进而准确地评估患者面对的问题,根据患者的文化特征,给出有针对性的治疗与护理措施。

(二)提高患者就医的满意度

患者是医疗服务的亲历者,也是医疗服务质量最权威的评价者,患者满意度是衡量医疗质量的重要指标之一。医院不断提升为患者服务的意识,要全面了解患者的不同层次需求,从而有针对性地开展人性化、科学化、全程化、高水平的医疗服务,满足患者的不同需求,提高患者的满意度。

对于患者而言,在其诊断、治疗的各个环节中,都存在坚持以患者为中心的医患文化沟通。在充分了解患者的文化背景的基础上,对其给予充分的尊重,必然能够缓解患者的部分负性情绪,促进患者康复,缩短住院时间,减少住院花费,最终提高患者就医的满意度。

二、建立和谐医患关系

随着市场经济的发展,有些人将医患关系异化成为一种"消费关系",很多人认为"只要我花钱买了服务,医生就应该给我治好病",这种异化的医患关系客观上会影响医患关系的良性发展。随着现代医学科技的发展,医学仪器和医疗技术在医疗活动中的作用越来越大,不可否认医患关系也出现"物化"的趋势,很多人对医学产生了幻觉,认为医学无所不能,只要拥有先进的技术,就可以让人起死回生。一方面,少数医生陷入了技术崇拜,盲目追求高端医疗,导致医疗费用不断飙升;另一方面,部分患者过度相信医疗神话,不惜代价寻找新贵药,误以为只要肯花钱就能治好病。结果导致一些人对医学的期望值过高,一旦发生医疗风险和患者不安全事件,医患之间立刻就会变成"陌生人"甚至是"对立者"。这类基于技术崇拜的医患关系,是脆弱不堪的。美国医生特鲁多(Trudeau)的墓碑上的名言——"有时去治愈,常常在帮助,总是在安慰",说明医生的最大价值不仅是治愈疾病,还是帮助和安慰患者,"帮助和安慰"是医学人文性的体现,也是最能感动人心的地方。医患关系的"物化"和医患之间的"失语"状态使医学本身的人性化特征渐趋隐失,医学的发展出现了不应有的"失衡状态"。

加强医患文化沟通正是扭转医患关系的"物化"和"失衡"状态的有效途径,医患文化沟通强调的是双方"文化的沟通",即要求医方在充分了解患方的基础上给予其充分的尊重,在合作协商的基础上为患者作出最佳决策,这样必然有助于建立和谐的医患关系。

三、缓解医患冲突

由于医患双方代表两个具有不同社会文化背景的群体,他们所处的社会地位、遵守的规范、追求的信仰、思维的方式、拥有的资源等方面都存在极大的差异,导致医方和患方之间存在地位差异。这是医患冲突的内源性基础,构成了冲突的可能和条件,而不同的文化主体在医患关系中的共同目标是按自身的文化属性去表达,这是使医患冲突的可能性转变为现实性的关键。可以说,当前出现的医患关系问题,其实质就是文化冲突。因此,有必要强调医患文化沟通,缓解因文化差异引发的医患冲突。

(一)规避医患冲突

患者到医院就医,一方面,对患者而言,其就医行为的发生是因为在疾病方面存在着痛苦和疑虑,他需要去询问医护人员,并且希望得到满意的答复。另一方面,对医护人员来说,为履行医学职责,他需要向患者了解病情、给予诊断、指明预后等,这个过程需要医患双方借助各种渠道的沟通方式完成各种信息的交流。

对于医方而言,每个患者有着不同的文化背景,患者的文化程度、思维方式、价值观念等都不尽相同,因此,医方与不同的患者进行沟通时,应该针对其不同的文化背景,采取恰当的方式进行沟通,使得患方尽可能准确、全面地接收或理解医方所要传递的信息。这样一来,患者便不容易产生被敷衍、不受重视的感觉,也不会因为个人愿望和要求没有达到而对医护人员产生不满,在一定程度上可以避免产生医患冲突。

在医患文化沟通时,医生识别患者的文化特征对建立信任的治疗性关系非常重要。当医生在问诊时,可能会涉及患者某一信仰、习俗及地方道德文化观念等。患者对于一些疾病可能非常敏感,容易产生情绪波动。如果医生在问诊中不能尊重、理解患者这方面的感受,就会很容易引起患者的不满,造成医患之间形成潜在冲突的危险因素。具体如何建立信任的治疗性关系,将在本书的第九章(信任)进行学习。

(二)减缓医患冲突

从提高医疗质量、保障健康需求的角度来看,医患双方都希望建立融洽、和谐的关系,为此双方都愿意作出许多努力。但由于社会文化背景、知识和认知水平、思维方式等存在差异,有时医患冲突的发生仍不可避免。此时,医护人员一是不要简单地把患方当作无理取闹、寻衅滋事者,只看到对方的过激言行,而采取坚持己见的做法,给患者生硬、不够准确的解释,这样只会使冲突态势激化,甚至使冲突升级、不可收拾;二是要正视冲突,理智对待并分析冲突产生的文化根源,做到尊重并理解患者,从文化要素的十个方面找出医患文化差异和矛盾的症结所在,与患方耐心地进行沟通,缓和对立的情绪状态,使冲突由大变小、由繁到简、由强到弱,甚至平息下来。

(三)化解医患冲突

医患冲突的原因和类别比较复杂,相关内容将在本书第四章(医患冲突管理)

进行学习。在化解医患冲突时,更需要医护人员运用共情这一沟通技术。医方要首先与患方共情,了解患方出现某种过激情绪的原因,尽量做到理解患方,同时引导患方与医方共情,双方做到相互理解。尽管存在个体差异,但医患双方的终极价值是趋同的,都是为了实现健康需求,而冲突是两者都不愿意看到的事情。因此,只要沟通到位,双方就可以重建合作气氛,达成一致的观点。具体怎样践行共情,将在本书第八章(共情)进行学习。

第四节　医患文化沟通的特征

在明确医患文化沟通的意义和内容的前提下,医护人员应注重研究医患文化沟通的特征。第一,患者文化是某一群体生存方式的表现,有着明显共性的色彩。然而,医护人员应注重从群体中推测并证实患者个体文化,但也要注意每一个患者文化的个性化表现。第二,医护人员在沟通内容、技术和素养方面要注重专业化。第三,或许是最重要的,医护人员在沟通模式和效果评价等方面要注重系统化。第四,医护人员要注意观察每一位患者文化的变迁。以下具体讨论医患文化沟通的特征。

一、个性化

研究者认为,医患沟通障碍可能是由于医患个体特征的作用差异和沟通需求的不匹配导致的。其中个体特征包括医患双方的人格特质、受教育水平、思维方式、社会文化背景等方面;沟通需求的不匹配主要是指在医患沟通过程中,医护人员的给予与患者的需求之间的不匹配,包括信息的不匹配和心理结构的不匹配。因此,在进行医患文化沟通时,需要注意到"个性化"的存在。所谓"个性化",就是指在沟通过程中注意发现医患双方的特征,做到优势互补、相互配合。但需要指出,进行医患文化沟通时,需要以患者为中心,医护人员尽量做到适应患者的特征,采取与其相匹配的沟通方式。

(一)从患者角度看个性化

1.患者的生物属性　尽管某些患者的疾病诊断相同,但其治疗、护理及转归都是有所不同的。面对处于不同疾病状态的患者,医护人员在进行医患文化沟通时,要了解每位患者的诊断及病情,了解该患者此时的诊疗方案及存在的护理问题等,以便沟通时易与患者建立信任的治疗性关系及给予针对性的治疗、帮助或安慰,满足患者的个性化需求。

2.患者的文化属性　不同文化特征的患者,其个性特征、知识结构和技术、思维方式、社会文化环境等多方面有所不同。尤其是患者对待疾病的态度、认知与行为,往往受其文化特征影响较大。如谦和温柔的患者往往有较好的依从性,也能够很好地信任、配合医护人员所采取的各项诊疗措施;而谨慎猜疑的患者则往往相反。知识水平较高的患者能够较好地理解医护人员与其沟通的内容,并将其所掌握的知识运用于自己疾病的自我管理中;相反,与知识水平不高的患者进行沟通时,则要注意避免使用晦涩难懂的医学专业术语,注意采用不同的沟通方式进行多途径的沟通,以达到使其掌握某项知识的目的。

3.患者的心理社会属性　不同的患者拥有的心理社会支持系统也是有所差异的,若患者拥有较好的社会支持资源,医护人员则要注意引导患者正确使用自己所拥有的资源,帮助自己应对疾病的诊疗与康复过程;若患者缺乏较完善的社会支持系统,在沟通过程中,医护人员则要重点帮助患者建立起社会支持系统,要考虑如何通过提供信息支持、情感支持等帮助患者更好地应对疾病。

(二)从医护人员角度看个性化

不同年资、不同工作环境、不同专业背景等都会导致医护人员拥有不同层次、不同类别的资源结构,即每位医护人员拥有的知识结构和技术水平、思维方式等都是不同的。在与不同患者进行沟通时,即使沟通方式、沟通内容等大致相同,沟通效果也不尽相同。这提示医护人员在与患者进行沟通时,需要知己知彼,方能百战而不殆。

二、专业化

医患关系的本质是一种治疗性、帮助性和安慰性的关系,相对于别的照顾者而言,医护人员提供的则是专业化的治疗、帮助和安慰。专业化应是医护人员应该具备的职业素养。专业化包含三个方面的含义:一是指沟通内容的专业化;二是指沟通技术的专业化;三是指信息素养的专业化。

(一)沟通内容的专业化

具备专业化的知识和技术,是医护人员与患者有效沟通的前提。沟通内容的专业化体现在:一方面,医护人员与患者的沟通是以患者疾病的诊疗与护理为主题,坚持以患者为中心,目的是解除患者的痛苦、恢复其健康,而沟通的有效性自然离不开丰富扎实的专业知识和技术;另一方面,医护人员与患者的专业化沟通也是向患者学习的过程。著名的肝胆外科专家、中国科学院院士吴孟超曾说过:"一个患者就是一本书。"医护人员通过与患者沟通扩展了对疾病的体验后,便可以完善其对疾病的认知。

(二)沟通技术的专业化

医患沟通是一门技术,也是一门艺术,临床医护人员不仅需要拥有比较丰富的医学人文修养,还需要掌握专业的医患沟通技术和策略。比如,在与患者的交流中,要注意倾听的技术——听话不要只听一半,不轻易打断或制止患者的话语,也不要把自己的思想投射到别人说的话上。还要注意提问的技术——如何通过提问全面准确地评估患者的文化特征、存在的问题以及问题产生的原因。关于沟通技术的知识将在本书的下篇中学习。试想,如果医护人员能够将沟通内容的专业化、沟通技术的专业化结合为一体灵活使用,难道不能够成为一名值得患者信任的好医生、好护士吗?

(三)信息素养的专业化

当今时代是信息化的时代,伴随着医学科学技术的发展,患者对医疗护理服务的诉求也越来越高。工作在临床一线的医护人员仅仅掌握书本的知识显然是不够的,要求医护人员要学会从网络中获取信息来更新自己的专业知识和技术,这里就涉及一个人的信息素养能力。

"信息素养"一词最早由美国信息产业主席保罗·泽考斯基(Paul Turkowski)于 1974 年提出,他把信息素养定义为"使用大量的信息工具及主要信息源使问题得到解答的技术"。美国国家信息素养论坛在 1990 年的年度报告中提出信息素养的标准:①了解自己的信息需求;②承认准确和完整的信息是制定明智决策的基础;③能在信息需求的基础上系统阐述问题;④具有识别潜在信息源的能力,能确定成功的检索策略;⑤能检索信息源,包括以利用计算机为基础的信息技术或其他技术;⑥具有评价信息的能力;⑦能为实际应用而对信息进行组织;⑧具有将新信息结合到现存的知识体系中的能力;⑨能采用批判性思维,利用信息并解决问题。根据信息素养要求的标准,①②可以归纳为信息素养的信息意识(前提),反映了人们对信息的敏感性和重视程度,决定着个体捕捉、判断和利用有效信息的自觉程度;③④⑤为信息知识(基础),是决定主体信息行为的基础,包括对于信息学专业相关学科的了解和整体把握;⑥⑦⑧⑨为信息能力(核心)。随着信息素养内涵研究的深入,信息道德也被纳入信息素养内涵的范畴,信息道德是指个体在进行信息活动时自觉遵守法律和道德规范。尽管信息道德缺少实际操作的内容,但鉴于信息素养在某种意义上也是一种人文素养,信息道德决定着个体的信息行为是否能对他人和社会产生积极作用。

三、系统化

有效的医患文化沟通不仅取决于沟通的个性化、专业化，还有赖于沟通的系统化。

(一)多学科理论与知识的系统化运用

有效的医患文化沟通需要运用一系列的理论知识，包括《系统论》《信息论》和《控制论》的基本理论，还包括哲学、社会学、人类学、经济学、逻辑学、管理学、心理学、人际关系与沟通的理论等，更包括医学基本理论与知识。

(二)沟通模式的系统化实施

首先，应认识到沟通模式组成要素作用的系统效应；其次，有效的医患文化沟通是循序渐进的。具体表现在：一是在系统沟通中，应该建立和谐的、信任的、治疗性的医患关系，才能全面、准确地获取患者的信息，明确患者的文化特征和需求；二是在系统沟通中，明确评估患者面对的主要问题；三是在系统沟通中，明晰多个沟通主题，根据患者的需求及轻重缓急，循序渐进地治疗、帮助、安慰患者。

(三)沟通效果的系统化观察

衡量医患文化沟通是否有效的标准应该包括医护人员能否与患者建立信任的治疗性关系；能否及时、准确、全面地评估患者的主要问题，发现问题产生的原因；能否有序、全面地治疗、帮助或安慰患者，解决药物或手术不能解决或不能完全解决的问题。因此，在沟通过程中，都应该进行阶段性的效果评价，可以通过提问或让患者复述的方式呈现，也可以通过填写测量量表的方式呈现，还可以通过观察患者的行为改变来评价沟通效果。随着时间的推移，医护人员不仅要注意对近期沟通效果进行评价，还应注意对远期沟通效果进行系统评价。

四、动态化

在医院的特殊环境中，每一个患者的疾病发生、发展及转归不同，会引起患者文化的变迁。医患文化沟通的动态化往往是由医疗结果的不确定性所决定的。医疗结果的不确定性是医疗过程所独有的特征。世界上存在着多种多样的疾病，由于患者个体差异的存在，即使同样的疾病也可能呈现不同的外在表现，每种疾病对应着不同的治疗方案，看起来类似的两种疾病，可能需要的方案也千差万别。每个患者因文化背景的不同，也会面临对诊疗和护理的反应不同等问题。因此，在医患文化沟通过程中，要求医护人员动态地评估患者每个阶段的问题及问题产生的原因,做到有针对性地治疗、帮助和安慰。

在医患文化沟通过程中,动态性不仅要求医护人员动态地对患者进行评估,还要求医护人员坚持双向互动的原则。医患文化沟通是双主体互动过程,沟通过程中不仅需要医方的表达,也需要患方的反馈,才能构成一个完整的沟通过程;不仅要求医方主动地与患者沟通,还要注意引导患者与医方沟通。

有效的医患文化沟通需要具备个性化、专业化、系统化和动态化等特征。研究者的前期研究结果表明,治疗性沟通系统理论支持个性化、专业化、系统化和动态化的医患文化沟通特征。那么,什么是治疗性沟通系统? 治疗性沟通系统的理论模型又是怎样的? 治疗性沟通系统对临床工作有什么指导作用? 这些问题将在本书的第二章中学习。

(王维利　栾贝贝)

练 习 题

一、名词解释

1. 沟通

2. 医患文化沟通

二、填空题

1. 有效的医患文化沟通的特点包括_____、_____、_____、_____。

2. 沟通模型的要素主要有_____、_____、_____、_____、_____。

三、不定项选择题

1. 以下哪些属于文化的内涵(　　)

　A. 风俗习惯　　　B. 思维方式　　　C. 教堂　　　D. 佛教　　　E. 桌子

2. 以下哪些属于医患文化沟通的内容(　　)

　A. 家庭结构　　　B. 受教育水平　C. 信仰　　　D. 经济收入　　E. 性格特征

四、简答题

1. 简要说明申农—韦弗的"线性沟通模式"与奥斯古德—施拉姆的"循环沟通模式"的内容,以及它们对沟通学研究的作用和提示今后研究的方向。

2. 简要说明进行医患文化沟通的意义。

扫一扫,获取参考答案

参 考 文 献

1. 张海燕,秦启文.文化动力的生产机制——洛特曼文化符号学理论研究[J].西南大学学报(社会科学版),2010,36(1):107－111.

2. 李肃.洛特曼文化符号学思想发展概述[J].解放军外国语学院学报,2002,25(2):38－42.

3. 滕朝宇.湘雅二医院医患沟通研究[D].长沙:中南大学,2005.

4. 张金凤,胡文华.医患沟通是解决医患冲突的基石[J].中国医学伦理学,2008,21(1):76－77.

5. 李俊,项继权.政治沟通:价值、模式及其效度[J].求实,2008,9(1):64－67.

6. 许雄,散国伟.电教信息传播的可靠性[J].外语电化教学,1991,2(3):27－29.

7. 何爱国.浅析住院病人医疗风险四个"三评估"管理[J].中国中医药现代远程教育,2013,11(21):137－138.

8. 侯胜田,王海星.国外医患沟通模式对我国和谐医患关系构建的启示[J].医学与社会,2014,27(2):51－54.

9. 唐志强,卢顺麟,陈华.加强医患沟通构建和谐医患关系[J].黑龙江医学,2012,36(9):697－699.

10. 杨慧清,汪明,汤秀玲.实行医患沟通的意义与技巧[J].齐齐哈尔医学院学报,2006,27(12):1525.

11. 孙瑜.医患沟通管理研究[D].北京:首都经济贸易大学,2014.

12. 安春平,程伟,闫忠红.医患沟通技能的培养及意义[J].医学与哲学,2010,31(9):24－25.

13. 刘平.医患沟通与医患沟通现状及促进策略的研究[D].重庆:重庆医科大学,2014.

14. 郁辉,潘洪伟,张鑫.临床诊疗实践中的医患文化冲突动因分析[J].医学与哲学,2015,36(9B):88－90.

15. 何军,夏保京,李晓庆.医患文化冲突分析——对医患关系紧张的新审视[J].医学与哲学(人文社会医学版),2008,29(10):36－37.

16. 何军.文化冲突分析:构建和谐医患关系的切入点[J].解放军医院管理杂志,2008,15(1):83－84.

17. 夏保京.跨越医患文化冲突,构建和谐医患关系[J].中国医学伦理学,2007,20(5):37－38.

18. 施晓亚.我们时代的境遇——临床诊疗行为中的医患文化冲突[J].医学与哲学(人文社会医学版),2006,27(9):10－13.

19. 庄一强.医患关系的文化根源[J].中国医院管理,2002,22(11):47－48.

20. 王丹旸,朱冬青.医患沟通障碍的心理解析:信息交换视角[J].心理科学进展,

2015,23(12):2129—2141.

21. 王维利.治疗性沟通系统[M].北京:人民卫生出版社,2013.

22. 王维利.思维与沟通[M].合肥:中国科学技术大学出版社,2007.

推 荐 阅 读

1. 王锦帆,尹梅.医患沟通[M].北京:人民卫生出版社,2013.

2. 田学斌.文化的力量[M].北京:新华出版社,2015.

3. 康青.管理沟通[M].北京:中国人民大学出版社,2009.

第二章　治疗性沟通系统

1. 掌握治疗性沟通系统的概念及理论框架。
2. 熟悉治疗性沟通系统的操作指南。
3. 了解治疗性沟通系统的研究背景及应用。

关键词　治疗性沟通系统　关系性沟通　评估性沟通　治疗性沟通

》》》中心案例2

患者,女,42岁,初中文化程度,居住于农村,已婚,育有一子。2013年8月,确诊胃体低分化腺癌伴腹腔淋巴结、盆腔多发转移,已在外院行3次EOX化疗(表柔比星＋奥沙利铂＋希罗达),化疗过程中恶心呕吐较明显,偶有腹部疼痛感。最近一次化疗于2014年6月24日结束,末次于2014年7月8日入院行进一步化疗。7月9日,血常规提示WBC $2.12×10^9$/L,Hb 96 g/L,血小板正常,心电图正常,因最近进食很少,给予升白细胞及营养支持治疗。

以下摘自护士与该患者对话中的患者部分内容。

患者:这次回家胃不舒服,常常吃不下饭。晚上睡不着。我妈妈为了我每顿饭都炒七八个菜,可是我一看见饭就来气,就想哭……

患者:我很注意饮食的,人们都说鱼、鸡、鸡蛋都是发物,我也不吃。

患者:儿子很听话,我很欣慰,但是因为生病,给家里添了很大的经济负担。

思考问题

1. 如何评价患者与护士之间的关系?
2. 患者在药物治疗过程中,主要存在哪些问题?
3. 作为责任护士,你如何帮助患者解决这些问题?

　　随着生物医学模式的转变，越来越多的医护人员认识到：医疗护理服务对象是一个集生物学属性、心理学属性和社会学属性为一体的人，在医疗护理过程中（如评估、诊断、治疗、护理、评价等）都需要进行沟通，这种沟通要求以患者为中心，能够起到治疗或者辅助治疗作用，可以将这种沟通称为治疗性沟通。而在治疗性沟通系统中，要求医护人员对患者的评估既要做到知病，又要做到知人，这就涉及医患文化沟通。在医疗护理实践中，该如何实施治疗性沟通系统？治疗性沟通系统如何成为实现医患文化沟通的重要路径？这些问题的答案都是本章将要探讨的内容。

第一节　治疗性沟通系统产生的背景

　　治疗性沟通系统的研究与医学模式的转变、心理社会肿瘤学、系统论—信息论—控制论等密切相关。

一、医学模式的转变

　　什么是医学模式（medical model）？人们把主导医疗人员这一共同体的观念或思想（或者称为共同信仰）称为医学模式。医学模式对医学的发展起着规范作用。一方面，它支配医护人员拥有共同的操作规范和价值追求；另一方面，它制约着所有医护人员的道德规范，保证医学实践健康进行。

　　医学模式并非一成不变，迄今为止，人类医学模式经历过四次变革，医学模式的变革体现了人类社会在发展的不同时期对生命、疾病、健康和死亡的不同认识。

（一）神灵主义医学模式

　　自从有了人类社会，便有了人类的医药活动，人类凭借经验摸索出原始的治疗疾病的方法。由于条件的制约，人类生活中的一切都受自然界的主宰，由此便产生了具有绝对权威的至上神的观念，同样，人们也无法科学地认识疾病的发生和发展过程，只能对健康和疾病作一些简单的理解。彼时的医学知识往往掌握在祭司或巫医手中，并在其家族内进行传承，所以将该时代的医学模式称为神灵主义医学模式（spiritualism medical model）。

（二）自然哲学医学模式

　　公元前 5 世纪左右，随着社会文明的发展，社会结构发生了质的变化。医学实践的家族体系被打破。医学从神学的控制中解放出来，同时，古代朴素唯物主义诞生，一批伟大的哲学家在社会上产生了重要影响，他们的思想与富有实践经验的医生的思想结合，推动着医学理论的成熟和传播，从而使医学不断进步，得到系统化。彼时认为疾病是由身体本身原因导致的，而非某些神学因素。这一时期的医学观念和思想摆脱了神学的控制，奠基于朴素唯物主义自然哲学思想，在观察人体时注重从整体出发，充分考虑到环境等因素在健康中的作用，因而被称为"整体"医学模式或自然哲学医学模式（nature-philosophical medical model）。

(三)机械论医学模式

15 世纪下半叶，欧洲发生了以资本主义制度代替封建主义制度为标志的社会革命。而在科学领域则发生了以近代天文学革命、近代医学革命为标志的第一次科学革命，从而实现了由古代科学向近代科学的过渡。在近代医学革命的进程中，最具代表性的是法国哲学家笛卡尔（Descartes）提出的哲学二元论。他认为心与身是两个对立存在的范畴，并进一步从哲学角度断言，医学应就身论身，专心研究人体的生理功能，而把灵魂问题留给上帝和他的代理人（教会）处理。他提出："医护人员的身体就是一架神造的机器，安排得十分巧妙，做出的动作十分惊人；心脏的运动正如时钟的运动是由钟摆和齿轮的力量、位置、形状引起的一样。"这种理论给有机的自然界提供了一个彻底的机械论，对医学的发展产生了重要的影响，成为主导当时世界医学的观念和思想，这种医学观导致形成了机械论医学模式（mechanistic medical model）。

(四)生物医学模式

19 世纪下半叶，随着临床医学、微生物学、生物化学、遗传学等生物体系的形成，医学领域进入了细菌学时代。细菌学理论认为，每种疾病都有一个特异的致病原因或多种致病原因。在这种理论的指导下，人们认为宿主、环境和病因三者之间的动态平衡一旦遭到破坏，即会生病。这三个因素都是从纯生物学的角度理解的，所以这种模式又称为生物医学模式（bio-medical model）。

(五)生物—心理—社会医学模式

第二次世界大战期间，由于对战争的恐惧，导致了高血压和胃溃疡的暴发流行，人们深刻意识到社会心理因素与健康、疾病有着密切的联系。于是，从 20 世纪 50 年代起，一些医学院校开始开设普通心理学或医用心理学课程。二战之后，世界经济迅猛发展，科学技术水平和社会生产力迅速提升，人们的生活方式和工作方式发生了巨大变化。生活和工作的应激，已成为生命中不可避免的又难以应对的难题。在这种情况下，心理社会因素和行为因素在人类健康和疾病中的作用变得日益突出。人类的生命观、健康观和保健观(包括临床治疗)发生了巨大变化,人类认识到医学的目的不单是使人存活下去,还应使人能从生理、心理和社会文化方面重新适应环境,参与健康的生活。1977年,美国纽约曼彻斯特大学恩格尔(Engel)在对生物医学模式提出了质疑后,提出要使用多重取向来考虑健康与疾病的问题,并首先使用了"生物—心理—社会医学模式"这一新概念,而且将这种新的模式与生物医学模式相区别。

生物—心理—社会医学模式(bio-psycho-social medical model)被提出后,迅速为世界各国政府和医生所采纳,并以官方形式得到推广。人类医学模式正由生物医学模式时代向生物—心理—社会医学模式时代转换。医学模式的转换迫使医护人员意识到,临床医疗护理服务是以患者为中心的,医护人员在与患者接触的每一环节中,都客观存在着语言和非语言的沟通行为,而所有的沟通都会对患者产生正面或负面的影响。治疗性沟通系统是不是有效的沟通模式呢?这需要医护人员在理论和实践中进一步探讨。

二、心理社会肿瘤学研究的出现

2014年,WHO发布的"World Cancer Report"显示:2012年,全球新发生的癌症病例约有1410万,其中约有21.8%新发生病例在中国。癌症严重威胁着人类的健康和生活质量。随着癌症的泛滥,20世纪70年代中期,人们对心理社会肿瘤学的研究包括肿瘤学、心理学和社会学、行为科学、神经免疫学等综合性研究开始逐渐发展。

美国的纪念斯隆—凯特林癌症中心(MSKCC)是第一个开展对精神科医生和心理学家进行心理社会肿瘤学临床和科研培训的机构。该机构形成了以医生、护士、研究人员和管理人员为核心的治疗团队,共同帮助患者应对心理社会肿瘤学问题。心理社会肿瘤学研究的主要问题包括:①癌症患者本人及其家属在肿瘤发展的各个阶段所存在的压力和出现的心理问题;②导致癌症发生、发展以及促进癌症痊愈的心理、社会和行为因素可能有哪些。

心理社会肿瘤学的研究促使医护人员能够更全面地认识导致癌症发生发展的各种心理社会因素。显然,癌症患者的心理压力、社会文化和行为问题都不是药物或手术可以解决的。

心理社会肿瘤学的治疗方式是:从患者到医院接受诊疗开始,便应受到来自精神、躯体、社会等多方面的全方位、立体式、多学科的综合治疗。作为一名专业的医护工作者,要想帮助癌症患者全面、更好地应对患癌过程中的心理社会问题,离不开专业的沟通。医护人员需要专业的沟通来全面评估患者,更需要专业的沟通来帮助患者解决个性化的问题,在这一过程中,将专业化的沟通系统化,便形成了治疗性沟通系统。

三、系统论、信息论、控制论思想的渗透

心理社会肿瘤学的出现,与生物—心理—社会医学模式相吻合,也与系统论、信息论、控制论应用于医学领域后出现的整体医学和整体护理的思想体系相一致。本章第二节要探讨的治疗性沟通系统理论也来源于这三个理论在沟通领域的研究和运用。

(一)系统论及其在沟通中的应用

20 世纪 20 年代初,美籍奥地利生物学家贝塔朗菲(Bertalanffy)开始致力于系统论理论的研究。1968 年,《一般系统理论:基础、发展与应用》一书问世后,系统论在世界范围内受到重视并迅速渗透到自然科学、社会科学和人文科学的诸多领域。

将系统论应用于沟通,其中最有影响力的便是申农和韦弗明确提出了"沟通系统"的概念。他们指出:一个沟通系统由五个要素组成,即信源、传输器、信道、接收器、信宿和噪音源(详见本书第一章)。申农—韦弗的线性沟通模式将沟通视作线性、单向的过程,是个多元要素构成的系统。正如前文所说,申农—韦弗的线性沟通模式在对人际沟通过程的解释具有一定的局限之处(缺少对信息的反馈),但是它仍是医护人员研究治疗性沟通系统的基础理论。

在治疗性沟通系统中,一方面,医护人员的沟通对象是一个整体系统的人,他存在的问题可能来源于生理、心理、社会文化和环境等各个系统的不同层面;医护人员的沟通并不局限于帮助其解决某一方面的问题,而是系统地、有条不紊地评估与解决患者各个层面的问题。另一方面,治疗性沟通系统的操作过程本身也具有系统化,医护人员要按照系统化的步骤去操作、沟通,方能取得较好的效果。

(二)信息论及其在沟通中的应用

1948 年,申农提出信息论,他认为信息是对物质存在形式和属性的概括,信息普遍存在于人类的生产、生活方式中。信息论主要研究信息在获取、传输、储存、处理和交换中所表现的一般规律。

奥斯古德—施拉姆在申农—韦弗的线性沟通模式基础上提出了沟通的循环模式,即双行为沟通模式(详见本书第一章),学者普遍认为该模式更适用于人类沟通问题的研究。

奥斯古德—施拉姆的循环沟通模式突出了信息传播过程的循环性,强调沟通双方都是主体,信息的传输与接收处于你来我往的互动之中。这一沟通模式的特点是:①信息会产生反馈,双方间的信息可共享;②沟通主体可相互转化,这是对

申农—韦弗线性沟通模式的一种突破。该模式的重点不是分析传播过程中的某个要素,而是强调分析双方的角色功能。

医护人员与患者作为两个沟通单位,沟通的主要信息是有关患者的生理、心理、社会文化和环境状况的问题,尤其是健康相关状况问题(疾病的诊断与治疗、预后与转归、症状的控制与管理等),系统中所有的沟通形式都是在为信息提供载体。

在治疗性沟通系统中,经过两个沟通单位的互动转换后,患者呈现的是趋于正常的健康状况或有益于健康促进的态度、认知和行为,这是治疗性沟通系统所锚定要产生的效果。然而,在这一过程中,医护人员如何准确地评估接收到的信息,如何弱化噪音源使得信息编码更准确、传播更有效,如何评估患者对信息的理解和接受是否准确等,都是要以信息论为基础的。

(三)控制论及其在沟通中的应用

1948年,美国数学家维纳(Wiener)提出控制论,探讨了系统的控制以及信息传递的规律。控制论的思想可用于任何系统,整个控制的过程就是通过信息的传输、交换、加工、处理等来实现的。在控制理论中,反馈对系统的控制和稳定起到决定作用,是控制论的核心问题。

控制和反馈是沟通过程的重要环节,医护人员不仅要对沟通过程进行控制,还要有意识地引导患者从完全"外控或他控"逐步过渡到部分"自控或内控",从而加强患者对自身疾病的管理和控制,做自己能做的事,提高生活质量。这部分内容将在本书第十四章控制中学习。

第二节　治疗性沟通系统的基本概念

在医疗护理工作中,医护人员常常会反思一个问题:为什么拥有过硬的操作技术,但是仍然不能成为一名始终受患者欢迎的医生或护士呢? 本节介绍的治疗性沟通系统实际上是一条系统的临床医患沟通路径,目的是帮助医护人员与患方建立良好的治疗性关系,为治疗、帮助、安慰患方提供平台。

一、什么是治疗性沟通

"治疗性沟通"一词首次被提出是在20世纪60年代,随后学者开始对其进行进一步的研究和应用。直至20世纪90年代该词才传入国内,并引入到医疗护理工作中。

关于"治疗性沟通"的概念,至今尚没有十分确切、权威的科学定义,主要是对其研究背景和概念的理解。范(Van)将"治疗性沟通"定义为：使用语言和非语言信息进行的人际交流，以达到帮助别人克服压力、焦虑、恐惧，或其他导致心理困扰的情感体验。

研究者认为，治疗性沟通的概念有广义和狭义之分。广义上是指在治疗过程中的沟通；狭义上则是指沟通成为治疗疾病的主要方式或者药物与手术的辅助治疗方式；也可以说，起到治疗或辅助治疗作用的沟通统称为治疗性沟通。

二、什么是治疗性沟通系统

在沟通、治疗性沟通定义的前提下，融入整体医学模式，应用系统论、信息论和控制论的基本原理，王维利提出以下治疗性沟通系统的概念。

(一)基本概念

1. 治疗性沟通系统的概念 治疗性沟通系统(therapeutic communication system,TCS)是指在临床医疗与护理中，以患者为中心，医护人员与患者及家属的双向沟通。沟通双方以关系性沟通(relationship communication,RC)为基础，彼此间建立信任的治疗性关系；以评估性沟通(assessment communication,AC)为核心，应用专业及专业相关知识评估与监测患者生理、心理、社会和环境适应问题，及相应疾病诊疗与护理的态度(包括信念及情绪等)、认知和行为问题，探究问题产生的原因，寻求解决问题所需的资源；以治疗性沟通(therapeutic communication,TC)为实质，根据轻重缓急及患者的诉求与需要，筛选系列疾病相关问题，运用可利用的资源解决问题；最终目的是帮助患者寻求自助或(和)他助，建立良好的社会支持系统，积极应对疾病，减轻痛苦，恢复健康。

从系统与要素层面来分析，TCS 包含三个基本要素，即关系性沟通、评估性沟通和治疗性沟通，如图 2-1 所示。

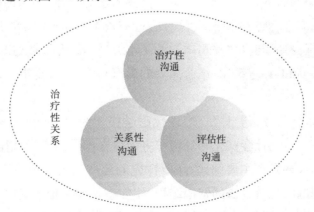

图 2-1 治疗性沟通系统各要素间的关系

研究者认为，在 TCS 实施过程中，关系性沟通是基础，评估性沟通是核心，治疗性沟通是实质。

然而,有效的治疗性沟通又可以促进医患信任性关系的建立和准确地评估问题。因此,三个要素相互依存、相辅相成。要发挥 TCS 的最佳效果,就要优化要素的组合,处理好要素与要素、要素与整体的关系。

2.关系性沟通的定义　关系性沟通是以医护人员与患者之间建立起相互熟悉、相互信任的治疗性关系为目标的沟通过程。

在没有建立信任的治疗性关系之前,双方处于严重信息不对称状态,之后的沟通则是事倍功半的。作为 TCS 的起始环节,关系性沟通也同样贯穿于 TCS 的每个阶段和环节,它是有效沟通的基础,良好的关系性沟通为后续信息数量和质量的传递提供了保障,为评估性沟通和治疗性沟通做好了充分的准备。此外,关系性沟通本身也可起到治疗或辅助治疗的作用。关系性沟通阶段需要借助共情、信任等沟通技术来帮助医护人员建立起与患者间的信任治疗性关系。

3.评估性沟通的定义　评估性沟通是医护人员应用专业及专业相关的知识和技能与患者之间进行的沟通,目的是做到"五知",即知人、知病、知因、知需求、知资源。

总体而言,评估性沟通是围绕患者的社会文化背景(人)、患者的疾病相关信息及具体问题(病)、患者现存问题产生的原因(因)、患者的需求(需)及患者可利用的各种社会资源(源)进行评估、监测的沟通过程。没有准确、完整的评估,就没有治疗性沟通阶段的锚点,就难以取得有效的治疗性沟通。

医护人员应在评估性沟通中着重发现患者在生理、心理、社会文化及环境适应等方面的问题;同时,也应发现患者对疾病诊疗与护理的态度(信念)、认知和行为问题。

具体来说,首先,评估性沟通是建立在有效的关系性沟通基础上,在约定的时间和地点内,以医护人员为主导,以患者及其家属为主体;沟通的内容主要是围绕人、病、因、需、源五个方面收集患者的信息和资料;沟通的目的是通过分析与综合、归纳与演绎、抽象与具体等逻辑学的基本方法,发现并确认患者客观存在的问题,然后根据问题的轻重缓急,结合患者的诉求与需要,拟定下一步治疗性沟通阶段的主题。

其次,评估性沟通以整体医学、现代医学模式为理论框架。医护人员应该关注患者在生理、心理、社会文化和环境等方面存在问题的逻辑规律性(在本书第五章中学习);不仅要发现主要问题,还要探究问题产生的主要原因,特别要注意评估解决主要问题时患者自身的资源结构,比如患者的文化系统中哪些是有益于患者治疗与康复的,患者的社会支持是否完善,患者更需要谁的支持等。明确这些信息能够帮助医护人员在治疗性沟通阶段为选取适合患者文化的沟通方案提供条件,能够帮助患者发挥主观能动性,做自己能做的事,实现患者治疗过程中的自我管理,即自助,提高 TCS 的沟通效果。

最后,医护人员应明确患者在不同时期所面临的问题是不同的,因此,对患者的评估应该是循环进行的。

4.治疗性沟通的定义　治疗性沟通是以帮助患者寻求自助或他助、建立良好的社会支持系统、积极应对疾病、减轻痛苦、恢复健康为目标的沟通过程。

首先,治疗性沟通是 TCS 的第三个阶段,也是实质阶段。所谓"实质",就是沟通的落脚点,只有在完成关系性沟通和评估性沟通阶段后,治疗性沟通阶段才能有的放矢、落实在实处。

其次,治疗性沟通一次只解决 1~2 个主要问题。它主要是围绕医护人员在评估性沟通阶段拟定的沟通主题进行沟通,帮助改善患者的疾病认知与行为问题等。通常在评估性沟通时会发现很多问题,而医护人员在治疗性沟通时注意分次解决问题;一般一次只选择 1~2 个与患者诉求和需要相关的主要问题进行沟通,之后评价沟通效果,再决定是否进行其他问题的沟通。

最后,治疗性沟通是反复循环进行的。患者所持有的疾病认知和信念的改变并不是一蹴而就的,也会由于内外因素的变化反复出现疾病知、信、行的变化,因此,就需要在反复进行评估后,反复进行治疗性沟通。

(二)治疗性沟通与健康教育的异同

目前,临床中的医患沟通平台分为健康教育、心理咨询和 TCS,三者相互交叉,既有相同之处,也有不同之处。其共同点在于目标一致,为了治疗、帮助和安慰患者,为了改善患者的知、信、行;不同点在于三者的方法和路径不同。

心理咨询与其他两者的区别主要是沟通内容涉及心理学范畴,尚且容易理解,那么 TCS 与健康教育的主要区别是什么呢?

首先,二者的平台系统结构不同。TCS 强调医患双方要在全程良好的治疗性关系中进行沟通。系统平台分为三个基本步骤:一是医患双方建立良好的信任关系;二是医方评估患者与疾病相关的文化特征(人)、病、因、需、源;三是医方根据患者的诉求和需要实施治疗、帮助和安慰。

其次,TCS 对医方的知识结构、沟通技术等有较高要求。它要求医方不仅要有专业的生物、心理、社会文化和环境相关的原则性知识,更要有文化自信、文化识别、调整和重建能力,有良好的跨文化沟通能力。面对不同文化背景的患方个体,能主动寻求患方能够接受的个性化、专业化、系统化、动态化的方式进行有效沟通。

最后,强调沟通系统的节点反馈控制过程。对 TCS 的关系性沟通、评估性沟通、治疗性沟通的每一个沟通环节都要求有评价。在 TCS 的进行过程中,医方始终在反思自己:与患方有信任性关系吗? 患方是个什么样的人? 有哪些文化特征? 患方的疾病是什么? 患方疾病相关的现存主要问题是什么? 患方的主要诉求是什么? 患方自己及医方都有哪些资源可用? 治疗、帮助和安慰有效吗?

三、治疗性沟通系统的模型

TCS 的理论与实践研究提示:一方面,不同学术背景、不同专业经历、不同年资的医护人员,面对同一类疾病的患者进行治疗性沟通,也会产生大相径庭的沟通效果;另一方面,同一位医护人员即使面对同一类疾病的不同个体,治疗性沟通的效果也不相同。那么,针对 TCS 的临床操作路径受哪些因素影响呢? 其中,哪些因素是相对可控的? 哪些因素是相对不可控的? 等等。在理论与实践相结合的基础上,研究者提出 TCS 理论模型,如图 2-2 所示。此 TCS 模型以三个环节为核心,即关系性沟通、评估性沟通和治疗性沟通,TCS 的总体效果则取决于这三个环节的沟通效果。

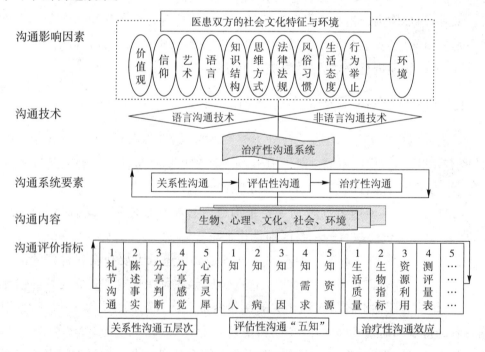

图 2-2 TCS 理论模型

对 TCS 模型进行分析的目的是使初学者能够更清晰地理解系统或亚系统中要素的组成,从而理解 TCS 的内涵,并且更好地在实践中进行操作,详见图 2-2 TCS 理论模型。

(一)医患双方的社会文化背景与环境

在临床治疗与护理中,TCS 的实施效果受到医护人员与患者及其家属双方社会文化背景的影响。换而言之,沟通双方的社会文化背景影响 TCS 的效果。一方面,沟通双方的社会文化背景具有整合性,双方相互作用发挥效应;另一方面,整合效应能否发挥往往取决于社会文化背景中"水桶"的短板效应。影响 TCS 作用的社会文化背景中,认知资源与情感资源属于个体内部资源,又称为内部影响因素;而环境资源属于外部影响因素。

环境资源通常包括自然物质环境资源与社会文化环境资源。自然物质环境资源会影响沟通效果的实现,如噪音、光等都会影响沟通的效果。而社会文化环境资源则主要指医患双方所拥有的社会文化资源(本书第一章中有重点讨论)。

在 TCS 中,医方要注意明确和区分患者的物质和社会文化两个资源系统、患者的自助和他助的社会支持系统(患者的他助资源系统又包括专业的社会支持系统和非专业的社会支持系统)、患者实际拥有的和有待建立的社会支持系统等。只有帮助患者建立和充分发挥适合支持系统中的有效部分,才能达到有效地治疗、帮助、安慰患者的目的。此外,医方也要明确自身拥有哪些物质和社会文化资源。在 TCS 中,要充分发挥物质和社会文化资源对沟通效果的促进作用。

(二)系统的组成要素

从不同的层面看 TCS 三个组成要素,理解有所不同。

1.从初始时间状态看　对初学者而言,TCS 的实施基本路径都是从关系性沟通到评估性沟通,再到治疗性沟通(如图 2-3 所示),但并非是绝对的,在评估性阶段发现问题时,也可及时帮助患者解决。即每当医护人员与患者进行沟通时,都要反复问自己三个问题:患者信任我吗? 患者有疾病相关的问题需要解决吗? 我能够帮助患者解决什么问题?

对高年资、有经验的医护人员而言,TCS 的三个环节是可以同时进行的。

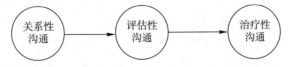

图 2-3　治疗性沟通系统三要素的初始时间状态

2.从覆盖内容状态看　关系性沟通贯穿于 TCS 的始终,不管在沟通的哪个阶段,医方始终要与患者保持信任的治疗性关系,这是基础。而且在关系性沟通阶段,沟通内容的覆盖范围也是最广的,可以是患者的社会文化背景、疾病资料等,双方沟通的话题比较广泛,因此,对医护人员的人文社会知识和专业知识要求比较高;评估性沟通和治疗性沟通阶段则主要使用专业的知识和技能,虽然一次评估出的问题有很多,但每次治疗性沟通只选择其中重要的1~2个问题进行沟通,因此,从沟通内容的覆盖面来看,三者间的关系如图2-4所示。

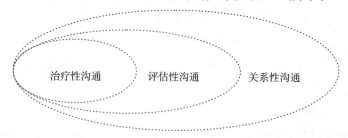

图2-4   治疗性沟通系统三要素的内容状态

3.从操作程序状态看   在TCS的实践中,三者是循环往复进行的,如图2-5所示。

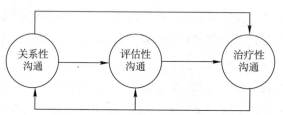

图2-5   治疗性沟通系统三要素的操作状态

(三)沟通技术

在TCS的实施过程中,沟通技术分为语言沟通和非语言沟通,包括共情与信任、沉默与抚触、表扬和赞美、提问与回答、倾听与自我表露、说服与拒绝、探究与控制等。

在关系性沟通阶段,医护人员更多采用共情、表扬、赞美、自我表露等沟通技术,这样比较容易建立起信任的治疗性关系,尤其是医护人员要主动、恰当地自我表露,从而引发患者的自我表露,双方才能够从礼节性的谈话过渡到陈述事实阶段,甚至过渡到分享个人想法和判断的阶段。在评估性沟通阶段,医护人员多使用自我表露、提问、倾听、反馈、探究等沟通技术,通过自我表露引发患者的自我表露,通过提问让患者表露得更多,这样方便完整、准确地对患者进行评估。而在治疗性沟通阶段,医护人员多采用说服、控制、探究等沟通技术,目的是帮助患者解决问题。

需要指出,沟通技术的使用并不是一成不变的,而是根据实际情况灵活使用的。例如,共情用于关系性沟通阶段,是为了让患者感知到自己被理解,更易与其建立信任的治疗性关系;而用于治疗性沟通阶段,可帮助患者解决某些心理问题。

(四)沟通的目的与内容

1.关系性沟通的目的与内容　此阶段的目的是要实现知人、知病,并建立信任的治疗性关系。因此,本阶段的沟通内容主要是围绕患者的社会文化背景(包括人口学信息、人格特征、思维方式、认知结构、信仰、教育背景等),通过与患者进行多个话题的沟通,逐渐使双方熟悉起来,建立信任的治疗性关系。

中心案例2 ◀◀◀

问题2参考答案

从案例给出的患者部分表露中,可归纳出患者目前主要存在两个问题:

(1)生理方面,患者存在营养知识不完善、营养行为不足的问题。

(2)社会心理方面,患者存在因担心给家庭增加麻烦及经济负担等而产生的心理困扰问题。

2.评估性沟通的目的与内容　此阶段的目的不仅是要知人、知病,还要知因、知需、知源,最终归纳出患者究竟有哪些疾病相关的沟通主题。"知人"是指要了解患者的社会文化背景;"知病"是指要了解患者的生理、心理、社会和环境适应方面均存在哪些问题;"知因"是指要了解患者对疾病的知识、态度和行为方面存在哪些问题;"知需"是指要了解患者的需求,尤其要确认其合理的需求有哪些;"知源"是指要了解患者有哪些资源,哪些是可用的,哪些是需要建立并完善的。而此阶段要沟通的内容主要是进一步完善社会文化背景,尤其是围绕患者疾病相关的信息(如既往健康情况以及疾病的诊断、治疗、护理等信息)进行沟通。

中心案例2 ◀◀◀

问题3参考答案

患者,42岁,初中文化程度,主要采用说服的外周途径对其进行知、信、行改善的治疗性沟通。

(1)针对生理方面,患者存在营养知识不完善、营养行为不足的问题;医护人员可将正确的营养知识通过恰当的方式(如书籍、画册或视频等形式)呈现给患者,以促进其行为的改善,并且应该针对患者的行为改善情况进行反复的效果评价。

(2)针对社会心理方面,患者因担心给家庭添麻烦而产生心理困扰,医护人员可通过共情、自我表露、安慰、说服等沟通技能减轻患者的负性情绪,以促使其积极应对疾病。

3. 治疗性沟通的目的与内容　此阶段主要围绕确定的主题,针对患者产生问题的原因,利用双方的资源,满足患者合理的需求,解决患者现存的或潜在的疾病诊疗与护理问题,尤其是改善患者对疾病诊疗的态度、认知和行为。而此阶段的主要沟通内容则是围绕沟通主题来进行的。

(五)沟通效果评价

沟通效果评价在 TCS 中具有十分重要的意义。在关系性沟通、评估性沟通和治疗性沟通三个环节中都要进行适时的效果评价。只有对关系性沟通的评价达到良好的效果时,才能进行评估性沟通。同样,只有对评估性沟通的评价达到良好的效果时,才能进行治疗性沟通。

1. 关系性沟通效果评价　关系性沟通的效果评价可以使用人际沟通层次的相关理论。鲍威尔(Powell)根据人际交往中双方的信任程度及个人希望与别人分享感觉的不同程度,将沟通分为五个层次,每个层次的评分从低到高分别为1~5分。

(1)一般性沟通(conversation)。一般性沟通是沟通的最基本层次,医患双方的沟通仅限于一些表面上、应酬性的话题,如问候、自我介绍、交流患者的人口学信息等,这种约定俗成的沟通不涉及个人的隐私,也不需要太多的思考,使双方在初次交往时具有一定的安全感。若沟通双方有意建立信任的治疗性关系,则需要运用一定的沟通技术,使双方的沟通内容不仅限于这种表面意义的话题,还促进人际沟通向更深层次发展。一般性沟通在关系性沟通中评分为 1 分。

(2)事务性沟通(fact reporting)。事务性沟通是一种单纯工作性质的沟通,沟通的内容仅限于所要沟通的事实,并不加入任何个人意见或感情,仅需要把信息准确地传递给对方即可。医护人员向患者采集疾病相关信息时,多属于此类沟通。事务性沟通在关系性沟通中评分为 2 分。

(3)分享性沟通(shared personal idea and judgment)。分享性沟通是一种不仅沟通信息,还交流彼此的想法和判断的沟通。这种层次的沟通是建立在双方相互信任的基础上的,医患双方表达自己的想法和判断,并与对方分享,以达到相互理解的目的。分享性沟通在关系性沟通中评分为 3 分。分享性沟通是判断双方是否建立信任关系的分水岭,只有达到分享性沟通,才能进行评估性沟通和治疗性沟通。

(4)情感性沟通(shared feeling)。情感性沟通是指沟通双方除了表达自己的想法和判断外,还会表达自己的情感或愿望。情感性沟通在关系性沟通中评分为4 分。只有信任程度高、交往时间长的人才会达到此种层次。在 TCS 的实施过程中,情感性沟通也是一种情感支持,也具有治疗作用。

中心案例2 ◄◄◄

问题1参考答案

从患者的表露中可看出患者表达了自己的想法："胃不舒服，妈妈做了很多菜，但我吃不下，我也很难过。"这其中有事件的描述，还有情绪的表达，所以这种沟通是情感性沟通，可以评4分。

初步评价：医护人员与患者已经建立基本信任的治疗性关系。

(5)共鸣性沟通(peak communication)。共鸣性沟通是沟通的最高层次，沟通双方达到了短暂的、高度一致的感觉。沟通双方甚至不需要语言表达，一个眼神或一个动作就能完全理解彼此的意思。共鸣性沟通在关系性沟通中评分为5分。并不是所有的医护人员都能与患者达到共鸣性沟通层次。一般是个别长期住院的患者可能与医护人员达到这种沟通程度。

2.评估性沟通效果评价　评估性沟通效果评价主要包括对信息的定量评价和定性评价两个方面。它主要是围绕评估性沟通阶段所提炼的主题是否明确、准确、精确等进行评价。对评估性沟通的效果评价主要围绕三个方面展开：问题存在的确定性、问题产生原因的确定性和解决问题资源的确定性。

评估性沟通阶段的效果评价主要通过两种方式实现：一是与患者的主观交流，通过主观的交流，在了解患者的基础上，正确归纳问题；二是利用量表对患者进行定量或定性的评估。近年来，随着肿瘤心理学的研究，一些针对心理问题的测量量表得到开发及发展，如焦虑抑郁量表、心理困扰量表、创伤后成长量表等，用以测量患者是否具有焦虑抑郁情绪、心理困扰、创伤后成长等。

3.治疗性沟通效果评价　在TCS模型中可以看出，治疗性沟通效果的最终衡量标准都是患者的生命质量有没有得到提高。治疗性沟通的效果评价可以从基础性评价、形成性评价和终结性评价三个层面展开，如图2-6所示。

一是基础性评价。基础性评价一般是指在评估性沟通结束后或者治疗性沟通开始前进行的评价，是对患者基线的测量。测量的内容可涉及患者对疾病的诊疗态度、认知和行为，也包括患者的生物学检查指标、患者的社会支持现状、患者的满意度等。评估性沟通结束时，通过对患者状况的基线测量，了解患者的状态，以便在治疗性沟通阶段拟定合适的沟通方案。如使用心理困扰温度计测量患者的心理困扰水平，了解患者是否具有心理困扰，困扰的程度是多少，令其困扰的项目是哪些。这样可以帮助医护人员在拟定沟通方案时填充具体的沟通内容。

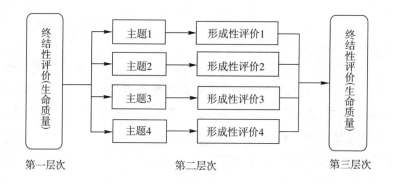

图 2-6　治疗性沟通效果评价的三个层次

二是形成性评价。一般每个主题都要进行形成性评价,目的是了解治疗性沟通的干预效果,调整治疗性沟通的沟通方案,明确治疗性沟通中存在的问题和改进方向。形成性评价一方面可确保治疗性沟通的干预效果,另一方面可更多地获取患者的反馈信息,为医护人员不断改进沟通方案提供依据。形成性评价的次数一般依据治疗性沟通的主题数量而定。当针对一个主题的治疗性沟通完成后,就需要进行形成性评价。若评价后发现沟通效果并不理想,则需要医护人员针对该主题进行第二种方案的干预,直至该主题相关的问题被解决,形成性评价的结果令人满意。

三是终结性评价。针对所有主题的治疗性沟通结束后,进行终结性评价。在TCS 模型中指出,终结性评价应围绕患者的满意度是否提高、生物学指标是否有所改善、资源是否得到有效利用等。可借用量表和客观的指标对患者进行终结性评价,并与基础性评价的结果相对比,作为量化评价标准明确 TCS 的干预效果。

第三节　治疗性沟通系统操作指南

实施 TCS 进行干预的最终效果取决于沟通双方即医护人员与患者双方资源的利用能否最大化。

一、重视双方社会历史文化背景

医患双方的社会历史文化背景对实施 TCS 的有效性有很大的影响作用。

(一)医护人员的社会文化背景

医护人员的社会文化背景涉及其多年的生活、学习、工作环境中的养成。科室、医院、社会环境对医护人员实施 TCS 的影响也很大。具体表现在医护人员想不想(动机)、愿不愿意(态度)、能不能(知识与技术)和做不做(行为)TCS等方面(详见本章图2-2 TCS理论模式)。

首先,医护人员想不想、愿不愿意与患者进行规范化、系统化的治疗性沟通,主要涉及动机和人格特征两个因素。在现有的文献资料中,临床疾病治疗方法的研究仍多集中在药物治疗和手术治疗两个方面,较少有报道沟通在治疗疾病或帮助患者方面的价值,也就是说,大部分医护人员没有认识到沟通对于治疗疾病的价值。因为看不到或未发现沟通对于临床工作的价值,也便不能很好地激发医护人员使用TCS的动机。研究者认为,只有当医护人员充分认识到TCS的价值所在时,才会愿意实施并自行探索更为个性化的TCS模式,因此,医护人员是否愿意是影响TCS有效开展的重要因素。实际上,研究者已经在符合伦理条件下进行了近十年的临床实验,有数百名消化系统肿瘤患者和系统性红斑狼疮患者参与了这项研究,他们接受了TCS的干预。结果初步表明,TCS不仅能够起到治疗或辅助治疗的作用,也对医疗护理的人文环境改善起到了不可轻视的作用。研究者意识到TCS的模式还有待完善,且实施TCS是一项耗时耗力的活动,要普遍在临床工作中开展TCS的实践,还有很长的路要走。

其次,医护人员能不能与患者进行规范化、系统化的TCS实践,则主要涉及专业知识和技能、智力和思维风格。在实施TCS的过程中,医护人员能不能及时对沟通双方传送的信息进行输入、编码、加工并输出,则受到其智力资源的影响;医护人员能不能灵活应对沟通过程中患者的问题并加以反馈等,则受到其专业知识和技能的影响;医护人员能不能准确提炼、归纳、分析患者表达的信息,能不能准确表达自己的想法,以及其信息的正确性、逻辑性、系统性、全面性等都受其思维风格的影响。完善的思维风格、扎实的专业知识和技能以及一定的智力资源是医护人员更好地开展TCS实践的充分必要条件。

最后,医护人员做不做或怎么做系统化的TCS,则受到环境因素的影响。从自然环境来看,TCS的实施离不开特定的时间、地点等因素;从人文环境来看,实施TCS需要医护人员有自己的资源以及良好的医疗护理制度氛围。

(二)患者的社会文化背景

在实施TCS的过程中,医护人员不仅要关注自身的资源结构,也要关注患者及其家属的资源结构。在TCS中,医护人员作为沟通的引导者,要主动调整自己的资源结构去适应患者,达到事半功倍的沟通效果。

患者的社会文化背景也涉及其多年的生活、学习、工作环境中的养成。所以,医护人员在沟通中了解患者的家庭状况、学习历程、工作性质等很重要。患者的社会文化特征具体反映在其价值观、语言、知识、思维、信念、法律、风俗习惯等方面(详见第一章第二节"三、医患文化沟通的内容")。

二、发挥治疗性沟通系统的最优效应

虽然 TCS 是由三个子系统(要素)组成的,但作为一种系统,自然也具有整体性的特性,三个子系统在沟通时间、内容、方法和效果方面都具有整体效应。对于 TCS 这个系统而言,三个子系统也是相互依存、相互影响的,即"牵一发而动全身":关系性沟通、评估性沟通和治疗性沟通均有赖于系统内各构成要素的相互依存性,其中每个要素的变化都会影响其他要素乃至系统的整体状态。如纵向看 TCS 模型,医护人员知道 TCS 的效果不但取决于沟通技术的灵活使用,还取决于完整的沟通内容与及时的沟通效果评价等,这些要素一起影响着 TCS 的整体实施效果。因此,对这些因素的综合把握,对于提高 TCS 的干预效果具有重要意义。

三、反复的临床实践

TCS 的最佳实践效果主要有赖于临床医护人员在工作中针对不同患者、不同疾病进行反复的实践和探索,最终摸索出适合特定患者、特定疾病的一套个性化的 TCS 干预方案,包括最佳时间、最佳沟通内容、最佳沟通技术的使用等。

专业的知识和技能随着临床实践的不断增加,也会有所积累,本书不再赘述。而专业的沟通技术则是本书要介绍的重点,在本书的第八章至第十五章,重点介绍各种人际沟通技术及其在 TCS 中的应用。希望读者能够在学习这些沟通技术的同时,学会在实践中灵活运用。

第四节　临床应用 TCS 的回顾

大量研究表明,TCS 可帮助患者缓解焦虑等不良情绪、表达情感支持、提供信息和反馈、纠正非理性认识、优化应对方式等。从治疗性沟通到 TCS 理论,研究者梳理了从 1994 年至今应用于我国临床护理的文献,旨在总结经验,提出存在的问题。

使用"治疗性沟通"+"护理"在中国期刊全文数据库(CNKI)、万方数据库等全文数据库进行相关论文检索,共获得 251 篇,删除非正规期刊出版的论文、会议摘要等,共纳入 76 篇进行全文分析。结果发现:①1995—2009 年,我国医药卫生期刊介绍治疗性沟通系统临床应用的文献仅占发表文献总数的 15%,从 2010 年开始,数量急剧增加,这可能是由于治疗性沟通作为一种有效的心理干预方式越来越受到重视,且作为一种辅助治疗方法具有较好的临床效果。②第一作者来自于具有较高学术水平和医疗科研能力的医学院校的为11篇,来自医院的为65篇,第一作者分布最多的省份为安徽省(14篇),其次为广东省(12篇),表明TCS的应用具有跨医院、跨区域合作的情况。但是TCS的应用在安徽省仍占多数,即TCS的应用还是较为局限的,亟待被推广至周边省份乃至全国范围内。③TCS的干预对象最多的为肿瘤患者,相关文献有27篇(占36%),其次为门诊患者和心血管疾病患者,提示TCS的实施有必要扩展研究对象,尤其是慢性病患者。TCS对于提高该人群的心理健康、优化应对方式、提高其生命质量有着重要意义。④大部分文献显示,具体干预时间设在15:00~17:00、持续时间为1~2 h最为适宜,而52%的文献显示治疗性沟通干预次数少于4次,大部分的治疗性沟通干预次数少于6次,其中提到出院后继续随访的文献只有4篇。⑤对干预效果进行总结评价时,有53%的作者认为自己研究过程中TCS的实施周期太短,限制了干预效果;另有41%的作者认为干预中的样本量过小,此外还有观察指标不够客观等,限制了TCS的效果及其推广。这提示TCS的实施效果受干预次数和干预周期的影响,可适当延长干预周期、扩大研究的样本量,明确TCS的干预效果,构建个性化、专业化、规范化、系统化的TCS干预模式。

通过对TCS应用的文献进行梳理,研究者提出几点建议:①结合我国医疗环境,医院管理者可从治疗性沟通系统的概念、意义以及沟通技巧的培训、实施和评价等方面建立统一的指导大纲,加强课题设计的严谨性,实施的规范性、系统性和针对性,以利于治疗性沟通在临床护理中的推广应用。②根据患者需求,TCS的实施过程中应适当增加干预次数和时间,扩大研究的样本量,以保证干预效果的可重复性和稳定性以及证据的真实有效,使结论更具说服力,同时进一步追踪随访其远期效果,强化医患沟通效果,提高医疗护理服务质量。

TCS在应用过程中积累了宝贵的经验,为丰富TCS的内涵及其理论的发展提供了依据。但必须认识到,TCS的应用仍处于探索阶段,应用过程中仍存在诸多不足,尽管还不尽如人意,但天已渐明,离太阳升起还会遥远吗?

(王维利　栾贝贝)

练 习 题

一、名词解释

1. 关系性沟通

2. 评估性沟通

3.治疗性沟通

二、填空题

1.治疗性沟通系统的三个核心要素为＿＿＿＿＿、＿＿＿＿＿、＿＿＿＿＿。

2.影响治疗性沟通系统的医患双方社会文化背景因素包括＿＿＿＿＿＿、＿＿＿＿＿、＿＿＿＿＿＿、＿＿＿＿＿、＿＿＿＿＿＿、＿＿＿＿＿、＿＿＿＿＿、＿＿＿＿＿。

三、单项选择题

1.在治疗性沟通系统中,发现患者问题的阶段是(　　)

A.关系性沟通　　　B.评估性沟通　　　C.治疗性沟通　　　D.回顾性沟通

2.治疗性沟通系统的基础是(　　)

A.关系性沟通　　　B.评估性沟通　　　C.治疗性沟通　　　D.文化性沟通

3.下列对治疗性沟通的描述,错误的是(　　)

A.仅使用语言进行的人际交流,帮助他人克服负性情感体验

B.在治疗过程中进行的沟通

C.沟通成为治疗疾病的主要方式或成为药物治疗与手术治疗的辅助治疗方式

D.最终目的是帮助患者寻求自助或他助,减轻痛苦,恢复健康

四、简答题

1.简要说明鲍威尔沟通层次理论与关系性沟通效果评价的关系。

2.简要说明治疗性沟通系统与健康教育的异同。

扫一扫,获取参考答案

参 考 文 献

1.罗健,蔡锐刚.癌症与社会心理肿瘤学[J].中国肿瘤,1999,8(11):515－517.

2.罗世香,汪艳,唐丽丽,等.心理社会肿瘤学的专业发展进展[J].中国护理管理,2015,15(1):17－19.

3.李惠萍,宋江艳,王维利.护理健康教育与治疗性沟通的比较与思考[J].医学与哲学(临床决策论坛版),2009,30(3):76－78.

4.陈圆圆,刘跃晖,宾捷,等.近20年我国治疗性沟通临床护理应用研究文献分析[J].护理学报,2014,21(13):70－72.

5.宋江艳,王维利,李惠萍.治疗性沟通系统对肿瘤术后化疗伴发抑郁情绪患者的效

果研究[J].中华护理杂志,2010,45(11):982－985.

6.苏茜,王维利,王恒俊.治疗性沟通系统对胃癌患者术前焦虑及特质应对方式的影响[J].护士进修杂志,2010,25(17):1541－1544.

7.魏曾曾,王维利,洪静芳.治疗性沟通系统对胃癌患者围手术期应对方式及心境状态的干预效果研究[J].护士进修杂志,2012,27(6):486－489.

8.李素芬.治疗性沟通对系统性红斑狼疮患者健康行为的影响[J].国际护理学杂志,2012,31(9):1666－1667.

9.何小芳.治疗性沟通系统对外科择期手术患者术前焦虑的效果[J].实用临床医学,2011,12(3):97－99.

10.陈佩玲,谢伦芳,朱庆云,等.治疗性沟通干预系统性红斑狼疮患者抑郁情绪的效果观察[J].护理学报,2013,20(5B):65－68.

11. Bernard W S, Christopher P W, Freddie B, et al. World Cancer Report[M]. International Agency for Research on Cancer, WHO,2014.

12.李霁.人类医学模式递嬗的伦理意蕴[D].长沙:湖南师范大学,2001.

13.胡聪龙.生物—心理—社会医学模式干预对支气管哮喘患者的影响及效果评价[D].长沙:中南大学,2014.

14.张翔.医疗服务过程中医患非对称信息及互动模式研究[D].武汉:华中科技大学,2007.

推 荐 阅 读

1.蔡康永.说话之道[M].长沙:湖南文艺出版社,2015.

2.李功迎.医患行为与医患沟通技巧[M].北京:人民卫生出版社,2012.

3.周桂桐.医患沟通学基础[M].北京:人民卫生出版社,2012.

4.王锦帆,尹梅.医患沟通[M].北京:人民卫生出版社,2013.

第三章　跨文化沟通

本章目标

1. 掌握文化及文化相关概念。
2. 熟悉跨文化沟通相关理论及应用。
3. 了解跨文化沟通的特点、效果及策略。

关键词　文化　跨文化　文化休克　跨文化理论

中心案例3

　　张爷爷,65岁,患有高脂血症7年,2周前因"脑栓塞"入院,现病情稳定,予出院。体检:体温36.4 ℃,脉搏71次/分,呼吸18次/分,血压131/75 mmHg。精神稍差,左侧肢体部分瘫痪,站立时不能保持身体平衡,行动困难。因其往常惯用左手,目前进食、洗漱、穿衣等活动均受到限制。

　　社会心理资料:张爷爷,回族人,本科学历,退休教师。住在医院附近的一个社区里,周围环境较好。张爷爷家在三楼,房间宽敞,光线充足,通风良好。爱人已去世多年,有3个孩子,但均在外地工作,逢年过节才回家。平常张爷爷和小孙女住在一起,操持家务和接送小孙女上学,现在由保姆接送,与邻里相处和睦。张爷爷认为自己无迷信思想,经济方面能自给自足。医疗费用方面,有社会医疗保险,虽然需要自己承担一部分,但基本上还能承受。平日独立意识强,一般不依赖别人,但现在只能依赖保姆。很担心以后生活不能自理,认为中医的针灸、推拿、按摩或许对自己的康复有帮助。

思考问题

　　如何在跨文化护理理论的指导下对该患者进行护理?

　　随着科技的发展和全球化进展的日益加深,人们越来越多地接触到具有不同文化、来自不同国度的人。科技的发展使得人与人之间的距离越来越近,不同文化之间的交流与融合已经成为这个时代的重要特征。"全球化"就像一个精灵,出没于世界的各个角落,渗透到人们生活中的各个层面。每一个普通人都是文化的载体,随时有进行跨文化沟通的需要。医护人员在工作中,学习并应用跨文化沟通的相关理论与知识非常重要。

第一节 文化概述

医疗卫生保健领域受到多元文化的影响,多元文化要求医护人员必须面对来自不同文化背景的患者。他们或许是因为来自不同国家、民族和地方,或许是因为年龄、性别、职业、受教育程度和思维方式不同。总之,不同患者对自己身体、健康和疾病状态的认识不同。其实这都是不同文化的产物,所以了解患者的文化背景是进行有效治疗性沟通的前提。那么,适应多元文化社会的发展,在多元文化背景下更好地和患者沟通,理解不同文化背景下患者的需求,提供多元的医疗护理服务,对医护人员来说,既是基本的责任和义务,也是一大挑战。

一、文化及相关概念

(一)文化

1. 文化(culture)概念的演变 英国学者威廉斯(Williams)曾说过,"文化"一词是英语语言中最复杂的词汇之一,因此,对其概念的诠释也是各执一词。爱德华·泰勒(Edward Teller)于1871年就提出了一个经常被引用的定义:文化,从其广泛的意义上来说,是包括全部的知识、信仰、艺术、道德、法律、风俗以及作为社会成员的人所掌握和接受的任何其他的才能和习惯的复合体。在这之后,也有学者提出了更宽泛的理解,即认为文化是一定历史、地域、经济、社会和政治的综合反映,是人类在社会历史发展过程中所创造的物质财富和精神财富的总和,它包括知识、信仰、艺术、道德观念、风俗习惯等各个方面,是社会中每个人所具有的。另外,亨廷顿(Huntington)曾指出,从纯主观的角度定义文化,指一个社会中的价值观、态度、信念、取向以及人们普遍持有的见解。因此,像"文化"这样内涵宽泛的词,研究者不能仅仅通过一些词语的表达就能把握其真正的内涵。尽管学者均认为文化的范围非常宽泛,是一切物质财富和精神财富的总和,但如果我们在界定文化定义的时候就将其描述为无所不包,那文化其实就什么也说明不了了,因为这样会让人无法把握。

2. 文化的内涵与外延 不同的学科对文化有不同的界定。研究者认为,文化是指在某一特定群体或社会生活中形成的,并为其成员所共有的生存方式的总和。文化的外延包括能够体现生存方式的价值观、语言、知识、信仰、艺术、法律法规、风俗习惯、风尚、生活态度及行为准则等，以及相应的物质表现形式。

3.文化体系的分类　文化可以被认为是人类生活各个方面的描述和概括。美国著名文化人类学专家克罗伯（A. L. Kroeber）和克拉克洪（D. Kluckhohn）在《文化：关于概念和定义的探讨》中列举了160多种文化的定义。心理学家伯利（John Barry）对这些定义进行了归纳、总结、提炼，从而对文化的概念进行了较具体化的分类，这样有利于研究者对宽泛的文化定义进行更准确的把握。文化体系包括：

第一，基本的生活特性，涉及文化的生态环境、地域、历史沿革和生理特点（如肤色、头发、眼睛、眼色、鼻梁大小等）。

第二，食物和衣服，包括饮食习惯与风格、食品、进食方式、衣饰的多样化等。

第三，居住和建筑，包括建筑风格、居住安排、建筑材料和技术等。

第四，经济和交通，包括生产方式、生产工具、交通方式、交通工具等。

第五，个人和家庭的活动，包括个人的教育、发展、家庭关系、家庭结构、家庭互动等。

第六，社会和政府形式，包括社会关系、社会体制和政府形式、政府的政治结构、政府的运作方式等。

第七，宗教、科学和福利，包括宗教活动、信仰、教育方式、科学水平和科学方式、社会财富的分配方式等。

第八，性和繁殖方式，包括婚姻结构、婚姻方式、性生活的方式等。

4.文化与文明的区别　文化与文明一直是一对容易被人们混淆的词组，其实文化与文明之间既有联系，又有区别。文明在古代可以用来指某个地域的精神气息，是一个有历史意义的名称，代表着一定地域的人文氛围；而文化则是一个由人主导并影响的社会变革与运动。文明与暴力行为相反，表达的是社会的一种积极的、正面的状态，是一个褒义词，而狭义上的文化是个中性词。文明的有形表现就是文化，同时文明在思维方式上也是以文化的形式体现的。

无论如何，不是所有的文化都是文明，比如犯罪文化、庸俗文化、反文化等。文化是存在于各种具体的人类劳动和物质形态上的抽象的思维活动和思想观念。因此，文化不等同于文明。另外，各种有形的、具体的事物尽管是文化发展的成果和结晶，是文化活动的一部分，但不是文化的全部。文化与文明概念的内涵虽有差别，但在一定程度上都体现了人类在适应社会和自然的过程中所创造的物质成果和精神成果。

（二）亚文化

1.亚文化的定义　早在19世纪90年代，芝加哥就有学者开始了亚文化的研究。但当时的相关研究所涉及的领域还很局限,较多关注的是社会的边缘群体和异常群体。20世纪60年代,亚文化的研究才开始发展开来,因而不再只是对异常群体进行关注和研究,还关注"大多数或全部社会学亚领域"。亚文化所指的范围得以扩展,因而其不仅仅是指以往所认为的一些另类群体。亚文化(subculture,也称为次文化)是通过风格化方式挑战正统文化或主流文化,以便建立集体认同的附属性文化形态。比较好理解的定义是:当一个社会的某一群体形成一种既包括主文化(指社会上占主导地位,为社会多数人所接受的文化)的某些特征,又包括一些其他群体所不具备的文化要素的生活方式时,这种群体文化被称为亚文化。亚文化的英文单词的前缀为"sub",而"sub"就有"附属、次要、边缘"等含义。

一个民族的文化内容如汪洋大海,包罗万象,庞大的文化其实是由一个个亚文化所组成的。如中国有56个民族,那么就会有56个民族的亚文化。美国社会汇集了全世界多个国家和地区的人,包括来自中国的美籍华人、来自非洲的美籍非洲人,这些群体的文化都是区别于美国主流文化的亚文化。

医院文化也是社会大文化中的一类亚文化。医院里面的不同科室有着各自的亚文化,不同科室文化又组成丰富多彩的医院文化。在医院里面,来自不同地域的就诊患者的身上也带着相应地域的亚文化。医患文化包括医方的文化和患方的文化,其实就是两种不同的亚文化。医患文化沟通本质上就是两种亚文化之间的沟通。

2.亚文化的特点

(1)抵抗性。"某些社会群体"初次接触某种特殊的文化环境,如果不能很好地适应,就可能与新的文化环境产生一些"具体的矛盾",这些矛盾有的可能会以某种极端的方式表现出来。如从外地来就诊的患者,在与医院亚文化接触之后就有可能产生矛盾。

(2)风格化。在当今的文明社会中,并不是所有亚文化之间的矛盾都会以某种激烈或极端的方式表现出来,而是结合不同亚文化自身的文化特点,以较为温和的方式使得不同亚文化之间的差别得以"协商"或者"沟通"。不同亚文化的风格就是亚文化群体之间区别的外在表现,它涉及一些事情如何去做、如何表达、如何穿着打扮等。也就是说,不同亚文化理解、沟通和表达的方法与手段不同。

(3)边缘性。亚文化是一个相对的概念,是指与"更广泛的文化"相比,亚文化多处在边缘和弱势的位置或"特殊地位"。在医院里面,与医方文化相比,患方文化可能算是处于弱势位置的文化,因而作为强势文化的医方文化应给予弱势文化更多的理解和包容,从而创建良好的医患文化沟通。

3.亚文化与负文化、反文化的区别　尽管亚文化的种类繁多,但亚文化与负文化是两个不同的概念。负文化是个体丧失了价值、信念后，对现实失去信心，处于绝望状态而表现出来的放纵的异常行为，这些行为往往都比较颓废，不具有一定的意义和价值，如吸毒文化、犯罪文化等。而我们平时所说的亚文化往往多有自身的价值判断和意义建构。因此，亚文化不同于平时所说的起反向引导作用的负文化。

亚文化和反文化也是不同的。反文化往往是对主流文化采取的直接的对抗，以前经常用来指那些富有政治性和革命性的行动，如1968年的巴黎五月风暴，因而也可以说它是亚文化的一种极端的表现。亚文化和反文化都是对主文化的抵抗，但它们的抵抗程度大不一样。反文化的目标更明确、更直接，往往会直接造成一些破坏性的后果。而亚文化往往只提供意义上或"风格上"的抵抗，其与主文化之间还是存在着潜在的一致性和连续性，它既是对主文化的否定，也是对其的补充。比如，在对待工作的时间分配上，亚文化会把工作和休闲分得很清楚，工作的时候认真工作，休闲的时候尽情休闲，因而其对主文化的抵抗就主要发生在休闲领域；如果是反文化，那就是完全放弃了工作，把工作视为儿戏，荒废光阴。

（三）多元文化、文化间性、跨文化

多元文化（multiculturalism）即多民族文化，是指杂居一起的多种民族的各自不同文化共同存在于同一社会环境中，由于社会经济与科学技术的发展，促进了各国、各地区与各民族之间的文化交流，形成多元文化社会。

民族文化是民族团体经多年逐渐形成的一种共有的信仰、情感、价值观和行为准则。由于各民族所在地域、环境、规模等因素制约，各民族文化的表现千差万别。随着社会的进步，不同民族的人的交流增多，导致多元文化现象出现，既没有绝对的自我，也没有绝对的他者。再加上科技和文化传播的进步以及快速的经济发展，不仅在宏观层面上，也在微观层面上产生一种相互依赖的多元文化。

多元文化泛指各种文化同时并存，承认差异和平等。比如，医院里面不同科室和部门的文化并存，不同医患的文化并存等。文化间性是指不同文化的相遇，建立某种对话关系。如医患之间的文化沟通，为进一步的医疗活动打下基础。跨文化利用共存突破文化界线，是改变传统和现有文化、创造新文化的社会现象，在某种程度上甚至是必然选择。正如医患之间的文化沟通，远远不能只停留在承认差异和建立关系的层面上。要想促进有效的医疗活动，改善患者的健康状况，医患双方有必要突破各自的文化界限，改变其传统的或现有的对健康和疾病的狭隘认知，这样才能重塑双方新的知识结构，解决健康方面的相关问题。当然，在患者就医的过程中，主要还是医方主动来突破文化界限，改变患者的一些不正确的认知和建立新的疾病及健康观念。多元文化是现实或现象描述，不能说明各种文化之间是从属还是平等的关系,即不能体现权力关系。

多元文化认为一个社会中可以存在不同的文化,比如生活在德国的德国人、土耳其人、中国人等。美国社会更是如此,由于美国有来自全球各地的移民,因而存在许多种不同的文化。

文化间性是指各属不同文化的人与人、群体与群体之间的交往,突出其间性特质。文化间性是在承认文化多样性的同时强调间性,追求不同文化之间的对话、交流、沟通和理解。文化间性的前提必然是文化界线,没有界线便无间性。

跨文化对文化的认识是包容而非排斥,是寻求衔接和过渡能力;在与其他生活形式相遇时,不仅有不同,也有连接点,这是跨文化的特别之处。

然而,跨文化、文化间性与多元文化三者之间是有一些相通与区别之处的。例如,物理学内容具有跨文化属性,文学内容具有文化间属性,电影产业具有多元文化属性,燕麦种植往往具有单一文化属性。

二、文化的特性

(一)群体性与习得性

文化并不仅是一个个体特征,而是为某一特定群体所共有的,并为这个群体所共享。作为一种群体活动,这种文化具备群体的特点。一个人的存在不能形成文化,他身上所具备的文化特色也是在一定的社会群体中日益形成的。另外,文化是个体在与他人相互作用的过程中习得的,文化传统是通过代代相传的社会化学习过程而得到传播的,如中国的中医文化——针灸、拔罐等,因而文化具有习得性。既然文化具有习得性,那么当一名患者来到医院陌生的文化环境之后,尽管其自身已具有一定的亚文化背景,但通过在医院的学习和医护人员的耐心告知,他需要学习和接纳新的医院文化,如需要遵守医院的各种规章制度,接受医护人员对疾病和健康的一些建议等。

(二)变迁性与稳定性

静止是相对的,运动是绝对的,每一种文化都处在发展变动之中。例如,有时候我们可能会经常变换我们的服装风格、头饰等,但是在内心深处我们仍旧崇尚含蓄、内敛,遵从儒家思想等。再如,医院的建筑、外部环境、就医流程等可能每年都会有变动,但其全心全意为患者服务的理念却是亘古不变的。

(三)包容性与约束性

文化的多元性其实是文化包容性的体现,就是允许世界上各民族都能展现其文化特色,其本质在于承认、尊重和欣赏文化的多元性。例如,作为医院文化,就需要尊重和接纳具有不同文化背景的患者。然而文化虽然具有包容性,但也不是无限制地接纳和包容,要想进步,只有吸收优秀的、先进的文化,否则不利于个体乃至社会的发展。文化的约束力是指在特定的情景中,文化可以直接影响并决定人的行为。如医院文化对医护人员的约束力,医院规章制度对患者的约束力等。

(四)共性与个性(差异性)

文化的个性即文化的相对性,文化的群体性决定了文化只适用于一定范围的群体,因而有了亚文化概念的出现。正是这些各具特色的亚文化,组成了丰富多彩的社会大文化环境。然而,尽管各种亚文化都具有个性,但其也有共性。例如,真诚善良、自强不息、有情有义、崇尚和平等是我国社会的主文化,也是亚洲、乃至世界人类文化的重要组成部分。医院各科室的亚文化尽管各具特色,但也与医院整体的大文化相一致。

三、文化的功能

(一)文化具有区分功能

在不同国家、民族或群体之间,文化表现出来的本质区别要比肤色、地域、疆界等深刻得多。正是文化所具有的区分功能,才产生了多元的文化现象,从而产生文化差异。如果文化差异的鸿沟不能跨越,就可能造成人际冲突。因此,应辩证地看待和发挥文化的区分功能。

(二)文化使社会有了系统的行为规范

文化使一个社会的行为规范、观念更为系统化,文化集合解释着一个社会的全部价值观和规范体系,如风俗、道德、法律、价值观念等。同样,医院文化也规范着医护人员的一言一行。

(三)优秀的文化使社会和谐有了重要的基础

优秀的文化能够使社会形成一个整体,这也称为文化的整合功能。社会上的各种优秀文化机构都从不同的侧面维持着社会的团结和安定。如医院的核心价值观使得所有在不同岗位上的医护人员团结一致,一心一意为患者服务。

(四)优秀的文化塑造优秀的社会人

没有人出生时就带有特定的文化特色,但人却具有学习文化、接受文化的能力,从而促进了个性的形成与发展。个体掌握生活技能,培养完美的自我观念和社会角色,并传递社会文化,因而文化塑造了社会的人。一个人成长在反文化的环境中,就必然会成为反主流文化形成的重要因素。例如,在医院需要倡导积极的医患文化,抵制各种反文化,如"医闹"组织的文化。

第二节　文化背景

在医疗领域,医疗服务的对象都是来自四面八方具有不同文化背景的患者。当患者出现生理、心理或精神问题来医院就诊时,他们对健康或疾病的表达或态度是不一样的,这时候医护人员就应该考虑到文化背景对患者的影响。

一、文化背景的含义

为形成良好的医患文化沟通过程,研究者主要从个体差异的角度来探讨文化。而文化背景是指一个人生活在其中的,由特定的社会习俗、价值观念和信仰所组成的文化环境。

文化背景是由后天他人教会或自己学会的。人们一旦接受或运用这样的文化,那么与这一特定文化一致的文化背景,可以说是价值观,也就同时形成。所以说,文化背景影响人的信仰、价值取向、行为表现及处理各种事物的态度,也影响个体健康与疾病的概念和求医方式。

二、文化背景对个人的影响

不同民族、地域的人们都有自己特殊的习惯模式、语言和家庭生活模式、对疾病的应对模式,因此,医护人员只有结合患者的文化背景,才能对患者作出全面的评估,才能提出个性化的诊疗与护理方案。

(一)不同文化背景的患者求医态度不同

1.文化背景影响疾病发生的原因　文化中的价值观念、态度或生活方式可以直接或间接地影响某些疾病的发生。例如,一些地区的人们提倡豪饮,认为有客人时必应大量喝酒,结果这些地区的人们酒精肝和乙醇成瘾的发病率明显高于其他地区。再如,以前有些偏远地区提倡近亲婚配,这样下一代先天性畸形的发生率就相对较高。

2.文化背景影响患者对疾病的反应　不同文化背景的患者对同一种疾病、病程发展的不同阶段反应不同。性别、教育程度、家庭支持等文化背景会影响患者对疾病的反应。

(1)性别。不同性别的患者对疾病的反应不同。女性患者面对疾病时往往比男性患者更加坚强、乐观。这可能与中国传统文化要求女性贤惠、宽容等有关,当女性遭受病痛的打击时,会表现出稳定的情绪和积极的态度。相反,男性作为社会和家庭的顶梁柱,当面对突如其来的疾病的打击时,往往会因为不能完成肩上的使命而对自己感到悲观和失望。

(2)教育程度。教育程度也会影响患者对疾病的反应。一般情况下,受教育程度高的人患病后能够积极主动地寻求相关信息,了解疾病原因、治疗和护理效果,从而理性地看待疾病的影响,并配合医生的治疗。受教育程度低的人则认为治疗和护理是医护人员的事,与己无关。因此,在自身病情恶化时,后者会抱怨医护人员,甚至可能开始寻求民间偏方,相信一些迷信对自己疾病的治疗作用。

(3)家庭支持。在患者患病期间,家人、亲属、朋友所提供的帮助,会给予患者很好的心理社会支持。反之,患者容易陷入文化休克的状态中。

3. 文化背景影响患者的就医方式　文化背景和就医方式有密切关系。当个人遭遇生理上、心理上或精神上的问题时,如何就医、寻找何种医疗系统、以何种方式诉说困难和问题、如何依靠家人或他人来获取支持、关心和帮助等一系列就医行为,常常受社会与文化的影响。

(1)宗教观念。宗教观念影响着人们的就医行为。例如,某些少数民族信奉的宗教认为患病是因为被鬼神附体或被人诅咒,因此,对疾病的治疗首先是请宗教领袖或巫医"念经"或"驱鬼",祈求神灵保佑,使患者免除灾祸。当上述措施无效、病情严重时,才将患者送到医院救治。

(2)经济条件。经济条件会影响患者的就医方式。经济条件好的患者出现健康问题后会立即就医,而经济条件较差的患者则会忍受疾病的痛苦而不去就医。

4. 文化背景影响人们对死亡的认知　死亡是生命的终结,而对生命终结的认知与社会文化相关。在医疗与护理实践中,医护人员要善于和不同文化模式下的服务对象进行沟通,了解他们的健康观念、求医方法、生活习惯及传统的治疗疾病的方法,发现不同患者的异同性,提高医疗及护理服务的满意度。

(二)不同文化环境影响患者对疾病的应对

由于个体受不同文化环境的影响,其应对疾病的行为方式也不同。例如,英国的文化认为患者在疼痛时进行大喊大叫是不合适的,因此,英国人在疼痛时往往采取忍受的态度,纵使疼痛难忍,也会尽量保持安静;而意大利的文化则认为疼痛表达是个体生理的需要,并且认为有必要尽快通过寻求医疗帮助来解除疼痛。因此,医护人员在与不同患者进行沟通时,应考虑到个体文化背景的差异,通过患者的语言和非语言的表达,来对患者的病情变化作出合适的推断。

(三)不同文化背景的人会导致彼此文化价值冲突

文化价值的冲突在当今社会是较普遍的现象,可以发生在不同环境的人群中,也可以发生在同一环境的不同年代出生的人群中。通常所说的"代沟",就是文化价值冲突的一种表现。如果不能很好地处理这些冲突,就有可能出现各种心理压力。当压力不能采取正确的方式进行调节的时候,就会产生健康相关问题。

医疗和护理工作的对象都是具有不同文化背景的人,文化背景的差异也正是进行跨文化沟通的前提。为了更好地提供与患者文化背景相适应的医疗护理服务,在最大程度上避免医患之间由于文化背景的差异对医疗及护理效果造成的影响,医护人员在评估患者时要注意各种沟通技能和技术的使用,理解他们对健康和疾病的文化信仰和价值观念等。

第三节 跨文化沟通

长期以来,沟通学着重研究沟通本身,如沟通技术等,而忽略了沟通所赖以生存的根基——文化。在沟通研究的历史上,大都脱离了沟通所依存的文化环境和社会制约因素。目前,沟通研究的重心逐渐从孤立的沟通技术转向沟通的社会文化因素,以上这种重技术、轻文化和思维的现象也随之有所改观。

在研究沟通与文化的关系方面,研究者发现,沟通并不应只是简单地研究共情、自我表露、沟通的思维方式等,而是一门涉及多学科的综合学科,对医护人员而言更是如此。沟通从本质意义上来说是文化的一种表现形式,不了解本国文化和他国文化,不了解本地文化和异地文化,不了解本人文化和他人文化,想要深入地研究沟通是不可能的。反过来说,越是尽可能详尽地了解他国(他族)、异地、他人文化的历史、传统、生活方式、民族习惯、宗教信仰等文化载体,就越可能为跨文化、跨种族、跨地区的人际沟通奠定浑厚的基石。

一、跨文化沟通的相关概念

"跨文化沟通"这个概念是从英文的"intercultural communication"翻译过来的。

(一)跨文化沟通

跨文化沟通是指不同文化背景的个人之间的沟通,也就是不同文化背景的人之间所发生的相互作用,包括跨国家、跨种族、跨民族、同一文化内不同群体间或人际间的沟通等。

(二)文化辨识

文化辨识是个体对不同文化的代表性特点给予判断的过程。对不同文化进行文化辨识是跨文化沟通的基础。

(三)文化敏感性

文化敏感性又称跨文化意识,是指在深入了解本国或本人文化的基础上,对他国或他人文化的理解、反应和思考能力。最早对跨文化敏感性(intercultural sensitivity, ICS)的研究要追溯到 Bronfenbrenner 等人于 1958 年提出的关于敏感性的概念。他们认为敏感性分为对本国文化的敏感性和人际敏感性两个方面。对本国文化的敏感性是对自己所属群体的社会习俗的一种敏感性;而人际敏感性是指个体识别他人行为以及对差异进行感知的能力。

(四)文化智力

文化智力是指个体能够在不同的文化环境中作出恰当的行为反应,主要包括四个方面:认知、认知变换、动机和行为。

文化智力中的认知与个体对他国(他人)文化的社会、规范制度等的识别程度有关。文化智力中的认知变换代表个体对本国(本人)文化的认知与对他国(他人)文化认知的交互作用过程。文化智力中的动机表示个体在促进本国(本人)文化与他国(他人)文化进行有效交互作用的积极性和欲望。文化智力中的行为代表个体促进本国(本人)文化与他国(他人)文化进行有效交互作用的行为能力。

文化智力的四个方面也可以理解为文化相融的"知、信、行"过程,即一个人的文化智力取决于:第一,既知人也知己的文化特征,从而看到彼此的文化差异;第二,相信彼此文化相融的作用与意义,从而拥有彼此文化相融的动机;第三,采取实际行动展开彼此的文化相融。

二、跨文化沟通的特点

在跨文化沟通的过程中,如果能够了解跨文化沟通的特点,将有助于把握跨文化沟通的自由度,了解跨文化沟通的规律性。然而,跨文化沟通要克服障碍的难度很大,具体有以下几方面。

(一)不同文化对接

文化对接是指沟通者和被沟通者在一个文化符号中获得一致的意义。只有实现文化对接,才有双方对一致意义的认同,从而达到理解和沟通。跨文化沟通是在两种或两种以上的文化之间进行的。由于生产方式、生活方式、地理环境、历史传统等的不同,各种文化体系均具有个性和特殊性,它们在进行跨文化沟通时,共享性差,认同性差,对接能力差,因而沟通中会产生种种障碍。

(二)明确文化距离

文化距离是指文化间的共性与个性的差异程度。文化间的共性较多,则文化距离较小;文化间的个性突出,则文化距离较大。文化距离的大小与跨文化沟通的难度成正比。例如,中国文化与日本文化的距离较小,与新加坡文化的距离更小,它们同属于儒家文化圈的文化,因而跨文化沟通的难度相对要小些;而中国文化和美国文化则是距离很大的两种文化,前者属于集体主义文化,后者属于个人主义文化,它们之间的跨文化沟通难度很大。

(三)化解习惯与传统冲突

人们自幼生活在自己的文化环境中,受到本文化的长期熏陶和教化,形成了根深蒂固的价值体系和行为模式。这些价值体系和行为模式在没有外来文化的干扰下会形成习惯,习惯久而久之会形成传统。习惯和传统是文化的固化形式和深层积淀,是很难改变的。因此,在跨文化的沟通中,人们即使认识了对方的文化特征,也知道适应对方的文化特征是进行沟通和文化对接的要求,但是如果没有理性的认识,沟通者依然难以违背或超越自己本土文化的习惯和传统。

(四)愿意付出高代价

跨文化沟通是在两种不同的文化间进行沟通,克服文化的障碍将会耗去更多的物资,使用更多的手段和方法,耗费更多的时间,进行更频繁的双向沟通,在沟通中要花费更多的精力去理解文化差异,处理文化矛盾和冲突,沟通的失败会导致投入变成泡影。因此,跨文化沟通的成本比一般沟通的成本要高得多。

(五)消除文化休克

所谓"文化休克",是指在跨文化沟通中,由一种文化进入另一种文化,主体失去了自己熟悉的文化意义符号系统,面对各种陌生的文化意义符号系统,由于缺乏足够的适应性而产生的深度焦虑症。该部分内容将会在本章第四节中详细介绍。

(六)改进双方原有文化

如果是相同的文化,那双方沟通的结果是使原有的文化得到强化。跨文化沟通则不然,它需要沟通双方主动改变各自文化的某些特征、特性和方式,使之和异文化相互认同。认同的结果是理解、包容能力增强,和异文化发生适应关系。双方在寻找共同点时都要在一定程度上改变自己的文化。因此,跨文化沟通对于任何一方来说,不是对自己文化的巩固,而是双方都引进对方的某些文化因子,使自己的文化发生某种程度的"变异"。

(七)提高人文综合素质

通过与不同文化背景的人进行沟通,学会从他人的文化背景角度来考虑问题,增进对其他文化的认识和理解,这样也会拓展自己的视野。同一件事情,从不同的角度看,会产生不同的解释,具有不同的意义。医护人员应该努力提升自己跨文化沟通的能力,这样会提高自己的思维能力和适应外部环境的能力。试想,如果总把自己关闭在一个狭小的空间内,那么如何能提高自己的综合素质呢?自己的精神世界也会变得贫乏。因此,跨文化沟通是使医护人员打开自己狭小空间的有效途径。

三、跨文化沟通的效果

跨文化沟通的效果有四种:文化融合(多文化共存)、文化同化、文化分隔和文化边缘化。

(一)文化融合

在文化融合即多元文化共存时,人们觉得有必要保存他们自己的文化,同时他们也被主流文化的准则所吸引。不同文化的精髓相结合应该说是跨文化沟通最为理想的一种形式。

(二)文化同化

文化同化表现为少数民族文化单方面去迎合主流文化。当一种弱势文化具有强势文化的特征时,就表示这种弱势文化被强势文化同化。文化同化的规律是先进的同化落后的。例如,我国古代的北方少数民族在军事上征服了汉族,但文化上却被汉文化同化;又如魏孝文帝改革等。

(三)文化分隔

文化分隔表现为少数民族文化与主流文化保持距离。例如,生活在汉文化周围的少数民族,他们依然保留自己的饮食习惯。

(四)文化边缘化

最无效的文化适应方式是文化边缘化。少数民族文化既不被鼓励保留他们自己的文化准则,也不被接纳加入主流文化。在一般语境中,边缘文化总是非重点的、片面的文化,因而得不到人们的重视。

四、医患文化沟通中跨文化沟通策略

在医疗活动中,医护人员要经常面对具有不同国家与民族、不同语言与风俗、不同宗教信仰等多元文化因素的患者,医护人员既要为其提供适合共性需求的医疗服务,又要为其提供适应个体文化背景需要的特殊性医疗服务。为了适应、满足不同文化背景的医疗需要,在进行跨文化沟通的过程中,医护人员一方面要把握跨文化沟通的特点;另一方面要掌握一些跨文化沟通的策略,必须学习不同国家和民族的文化,包括其意识形态、行为方式、传统风俗习惯等,培养文化辨识力,提高文化敏感性,重视文化智力培养,针对不同文化背景的患者实施个性化的医疗服务。

(一)培养文化辨识力

文化辨识的来源除了医护人员表面的直觉启示外,还包括对不同文化背景的社会群体特点的丰富理论和实践的研究。对不同文化的辨识过程很大程度上是对不同文化核心价值的认可过程。文化辨识包括两种途径:感知母文化核心价值的重要性的实际表现和感知他人文化核心价值的能力;文化核心价值的重要性取决于对母文化区别于他人文化的认可程度。虽然感知母文化和他人文化核心价值的重要性对文化辨识具有重要作用,但是在医疗服务中,患者作为不同母文化群体的来源,往往不具备改变感知母文化核心价值的能力。因此,医护人员感知患者文化核心价值的能力就显得非常重要,这对医护人员提高文化辨识能力具有增值价值。换句话说,感知他人文化核心价值的能力对于文化辨识具有预测作用,而文化辨识的过程是跨文化沟通的基础。

例如,医护人员应注意不同文化背景患者的饮食观念的核心差异。如西方人喜欢吃生、冷食物,在他们看来这些食物可以增进健康;而东方人则认为这些食物可能是致病的因素。辨识不同文化背景患者的饮食习惯的核心差异,可为跨文化沟通过程中进行个性化的治疗性沟通打下坚实的基础。

(二)提高文化敏感性

西方学者汉维(Hanvey)认为文化敏感性可分为四个阶段:第一,表面文化差异的识别,通常的感受是新鲜刺激的异国情调;第二,能感受到本国(本人)与他国(本人)文化内涵的差异,感受是难以置信、不可接受的,并有可能导致冲突;第三,在接受事实上的差异后,能够较为理性地理解两种文化的差异;第四,能够换位思考,从对方的立场来理解其文化。上述第四个阶段可以说是一种理想的弥合两种文化差异的阶段。医护人员在临床工作中,要有意识地注意自己与患方的文化差异。应注意从选择收集病史资料中发现问题,了解患者的病情和心理,从表面文化到文化内涵,从简单接受、理解文化差异到换位思考、理解文化差异,这对医患信任关系的建立非常重要。尤其是要达到第四个阶段,必须深刻理解对方民族的文化传统、心理结构以及哲学思想等。总之,提高文化敏感性是跨文化沟通的必要条件。

例如,不同住院患者对空间观念有文化差异。一些人住院愿意住在多人病房,便于病友交流;而一位 62 岁的男性美籍韩国人,因中风后遗症入院接受针灸治疗,被安排在两人间的病房,患者入院后一直闷闷不乐。从中,医护人员感觉到这位美籍韩国人在个人空间观念上与他人存在差异,达到文化敏感性的第二个阶段;经与之沟通后,理解患者希望病房宽敞、舒适,达到第三个阶段;随后,医护人员从患者的角度考虑,为其提供了 10 余平方米的单间,达到第四个阶段。近年来,随着我国经济水平的提高、生活条件的改善,患者对住院条件的要求增高,要求住单间的越来越多。各级医院为了满足患者的文化需求,开设了特殊病房、家庭病房、母婴同室病房等,体现了多元文化的护理。

(三)重视文化智力培养

文化智力是指个体能够在不同的文化环境中作出恰当行为反应的能力。一个人在成长过程中受到某种文化的影响后,在不知不觉中形成特定的世界观并影响其行为反应,这种现象称为文化约束。不同民族、阶层的文化约束,使每个人以自己特有的文化角度来看待和处理事物。因此,医护人员要认识到不同民族有不同的文化约束,应尊重其文化背景及风俗习惯,提供与其文化相适应的医疗护理服务。

例如,在语言交流上,我国对老年人称呼往往以"老"表示;而西方老年人则不愿意称呼"老",因为他们忌讳"老",认为自己还没有到老的程度。在非语言交流上,竖起大拇指,在中国表示"称赞""夸奖"和"了不起",在英国、澳大利亚和新西兰等国常用作搭车手势,在日本,大拇指表示"老爷子"。在讲标准英语的人群中,讲话时眼神应正视对方,这意味着诚实,给人以信任感;而在东方文化中,讲话时老盯着对方的眼睛会给人一种咄咄逼人的感觉。因此,医护人员在对不同文化背景的患者进行治疗和护理时,要注意作出恰当的行为反应。

第四节 文化休克

文化休克(cultural shock),又译为"文化震惊"或"文化震撼",是对一个人遇到突然变化较大的场景、人或事时精神状态的比喻性描述。

一、文化休克的概念

文化休克是指生活在某一文化环境中的人初次进入另一种文化环境(如到了不同的民族和社会群体、地区或国家)时所产生的思想混乱与心理上的精神紧张综合征。

文化休克者的精神紧张综合征表现为生物、心理和情绪三方面的反应,常见的症状有焦虑、恐惧、沮丧、绝望等。每个人都有诸如离开家庭、进入幼儿园或学校、调换新的工作单位、住进医院等经历,感受过不同程度的精神紧张。大量临床实践证明,患者住院会产生一系列不适应、不习惯,甚至会产生恐惧心理,表现出明显的文化休克现象。文化差异是影响疾病治疗和产生文化休克的主要因素。

二、引起住院患者产生文化休克的原因

患者初入院时,所处的生活环境、社会环境以及生活习惯和人际交往等都发生了很大变化,特别是从正常人转变为需要别人照顾的患者,且面临着疾病的威胁,极易产生焦虑、孤独、恐惧、沮丧、绝望等心理问题,严重影响疾病的治疗和身体的康复。为帮助患者恢复健康、维持健康、促进健康及缓解疾病和生活文化环境改变所带来的负性情绪,医护人员要重视研究引起住院患者产生文化休克的具体原因,从而提供与患者的文化背景相一致的关怀和照顾,减少文化休克的发生。

(一)沟通交流障碍

在医护人员与患者的语言交流中,经常听到一些生疏的医学术语,如备皮、灌肠、骨穿、腹透等;还有对医护人员紧张忙碌的身影、医护人员的表情等产生一些错误的理解,都会给患者造成一种紧张的气氛,有些患者可表现出明显的文化休克。

(二)个体差异

1.性格特征 性格开朗的患者善于与人沟通,对文化环境的改变适应能力强。性格内向的患者,对文化环境的适应能力弱。

2.年龄 儿童的生活方式和习惯尚未形成,对生活方式适应快,对文化环境适应能力强。中老年人的文化模式已经形成,制约其适应新环境的因素较多。

3.患病的经历 首次患病、首次住院的患者对医院及治疗十分生疏,极易产生文化休克。长期患病或易患病的人,对医院环境及治疗有一定的感性认识和体验,有一定的适应医院文化环境的能力。

4.个体的支持系统 面对文化环境的改变,亲属、朋友所提供的帮助越大,给予患者的心理支持越大,患者适应环境改变的能力就越强;反之,患者陷入文化休克的程度越严重。

(三)日常生活差异

医院环境的布局不同于家庭,医院的仪器、设备的使用和规范的探视、作息制度等都使患者难以适应。

(四)风俗和习惯

每个人所在的民族和地区的文化特征与医院的文化特征是截然不同的,会不同程度地产生文化休克。患者需淡化原有角色来承担患者的角色,适应医院的环境,改变以往的一些生活习惯。

(五)孤独

人在平时与环境的交往中,自然而然地形成了与周围环境的一种整体感。由于住院,患者自我与外部世界的整体性遭到破坏,与家人、朋友、同事分离,孤独感油然而生。住院限制了患者的社会交往,更显孤独。这种由于住院产生的孤独感,无形中增加了患者的心理负担,加重了文化休克。

(六)态度和信仰

态度是人们在长期的生活中与他人相互作用,通过社会文化的影响而逐渐形成的。患者入院后,往往习惯用自己已有的态度体系去看待和处理医院内的各种事情,从而加重了文化休克。患者及其家属如有文化信仰,也会影响患者对医院生活的适应能力。

(七)自信和自尊

人在健康的情况下,往往具有强烈地表现自我的性格,力争自主,不依附别人。住院后需要别人的照顾,这种变化使患者失去信心和自尊,产生心理负担。

三、文化休克的分期

按个体出现文化休克的程度分为四个阶段。

(一)兴奋期

个体到了一个新的环境后,会有一种新奇的感受和了解周围环境的欲望。例如,对于一个旅行者,他很愉快地观光,有意愿了解当地的风土人情,学习当地的语言、生活习惯,并能按计划执行他的旅行计划。对于住院患者,他希望了解负责自己治疗的医护人员及同室病友的情况,并了解自己将接受怎样的治疗。

(二)清醒期

当个体意识到自己将在新的环境中作比较长时间的停留时,他必须调整和改变自己的种种习惯去适应新的环境,此时会有受挫感。甚至由于不了解当地习俗、习惯等而闹出一些笑话或处于尴尬状态,会感到自我形象及自我概念的受损。对新环境的迷茫或对旧环境的依恋是文化休克综合征中最难度过的阶段。

(三)转变期

个人开始学习适应新环境的行为模式,开始了解、熟悉新环境,交朋友,尽可能参加新环境内的日常生活、当地节日庆祝活动,对发生社交性错误不再认为是对自我的损害,而会满意地学习新的规则。

(四)工作期

在此阶段,个人认为生活在新环境与所熟悉的旧环境一样安全、舒适,能自然地"入乡随俗"。一旦离开这个已经接受或适应的新环境而回到旧环境,会重复由熟悉环境到陌生环境的过程,反而感到不适。

四、文化休克的表现

文化休克因个体所处的时期不同而有不同的表现,一般具有以下表现。

(一)焦虑

焦虑是指个体处于一种模糊的不适感中,是自主神经系统对非特异性或未知威胁的一种反应。焦虑主要有以下表现。

1.生理表现　生理表现包括坐立不安、失眠、疲乏、声音发颤、手颤抖、出汗、面部紧张、瞳孔散大、缺乏目光的接触、尿频、恶心呕吐、特别动作增加(如反复洗手、喝水、进食、抽烟等)、心率增快、呼吸频率增加、血压升高等。

2.情感表现　情感表现包括自诉不安、缺乏自信、警惕性增强、忧虑、持续增加的无助感、悔恨、过度兴奋、容易激动、爱发脾气、哭泣、自责和谴责他人,常注意过去而不关心现在和未来,害怕出现意料不到的结果。

3.认知表现　认知表现包括心神不定,思想不能集中,对周围环境缺乏注意,健忘或思维中断。

(二)恐惧

恐惧是指个体处于一种被证实的、有明确来源的恐怖感中。出现文化休克时,恐惧的主要表现是躲避、注意力和控制缺陷,个体自诉心神不安、恐慌,有哭泣、警惕、逃避的行为,冲动型行为和提问次数增加,疲乏、失眠、出汗、晕厥、夜间做噩梦,尿频、尿急、腹泻、口腔和咽喉部干燥,面部发红或苍白,呼吸短促,血压升高等。

(三)沮丧

沮丧是指由于对陌生环境的不适应而产生的失望、悲伤等情感。

1.生理表现　生理表现包括胃肠功能衰退,出现食欲减退、体重下降、便秘等问题。

2.情感表现　情感表现包括忧愁、懊丧、哭泣、退缩、偏见或敌对等。

(四)绝望

绝望是指个体主观认为个人没有选择或选择有限,以致不能发挥自己的力量。面临文化休克时,个人认为走投无路,表现为凡事处于被动状态,说话减少,情绪低落,对刺激的反应减少,感情淡漠,不愿理睬别人,被动参加活动或根本不参加活动,对以往的价值观失去信念,生理功能低下。

五、预防或减轻住院患者文化休克的对策

医护人员和患者接触最多,是帮助患者减轻或解除文化休克的最重要的成员。医护人员应针对患者出现文化休克的原因与患者进行有效沟通,减轻或解除各种引起患者文化休克的紧张因素。

(一)帮助患者尽快适应医院环境

通过入院介绍,使患者尽快熟悉和了解病室环境、工作人员、规章制度等医院的主要文化环境,减少陌生感。坚持以人为本的服务理念,为患者创造关怀温暖

的环境,减少患者由于疾病而造成的焦虑、恐惧、孤独等心理。

(二)加强医患文化沟通

以通俗易懂的语言及非语言沟通形式与患者进行交流,根据患者不同的文化背景和道德修养,向患者深入浅出地解释其所患疾病的病因、诱因、临床症状和特征,使患者对身心的疾病临床有一个大概的了解,消除其疑虑、恐惧等心理。对某些诊断名称、治疗名称、医院用语和医学术语进行耐心细致的解释,对接受各种仪器检查也应作检查的必要性及检查前指导。

(三)建立良好的医患关系

树立医护人员良好的形象,以端正的仪表、和蔼的态度、得体的语言和熟练的业务技能,主动热情地帮助患者,使患者产生无比的信赖和安全感,并能够站在患者的角度审视自我工作表现,改进不良工作作风,提高护理质量。

(四)尊重患者的风俗习惯

由于每个患者所在民族和地区的风俗与习惯形成的文化特征与医院的文化特征是截然不同的,因此,应尊重患者,一视同仁,用患者习惯的尊称称呼,尊重患者的宗教信仰。

(五)做好健康教育与治疗性沟通

健康教育是一门研究传播保健知识和技术、影响个体和群体行为、消除危险因素、预防疾病、促进健康的科学。患者常因疾病知识缺乏及对治疗方案不了解而感到困惑和无所适从,医护人员应根据患者的文化背景和文化层次因人而异地开展健康教育。

治疗性沟通是 TCS 的最后环节,也是 TCS 的实质性环节,详细内容见本书第二章。

(六)建立社会支持系统

医院的医护人员是患者住院期间重要的专业性社会支持系统;而家庭、工作单位是患者住院期间重要的非专业性社会支持系统。患者住院后与家庭和单位暂时隔开,易发生信息来源障碍和社交障碍等,因此,应鼓励其家庭成员、单位同事来院探视,必要时让他们参与到护理过程中,以此消除患者因孤独寂寞、社交障碍而产生的文化休克。

第五节　Leininger 跨文化护理理论

20 世纪 50 年代中期，从事人类文化护理研究的护理专家莱宁格（Leininger）被称为获得人类学博士学位的第一位专业护士，她创立了跨文化护理理论（transcultural nursing theory）。

一、Leininger 理论的基本内容

1979 年，Leininger 对跨文化护理进行了定义。她认为跨文化护理是护理学的一个学术分支，它是对与护理和健康—疾病照顾有关的习惯、信念和价值的文化所进行的比较研究和分析，目的是根据人们的文化价值和对健康的认识，为其提供有意义和有效的护理保健服务。

（一）文化照顾是人类生存的必需条件

1. 照顾（care）　照顾是指能够帮助、支持或使具有明确或预期需要的人获得相应能力的行为及活动。这种行为及活动能改善或促进个体或群体的健康状况、生活方式或面对死亡。Leininger 认为，照顾是人类得以生存的基础。照顾被假设为在护理学中占中心的、统治的地位。若没有照顾，治疗就不能有效地进行，而没有治疗，照顾却可以有效地进行。但在不同的文化背景下，对照顾的表达形式和生活方式是具有不同意义的。照顾现象可以通过考察相应文化群体的世界观、社会结构以及语言等得以发现或确认。

2. 文化照顾（culture care）　文化照顾是指对另一个个体或群体维持其健康、改善生活状况和生活方式，或面对疾病、残障或死亡的一些价值、信念和模式化的生活方式进行辅助、支持和促进。

（二）世界上不同文化背景的民族具有文化照顾的共性和差异

具有不同文化背景的人有不同的照顾体验，因而会形成这种文化所特有的一种照顾模式。一种文化中照顾的表达方式可能与另一种文化有着天壤之别。因此，为患者提供合乎其文化环境的照顾是医护人员的职责之一。

1. 文化照顾差异（culture care diversity）　文化照顾差异是指在涉及辅助、支持、促进人类照顾的表达方面，不同人群或人群内部对照顾的意义、价值、形态、生活方式或象征等存在不同或差异。

2. 文化照顾共性（culture care universality）　文化照顾共性是指在涉及辅

助、支持、促进人类照顾的表达方面,各种文化照顾之间所表现的对照顾的共性的、相似的或一致的意义、价值、生活方式或象征等。Leininger 认为,人类的照顾在不同文化之间是统一的、一致的,但却有着不同的表现、行为、形态、价值和意义等。

(三)文化照顾分为普通照顾和专业照顾

普通照顾和专业照顾在意义及表达方式上有很大的区别。普通照顾是一种天性的具体体现,它存在于日常生活中。专业照顾是一种有目的、有意义的专业活动,是一种工作,而不是一种属性。专业照顾是那些帮助性、支持性、关心性的专业行为,以满足服务对象的需要,从而改善人类的生存条件,以利于人类社会的生存及发展。

Leininger 认为,照顾的本质是文化照顾,照顾是护理的中心思想。照顾是护理活动的原动力,是护士为患者提供合乎其文化背景的基础。护理照顾体现在护士与患者的护患关系以及各种各样的护理活动中。护理照顾与其他职业照顾不同,护理照顾是以患者的健康为目的,并从整体观念出发,为患者提供符合个人独特需要的照顾。

Leininger 指出,以文化为基础的护理照顾是有效促进和维持健康以及从疾病和残疾中康复的关键。过去医护人员在为不同文化背景的人们提供照顾时,未能从跨文化的角度来赋予价值和实践。要使护理对世界上各种文化背景的人有效、合理和切合实际,必须具有跨文化照顾的知识和技能。

二、朝阳模式

为了描述该理论的基本组成部分,Leininger 构建了一个所谓的"朝阳模式"(sunrise model),如图 3-1 所示。Leininger 的朝阳模式可以帮助医护人员很好地理解并实施医患文化沟通。

朝阳模式最上边的半圆形描述的是通过语言和环境影响相应文化的人们的照顾和健康的世界观及社会结构因素。这些因素包括文化价值与生活方式、宗教与哲学因素、亲属关系与社会因素、政治与法制因素、经济因素、技术因素和教育因素。它本质上就是文化的内涵与外延。

顶部半圆形描述的因素相互关联、相互影响,并影响着位于模式下半部分的各种保健系统——民间照顾系统、专业照顾系统和护理照顾系统。通过三种不同类型的护理照顾的决策和行为,护理照顾系统将民间照顾系统和专业照顾系统联系起来而成为两者之间的桥梁纽带,并最终提供与文化一致的照顾。

该模式通过不同的表现形式准确地描述了理论中各组成部分之间的关系,实际上可将其分为四层,即世界观、文化与社会结构层、服务对象层、健康系统层以及护理照顾决策与行动层。

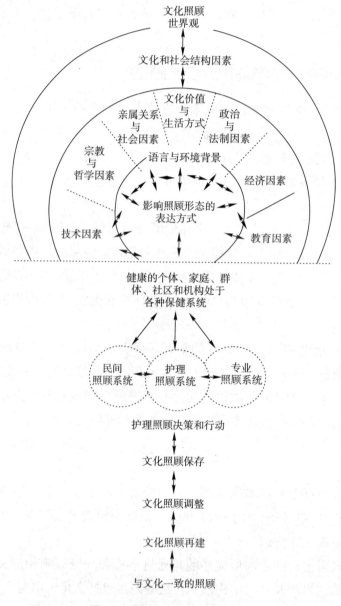

图 3-1　Leininger 的朝阳模式图

(一)世界观、文化与社会结构层

世界观、文化与社会结构层引导人们对文化外世界的感知研究。世界观(world view)是指人们看待世界、宇宙的方式以及对他们的生活以及世界所形成的价值观点。社会结构(social structure)是指某特定文化或社会的构成因素,包括技术、宗教与哲学、亲属关系与社会、文化价值、生活方式、政治与法制、经济、教育等。这些因素是形成具有文化意义的照顾价值观、照顾信念以及照顾实践的基础,可影响照顾的方式与表达,进而影响个体或群体的健康。

(二)服务对象层

朝阳模式在这一层次提供了健康系统内的护理服务对象(包括个人、家庭、群体、社区和机构等)方面的知识,如健康状况以及对照顾含义与表达方式的理解与期望。

(三)健康系统层

Leininger朝阳模式的第三层次即健康系统层,分为民间健康系统、专业健康系统和护理系统。来自于这一层次的信息包括每一系统的特征以及每一系统的照顾特色,这些信息有利于识别不同文化在照顾方面的异同。

(四)护理照顾决策与行动层

对服务对象所处文化的世界观和社会结构因素的感知研究以及对护理服务对象所处健康系统照顾特色的分析,可识别护理服务对象所处文化与其他文化在照顾价值观、照顾信念信仰、照顾方式等方面的不同点和相同点,进而判断这些照顾特色是否与护理服务对象的文化照顾期望相一致。为提供与服务对象的文化相一致的照顾,Leininger在朝阳模式的最底层进一步阐述了护理照顾的决策与行动,并建议了三种照顾方式,包括文化照顾保存、文化照顾调整和文化照顾再建。

Leininger指出,朝阳模式不是理论,而是对理论的构成成分的一种描述。构建该模式的目的是帮助人们理解理论中的各种成分在一种文化中是如何影响人们的健康状态以及对他们所提供的健康进行照顾的。Leininger强烈反对以因果关系或线性关系的观点来研究文化照顾的差异和共性。她认为找出什么是照顾,探讨和发现照顾的本质和意义是很重要的。

三、跨文化护理理论在临床实践中的应用

仔细分析朝阳模式,不难发现它与护理程序有许多相似之处,两者均代表了问题解决过程。朝阳模式中的第一、二、三层次是服务对象文化背景知识的形成过程,对其进行恰当运用有助于预防文化强加和文化照顾冲突。这三个层次与护理程序中的评估与诊断阶段相似。以下从护理程序的角度讨论Leininger跨文化护理理论。

（一）评估

按朝阳模式的第一、二、三层次内容逐一评估。首先，医护人员要具有服务对象所处文化的世界观和社会结构的相关知识。其次，还要了解该文化的语言与环境状况以及文化价值与信念、亲属关系、宗教、政治、技术、经济和教育等因素的有关情况。这些知识的获得必须在接触服务对象之前完成，才可避免文化休克或文化强迫的发生。然后将上述知识与服务对象（不论是个体、家庭，还是群体或社会文化机构）的具体情况结合起来，确认服务对象所处的保健系统以及三种保健系统（民间照顾系统、专业照顾系统和护理照顾系统）的价值、信念和行为特征。

中心案例3

部分参考答案

第一层次评估——世界观：不迷信；民族与宗教：回族，伊斯兰教；技术：教师，惯用左手；亲缘关系：爱人去世多年，育有三子，均在外地，目前和孙女、保姆共同生活；人生观与价值观：自强自立，但目前不得不依赖保姆；经济：自给自足，享受公费医疗；教育：本科；语言：中文；环境：住在医院附近的社区里，周围绿化好，家在三楼，光线充足，通风良好，邻里关系融洽。

第二层次评估——服务对象：个体；健康状况：高脂血症7年，近期有脑栓塞史，现生命体征平稳，左侧肢体部分瘫痪，站立时不能保持身体平衡，进食、洗漱等日常活动受限；对照顾方式与表达方面的期望：希望能尽快恢复身体功能，希望得到针灸、推拿、按摩等方面的治疗。

第三层次评估——民间健康系统：中医或家庭疗法如针灸、推拿等对患者肢体功能的康复可能有效；专业健康系统：由医生和其他健康保健人员组成；护理：医护人员的支持、帮助和教育，尤其对肢体锻炼的指导至关重要。

（二）诊断

对上述特征进行分析和判断，找出哪些特征是各种文化所特有的或普遍存在的，哪些特征是服务对象的文化所特有的、不同于其他的。找到了该文化的共性和差异，就可以确认服务对象在哪些方面未能满足其文化期望，进而就可以得出护理诊断。

中心案例3

部分参考答案

诊断——患者所处文化和其他文化在照顾信念等方面的主要共同点：

(1)旨在帮助患者尽快恢复偏瘫部位的功能。

(2)加强肢体功能锻炼和日常生活能力训练。

不同点：

(1)中国文化背景下患者倾向于中医疗法。

(2)患者对恢复生活自理的愿望较迫切。

主要护理诊断：自理受限，与左侧肢体部分瘫痪有关。

(三)计划与实施

有了护理诊断，就该制定和执行护理计划了，也就是作出护理照顾的决策和行为。根据文化照顾差异与共性理论，护理照顾的决策与行为必须以文化为基础，才能最好地满足服务对象的需要和提供与文化一致的照顾。根据服务对象的具体情况，可采用以下三种不同的文化照顾决策和行为。

1.文化照顾保存　文化照顾保存是指专业人员的决策和行为帮助、支持或促使服务对象保留或维持自身那些有利于健康、疾病的康复以及面对残障、死亡的信念和行为习惯。

2.文化照顾调整　文化照顾调整是指专业人员的决策和行为帮助、支持或促进服务对象，通过协商、适应和调整患者自身采用的健康与照顾形态，使其获得更有益的或满意的健康照顾结果。

3.文化照顾再建　文化照顾再建是指专业人员的决策和行为在尊重服务对象的文化价值的基础上，帮助、支持或促进服务对象，使其改变原有的生活习惯，建立更有益于健康的生活习惯。

中心案例3

部分参考答案

文化照顾保存——采用有倾向的中医康复治疗；利用患者强烈的自立意识，加强肢体功能锻炼和日常生活自理能力训练；指导保姆协助肢体功能锻炼。

文化照顾调整——使用助行器站立行走。

文化照顾再建——练习右手进食、解衣扣等；在助行器协助下自己入厕。

(四)评价

Leininger 没有提到如何进行评价，但她重点强调为服务对象提供最有益的照顾方式以及对护理行为进行系统研究的重要性，以找出能满足不同文化的人们健康需要的照顾行为。Leininger 以及其他对跨文化护理感兴趣的护士在这方面已经进行了大量的相关研究。

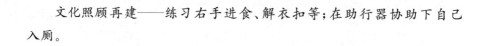

部分参考答案

评价——所提供的照顾是否与患者的文化照顾期望一致？文化照顾期望是否得到满足？患者肢体功能的康复情况如何？日常自理能力恢复得如何？是否具有重获独立的信心？

（汪 苗 石 娟 倪倩倩）

练 习 题

一、名词解释

1. 文化

2. 文化间性

3. 跨文化沟通

4. 文化休克

二、填空题

1. 文化的特性包括群体性与习得性、_____、_____、共性与个性。

2. 心理学家总结出价值观对个体心理行为的影响，主要包括以下四个方面：概括功能、判断功能、_____及_____。

3. Leininger 的朝阳模式图包括四层,第一层为_____,第二层为_____,第三层为_____,第四层为_____。

4. 文化休克分为_____、_____、_____、_____四个时期。

三、单项选择题

1. 下列哪一项属于文化内延的范畴(　　)

A. 价值观　　　　B. 思想　　　　C. 道德　　　　D. 生存方式

2. 下列关于亚文化特点的说法错误的是(　　)

A. 抵抗性　　　B. 共同性　　　C. 风格化　　　D. 边缘性

3. 下面哪种描述不适合朝阳模式(　　)

A. 幸福观层　　　　　　　B. 服务对象层

C. 健康系统层　　　　　　D. 护理照顾决策与行动层

4. 以下文化休克的分期顺序正确的是(　　)

A. 兴奋期—转变期—清醒期—工作期

B. 工作期—兴奋期—清醒期—转变期

C. 兴奋期—清醒期—工作期—转变期

D. 兴奋期—清醒期—转变期—工作期

四、简答题

1. 简述引起文化休克的原因。

2. 简述跨文化沟通的特点。

扫一扫,获取参考答案

参 考 文 献

1. 郭莲. 文化的定义与综述[J]. 中共中央党校学报,2002,6(1):115—118.

2. 肯·格尔德,达生. 芝加哥学派:亚文化研究的学科化[J]. 国外理论动态,2013,10:44—48.

3. 萧放. 中国民俗文化特征论[J]. 宝鸡文理学院学报(社会科学版),2003,23(2):24—33.

4. 彭云鹏. 医学情景跨文化交际能力研究[D]. 上海:上海外国语大学,2012.

5. 孙福红. 文化的定义、内容与作用[J]. 国际关系学院学报,2003,3:53—58.

6. 黎永泰,黎伟. 跨文化沟通特点探讨[J]. 云南大学学报(社会科学版),2007,6:46—51.

7. 严文华. 跨文化沟通心理学[M]. 上海:上海社会科学院出版社,2008.

8. 刘雪. 文化分类问题研究综述[J]. 岱宗学刊,2006,10(4):10—11.

9. 宋磊雁. 多元文化护理的价值和意义[J]. 护理管理杂志,2010,10(6):415—417.

10. 黄莹莹.患者文化休克的因素和护理对策[J].中国误诊学杂志,2008,8(20):4891—4892.

11. 兰静,沈于翠.住院患者文化休克的原因及护理对策[J].现代中西医结合杂志,2005,14(5):686—687.

12. 郭琳华.Leininger 跨文化护理理论的评价与应用[J].内蒙古医学杂志,2004,36(3):205—206.

13. 孙毅,彭东风,刘耀辉.跨文化护理理论及其在临床护理中的应用[J].齐齐哈尔医学院学报,2007,28(21):2668—2670.

14. 黄霞,李继坪.跨文化护理理论在护患沟通中的运用[J].理论研究,2005,11(22):1932—1934.

15. 隋瑞强.利用精读课堂培养学生跨文化敏感性[J].齐鲁师范学院学报,2010,25(4):92—94.

16. Wan C,Chiu C Y, Tam K P, et al. Perceived cultural importance and actual self-importance of values in cultural identification [J]. Journal of Personality & Social Psychology, 2007, 92(2):337.

17. Peña-Acuña B, Pisonero C G. Ethnography and emotions：Cultural intelligence applied to motherhood migration process [J]. Procedia-Social and Behavioral Sciences, 2017, 237:446—451.

18. Jyoti J, Kour S. Factors affecting cultural intelligence and its impact on job performance：Role of cross-cultural adjustment, experience and perceived social support[J]. 2017. DOI：10.1108/PR—12—2015—0313.

19. Porter R E, Samovar L A. An introduction to intercultural communication.

20. Samovar L A, Porter R E, et al. Intercultural communication：A reader. Belmont：Wadsworth, 1994,19.

21. Eric Hobsbawm. Nations and nationalism since 1780：Programme, myth, reality. Cambridge：Press Syndicate of the University of Cambridge, 1990.

推 荐 阅 读

1. 黛博拉·卢普顿著.苏静静译. 疾病与身体:医学的文化研究[M].北京:北京大学医学出版社,2016.

2. 威廉·考克汉姆著.高永平,杨渤彦译.医疗与社会:我们时代的病与痛[M].北京:中国人民大学出版社,2016.

3. 彭凯平,王伊兰著. 跨文化沟通[M].北京:北京师范大学出版社, 2009.

第四章　医患冲突管理

本章目标

1. 掌握医患冲突的概念、原因和预防机制。

2. 熟悉医患冲突的特点与分类。

3. 了解冲突的发展阶段、五种主要的冲突处理模式和冲突感知模型。

关键词　医患冲突　冲突理论　医患冲突管理

▶▶▶ **中心案例4**

　　产科,患者张某此时正躺床上休息。实习生在为其拔下床头吸氧装置的过程中,不慎将吸氧装置碰掉,落在张某脸颊上。张某因疼痛一阵惨叫,其家属大骂实习生粗心。带教老师闻讯赶来,了解情况后,看患者脸上也没什么伤口,只是有点红,便认为问题不严重,说道:"应该没什么问题,用冷毛巾敷几天就好了。"同时用眼神示意实习生离开。

　　带教老师的话瞬间惹怒了家属,"这么大块铁砸在脸上怎么就没事了,你被砸试试。还有,你们实习生砸了人一句话不说就出去了。把护士长叫来,今天这事必须给我个说法!"病房内一片喧闹……

　　经过几天调节,最终赔偿患者3500元。但是这个钱由谁出? 护士长要求带教老师赔偿,带教老师说事情不是她本人做的,不该她赔,而实习生更是委屈,觉得自己在为老师做事,不该出这个钱。会议室内又是一阵争论……

思考问题

　　1. 案例中人物是否发生了医患冲突? 存在哪些类型的医患冲突?

　　2. 请分析发生这些医患冲突的原因。

　　3. 案例中的冲突可以预防或避免吗? 如何预防或避免?

　　冲突是人们生活的常态,任何环境都无法避免冲突。在医疗卫生系统中,由于医护人员、患者及其家属都有着不同的文化背景,带着其特有的文化印记,同时医患双方在诊疗护理过程中有着高度的依赖性和相关性,因此冲突的发生更加频繁。研究者通过研究医患冲突的特点、分类和原因,并加以理论层面的探究,为医患冲突的管理奠定了基础。

第一节　医患冲突概述

医患冲突的发生与医患双方有关。医护人员是预防医患冲突的重要一方,更应树立积极正确的职业价值观,积极面对冲突的发生。冲突发生前要早期预防;冲突发生过程中要采取有效的冲突管理策略;冲突发生后要主动反思,总结经验,这是个人身心健康的需要,也是构建和谐医疗环境的要求。

一、医患冲突的概念

目前,相关领域的学者对冲突的定义并不统一。科泽(Coser)对冲突的定义为:冲突是针对价值以及关于稀有地位、权力及资源的斗争,斗争双方的目的在于孤立、打击或清除对方。该定义产生于冷战时期,这里的冲突被视为"非赢即输"的情景。

德齐(Deutsch)指出,一旦行为不协调,冲突便产生了。冲突会干涉、阻碍、破坏人们解决问题,降低解决问题手段的效用。

麦克(Mack)和辛德(Snyder)指出,冲突双方面临"地位稀缺"或"资源稀缺"两大问题,同时双方的行为旨在"损害、削减、阻碍或控制对方,双方处于此消彼减的关系中,一方得利,另一方必然损失"。这些早期社会科学对冲突的定义有助于我们把"冲突"和"压力""分歧"或"争端"区分开来。冲突形式多种多样,剧烈程度各不相同。冲突可被视为缓和的差别、分歧、争端、对立活动、诉争、战斗或战争。冲突轻则可以回避,重则可以发展为暴力。

在《现代汉语词典》中,"冲突"有两层含义:第一层即矛盾的表面化,发生激烈的争斗;第二层即互相矛盾、不协调。

在《哲学大辞典》中,"冲突"同样有两种解释:第一是矛盾和矛盾斗争的表现形式之一;第二是对原本和谐状态的破坏与否定。

本书中的冲突主要指人际冲突,研究者把冲突(conflict)定义为:冲突是两个或两个以上相互依赖的个体或群体之间由于在信仰、观念和目标上的不一致,或在控制地位和情感愿望上的差异而引起的斗争。冲突产生的根源即互不相容性。

医患冲突是冲突的一种具体类型。借助于冲突的概念,从文化视角,研究者认为,医患冲突是医患双方在诊疗护理过程中,由于价值观、语言、思维方式、知识、信仰、法律、风俗习惯、生活态度及行为准则等文化上的差异而使关系处于矛盾对立状况,使得医患双方感知到彼此的不相融合。

二、医患冲突的特点

医患冲突是冲突在医疗护理过程中的体现,与其他领域的冲突相比,它有着自身的特点。医患冲突的特点如下。

(一)突发性与不确定性

医患冲突是发生在医疗过程中的冲突,医方和患方的矛盾开始可能处在对对方的潜在不满阶段。由于医院环境的复杂及医患关系的紧张,这种潜在不满如果不能得到及时有效的解决,那么可能会迅速转化为显性激烈的冲突,令医护人员难以预防,给医护人员及患者带来恐慌,影响医疗活动的正常运转。

医患冲突的不确定性主要表现在两个方面。一方面,在冲突发生之前,由于医护人员更多地将精力集中在对患者的治疗及护理上,对医患冲突的感知能力不足,敏感性降低,因而导致对冲突的发生难以预测,冲突在何人、何时、何地、以何种方式发生难以确定。另一方面,在冲突发生后,冲突是得到及时化解,还是向更深层次发展,最终转化为激烈的冲突;冲突发生后是产生积极的影响,还是产生消极的影响,消极影响的大小如何,等等,这些都难以确定。也就是说,冲突的转归及后果难以预测。

(二)舆论关注性与倾向性

冲突历来是人们关注的焦点,医患冲突是冲突的一种特殊类型。每个人的一生都免不了生病住院,与医院产生联系,就有可能与医院里的医护人员发生冲突。因而人们对医患冲突往往给予更多的关注,个别媒体对医患冲突的夸大、非理性报道增加了舆论对于医患冲突的关注;患者作为传统意义上的弱势群体,使得社会公众对患者一方充满了同情心及舆论的倾向性。公众在面对医患冲突时很难作出公正理性的判断,往往将责任归咎于医护人员,损害了医护人员救死扶伤的信心。

(三)破坏性与急迫性

医患冲突破坏了正常的医疗秩序,对医护人员、患者及社会都产生了不良后果。

首先,对医护人员来说,医患冲突不仅损害了人身安全,同时也对心理造成了重大影响。随着医患矛盾及医疗暴力愈演愈烈,医护人员的心理压力较以往增加。

其次,对患者来说,医患冲突不利于患者的治疗及康复,对其心理也存在着不利的影响。

最后,对社会来说,医患冲突增加了社会的不和谐因素,也对医疗环境产生了不良后果。中国医师协会先后进行了四次医师执业状况调研。2011年第四次统计结果显示,中国年轻一代开始重新审视这一职业。医疗环境的恶化,导致"明天谁来当医生"成为整个医务界的集体忧虑。

医患冲突的急迫性是指医患冲突发生后,要求管理者必须立即作出反应,以防止医患冲突的进一步发展,在医患冲突产生不利后果前及时采取措施。同时,舆论的关注及社会的质疑都要求医方及时给出回应。

(四)信息资源的紧缺性与不对称性

因为医患冲突的发生往往具有突发性,从发生到产生破坏性效果的时间非常短暂,所以给予医疗机构的管理者和决策者的决策时间和信息资源都是有限的。

此外,日常医患之间的沟通以口头沟通为主,可复制性差,信息不对称,同时由于缺乏相应的人证、物证,致使取证困难,往往不利于管理者客观、准确地寻找医患冲突的原因。

三、医患冲突的分类

(一)根据医患冲突发生的对象分类

1. 人际冲突　人际冲突一般是指个人与个人之间的冲突,在医患冲突中表现为单个的患者或家属与医护人员的冲突。个人与个人之间冲突的内容和形式是多种多样的,造成冲突的原因也各不相同,主要是由于生活背景、教育、年龄和文化等的差异,导致人们对问题的认识、理解产生差异,同时也影响到人们的个性、价值观、知识等方面的不一致,致使人际间难以进行有效的沟通。

2. 组织冲突　组织冲突通常是指组织内群体与群体之间的冲突,在医患冲突中表现为医方与患方的冲突。医方与患方常常因利益、诊断、治疗效果、态度、职责不明而造成冲突。如果医方与患方的冲突能够得到积极、及时的处理,在冲突的起始阶段就能化解,之后总结经验,预防类似冲突的发生,则能够提高医疗护理质量与患方的满意度。

(二)根据冲突的功能分类

基于冲突产生的背景和冲突双方交流方式等多种因素的影响,冲突中的互动既可能是积极的,也可能是消极的。根据冲突的功能可将其分为建设性冲突和破坏性冲突两大类。

1. 建设性冲突　建设性冲突(constructive conflict)又称良性冲突,是指双方目标一致,仅因实现目标的方法不同而发生的冲突。它是对组织产生积极影响的冲突。现将建设性冲突的特点和积极作用总结如下。

建设性冲突的特点:

(1)冲突内容以工作为核心,冲突各方对实现目标都积极热心。

(2)相互都愿意了解对方的观点和意见。

(3)大家都为了共同目标,围绕共同焦点问题展开争论,相互不断地交换意见。

(4)冲突的有限竞争性。

(5)冲突态势具有可转化性,若处理不当或任由发展,则会转化成破坏性冲突。

建设性冲突的积极作用:

(1)有助于查找不足。建设性冲突是以开放式的形式进行讨论和分析,能够较多地发现所存在的问题,可以使医院管理中存在的不足之处和薄弱环节充分暴露出来,引起人们的关注,促使管理者与员工共同采取措施加以解决,防止事态进一步恶化。

(2)有助于推动创新。创新是推动医院发展、进步的动力。建设性冲突鼓励人们开动脑筋,提出自己的新见解、新主张,这本身就属于管理创新的范畴。管理者可利用"头脑风暴法"在讨论的过程中集思广益,有效实现信息刺激和信息增值。组织内如果长期保持一团和气,缺少一定的冲突,成员思想保守,就会很难发现组织中存在的问题,致使整个组织缺乏生气,难以对外部环境的变化作出适时有效的反应,这将不利于组织和成员的进步。

(3)有助于激发潜能。医院是一个知识型组织,管理者、员工思维活跃,又承受着巨大的工作压力,他们希望交流和被理解。适时地发展建设性冲突,鼓励员工提供建设性的批评意见,可保证团体成员思路清晰,顺应医院管理者、员工的愿望——民主决策,进而激发管理者、员工的智慧和才干,并能引导大家自觉主动地加强学习,提高素质,参与团队的良性竞争。

(4)有助于达成共识。在建设性冲突中,人们的最终目标是一致的,只是在达到目标的方式和方法上存在着分歧。因而发展建设性冲突能使管理者、员工在不同观点的交锋和不同方案的比较中进一步明确优劣,从而统一思想,明确方向,有利于团队同心协力、步调一致地实现目标。

(5)有助于增进关系。建设性冲突从本质上讲是与人为善的冲突,是在彼此融洽的气氛中,人们围绕着共同的主题进行交流与探讨,畅所欲言,坦诚相见,相互启发,既表达了观点,展示了个性,又增进了相互了解,拉近了人与人之间的心理距离。

2.破坏性冲突　破坏性冲突(destructive conflict)又称恶性冲突,是由于资源和利益分配方面的矛盾,个体或群体间发生相互抵触、争执甚至攻击等行为,从而阻止对方目标达成的冲突。它是对组织产生破坏性作用的冲突。现将破坏性冲突的特点和消极作用总结如下。

破坏性冲突的特点:

(1)只对自己的观点是否赢得胜利倾注关心。

(2)不管对方观点是否合理,一概排斥和不予接受。

(3)由争论发展到人身攻击,行为上由不一致演变为有意对抗。

(4)双方信息交换较少,甚至完全停止。

(5)背后不负责任的言行越来越多,冲突愈演愈烈。

破坏性冲突的消极作用:对于组织而言,破坏性冲突造成资源的极大浪费和破坏,产生各种内耗,影响了员工的工作热情,导致组织的凝聚力严重下降,从根本上妨碍了组织目标的顺利完成。

其实,冲突产生的结果是建设性的还是破坏性的,很大程度上取决于参与者采取的应对方法。如营造民主和谐的氛围、鼓励良性竞争、扩大交流与沟通的渠道、有意识地树立"对立面"、敢于坚持正确意见、预防和避免破坏性冲突等,都可成为参与者发展建设性冲突的措施。从这里我们也可以看出,冲突并不总是破坏性的,若对冲突进行有效的管理,就可以发挥冲突的积极作用,从而产生建设性的结果。

3.其他　按医患冲突的时间发展分类,可分为潜在的冲突、显露的冲突和激烈的冲突;按医患冲突产生的原因与来源分类,可分为利益冲突、信息冲突、关系性冲突、结构冲突和价值冲突。

中心案例4 ⫸

问题1参考答案

案例中的人物发生了多种类型的冲突。

根据冲突发生的对象分类——案例中的冲突是人际冲突,分别是带教老师和实习生与患者家属的冲突、带教老师与实习生的冲突、带教老师与护士长的冲突。

根据冲突的功能分类——案例中的冲突属于破坏性的冲突,因为带教老师觉得患者家属大惊小怪,患者家属对实习生和带教老师不在乎的态度感到不满,护患双方没有进行有效的沟通。在最后的赔偿问题中,实习生、带教老师和护士长的意见也出现分歧,冲突进一步扩大。

根据冲突的时间发展分类——案例中护患间存在的冲突是激烈的冲突,带教老师与护士长之间存在的冲突是显露的冲突。

根据冲突产生的原因和来源分类——案例中存在着利益冲突、关系性冲突和价值冲突。

此外,如果管理者能组织护理相关人员对案例进行"头脑风暴"式的讨论,从设计的角度找出吸氧装置相关部件脱落的原因,并加以改装,杜绝此类事件再次发生,那么,这样的讨论与争论就是建设性冲突。

四、医患冲突的原因

医患冲突的原因是多方面的,但从文化层面分析,医患双方的利益冲突、个性特征、期望差异、风险认知偏差、医疗体制不健全、沟通不良与公众理性偏差等文化差异都会造成医患冲突的发生发展。

(一)利益冲突

医患之间的医疗关系是建立在共同目标基础之上的,而这个共同目标就是患者的康复。现行体制中,虽然医患双方利益存在着众多的一致性,但也有利益的冲突。利益冲突是不同的利益主体对各自利益目标的互不认同,是利益主体一方的利益要求构成了对另一利益主体的侵害,一个利益主体为了保护自身利益而对另一主体采取的敌对行动。

(二)个性特征

每个人由于先天及后天因素不同,因而有着不同的个性特征,个性不相符是生活中常见的现象。有的人在做事方面能够三思而行,四平八稳,能够考虑事情的多个方面,想到行为的可能后果;有的人则说做就做,简单从事。诚恳、热情、无私、负责是令人愉快的个性特征。这类医护人员或患者易与别人建立和谐关系,是一个"温暖"的人,能够和别人融洽相处,相对来说较少发生医患冲突;而冷漠、虚伪、自私、不负责任者最易与别人发生冲突。如一个不负责任的医生,对患者态度恶劣,那么这样的人很容易使患者不满,产生医患冲突。

(三)期望差异

期望差异(expectation discrepancy)是指处于同一情境中的一方对另一方的

期望与另一方自我期望之间存在差异而形成的冲突。

在现实情境中，期望差异以多种形式表现，而期望差异所带来的人际冲突则称为期望差异效应。期望差异主要表现为期望程度及维度的差异。期望维度差异是指期望双方所期望内容的差异。例如，患者入院以后期望着自己的病情能一天天好转，但有时由于疾病的发展与医疗水平的限制，病情可能朝着恶化的方向发展，这就与患者的期望内容产生差异，这也是临床医患冲突的常见原因。

期望差异最直接的一种表现形式，是期望的"程度"差异，即沟通双方在期望的数量大小上存在差异，这种差异的存在使得即使一方自认为已经达到了期望，也依然无法令另一方满意。例如，在医疗过程中，患者期望疾病能够完全治愈，但对有些疾病来说，医护人员根据自己的能力与水平及医疗现状，仅期望能延缓疾病的发展，减轻痛苦，维持功能状态。医患双方期望的内容及程度的差异是引起医患冲突的常见原因。

(四)风险认知偏差

风险认知是指公众对客观存在的风险的特征和严重性所做的主观判断，包括对风险的一般评估和反应。风险认知偏差是双方对风险特征及严重性的主观判断的差异。

医患双方由于知识、价值观、认知等不同，使得双方对医疗过程中的风险认知存在差异。比如就卧床且虚弱的患者上厕所而言，患者往往缺乏疾病及相关并发症的知识，对上厕所可能的风险认知不足，患者由于不习惯床上排便而执意要求自己去上厕所，而医护人员认识到虚弱卧床的患者上厕所可能会发生血栓脱落、跌倒等并发症风险，会阻止患者。由此，医患双方易产生冲突。

(五)医疗体制不健全

医疗制度至少包括医疗保险和医疗服务两个体系，在医疗改革的过程中，两者应相匹配，协调共存。但是在我国医疗体制转轨过程中，两者并不同步。在将医院从计划经济体制中推向自我生存机制体制的同时，医保体系的建立滞后。一方面，当患者自费看病时，就会产生更多更高的期望，医患关系中矛盾的一面就更加突出。在医院的收费政策上，医院因为自我生存的需要，必须进行成本核算，而且收费的内容很大比例还是在药品和设备上，使得过度诊断和治疗更容易产生，激起了患方对医方的不满。另一方面，医改虽然在不断地尝试，但依旧没有完全改变看病难、看病贵的现状，因而易产生冲突。

(六)沟通不良

一个团体中人与人之间的任何事情都是通过信息沟通这种基本方法发生的，

信息沟通贫乏或有障碍的团体和个人在自组织程度上必然表现出相对的无序状态,呈现递增趋势。

在医疗活动中,医患主体信息沟通过程易受到各种因素的干扰,造成信息的失真,容易引发医患冲突。

首先,信息的编码、解码不一致。信息由医者编码,通过媒介传递,由患者解码。医者与患者的认知差异,在医者编码与患者解码的过程中就产生了信息沟通的障碍。医者与患者都有自己预设的认知,将自己的思想融入编码和解码的过程中。职业规范要求医者使用医学的专业术语,而患者对此却不能准确地解码,患者更多的是通过经验解码。

中心案例4 ◀◀◀

问题2参考答案

案例中,起因虽然是"吸氧装置铁块不慎坠落",但护患间的冲突主要是由双方沟通不良及言语使用不当导致的。

从实习生或带教老师的角度来看,不是有意使吸氧装置砸到患者的,且未造成严重伤害,所以家属没必要大惊小怪。

可是,从家属的角度来看,患者本来就是已经生病的人,铁块掉到脸上多少会有点痛,这无疑增加了患者的痛苦。家属也没有感受到实习生及带教老师诚心的道歉和关怀,从而产生了急躁和不满情绪。实习生及带教老师没有设身处地地考虑患者及家属的感受,也没有用合理、恰当的语言表达出对患者的歉意与关心,因而产生了护患冲突。

实习生、带教老师和护士长之间产生的冲突表面上看是由沟通不够充分导致的,但实际上是由彼此价值观差异导致的。在思考解决冲突的方法上,实习生和带教老师都是从自我利益的角度出发,没有从患者的心理需要考虑,因而产生了师生之间、带教老师与护士长之间的冲突。

其次,信息传递的整个过程还受到噪声的干扰,包括难以辨认的字迹、沟通环境的嘈杂、患者接收信息时疏忽大意等。医者传递出来的信息必定通过媒介的传递才能到达患者,被选用的媒介通道也会受到噪声的影响,患者接收的信息存在失真。

最后,有效的沟通并不是告知,而是经过传递后患者所认知的想法或者思想恰好与医者发出的信息相一致。医者往往错误地将有效沟通理解为患者的默许,即告知患者自己的意思,但并未得到患者的反馈,也没有进行后续的沟通。缺乏有效沟通后,医者并未得到患者的相关回应信息,患者缺少了表达自己期望的途径,随后以冲突的形式表现出来。

(七)公众理性偏差

公众理性是指公众对风险事件进行客观的解读。了解事件的本质,不轻易被无关因素所干扰,从而对风险事件作出相对准确的判断,并能够有效地采取适当措施,以应对和处理风险事件所引发的后果。

近年来,有些地区出现医患矛盾激化现象,甚至发生医疗暴力事件。由于舆论的关注性,少数媒体对医患冲突的倾向性报道,使公众将责任直接归咎为院方,矛头直指医院及医护人员,扰乱了公众理性,加剧了医患冲突。

第二节　冲突相关理论

认真分析并对待冲突过程中的各要素,有助于研究者从理论与实践的层面解决那些看上去悬而未决的冲突。

一、冲突过程模型

管理学家斯蒂芬·罗宾斯(Stephen Robbins)提出冲突五阶段理论,如图 4-1 所示。

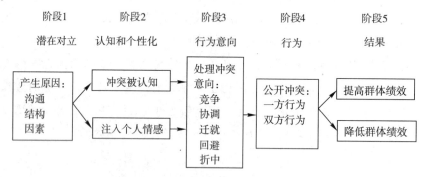

图 4-1　斯蒂芬·罗宾斯的冲突五阶段理论

(一)潜在对立阶段

冲突的第一阶段存在可能产生冲突的条件。这些条件和出现的情形并不一定都导致冲突的发生,但却是冲突发生的必要条件,我们可将其理解为"冲突源"。概括起来,这些条件包括三类:沟通、结构和个人因素。

1.沟通　人际冲突的核心要素是沟通。沟通和冲突是通过以下方式联系起来的:交流行为导致冲突;交流行为反映冲突;交流行为为管理冲突提供积极或破坏性的处理方式。如何在冲突的环境与人交流,将深刻影响冲突造成的后果。沟通可能激化冲突,也可能使冲突得以解决,因此合理有效的沟通非常重要。

由沟通造成的冲突主要来自语言表达困难、误解、沟通渠道中的干扰等。罗宾斯认为,语义理解的困难、信息交流不够充分以及沟通通道中的噪声等因素都构成了沟通障碍,并成为冲突的潜在条件。

按一般的原理来思考,人们自然会产生一种习惯性的认识:沟通不良是导致冲突的原因,如果我们好好地沟通,就可以消除彼此的误解。然而大量的研究结果都表明,有时因沟通过程的时间因素,沟通会由于耗费时间延误合作而产生误解;如果沟通中语言使用不当、方式选择不好,沟通过多或过少都会增加冲突发生的潜在可能性。此外,当人际沟通达到一定程度时,效果最佳,若继续增加沟通,则会过度,其结果也是增加冲突的潜在条件。沟通时人的感觉通道对信息的过滤出现偏差时,也可能成为冲突的潜在条件。这些潜在条件在一定的环境作用下会产生冲突。

2.结构　结构主要是针对某一个团体内部而言的,是指团体的组织关系和团体间相互依赖的关系。如团体规模、分配给团体成员工作任务的专门化程度、权限范围的清晰度、成员目标的一致性、领导风格、奖酬系统、部门间相互依赖的程度等。

3.个人因素　个人因素是指包括个体价值系统的个性特征及个体差异,也包括个体对他人接纳与否的态度。如你与不喜欢或非常讨厌的人相处,就难免会发生冲突。研究表明,某些性格类型如十分教条、过于独断专横、缺乏自信、过分自傲等,都是潜在的冲突因素。值得注意的是,在社会冲突研究中,最重要也最容易被忽视的因素,就是个人价值体系的差异。

事实上,由偏见的产生、团体中的意见分歧、个人的不公平感等导致的冲突,若用个体价值观的差异来解释是最恰当不过的。例如,你认为这本书是有价值的,而别人却认为它毫无用处;你觉得这样处理问题最好,而其他人却觉得那样处理问题是最恰当的。这些分歧都源自价值观的差异,可见价值观的差异是导致冲突的一个重要因素。

(二)认知和个性化阶段

在潜在对立的阶段中,如果各种潜在的条件不断恶化、引起挫折并对客观的情境产生一定程度的影响,则潜在冲突因素在这一阶段会显现出来,被人知觉,于是冲突便产生了。

这里强调认知的特点,是因为产生冲突必须要有知觉的存在,也就是说,只有当一方或多方知觉到或意识到冲突条件的存在时,冲突才有可能产生,这在冲突的定义中有明确表述。知觉是所有冲突分析的核心。当然,只是知觉到冲突也还不能表示个人已介入其中,还需要有情绪的卷入。人们确实体验到焦虑、紧张甚至挫折感和敌对时,才能达到个性化(个体卷入)。例如,你和一位好朋友聊天,言谈中可能双方会有观点上的分歧,但这并不必然意味着你们就发生了冲突。虽然你们知觉到这种分歧,但也许都不在乎,一笑置之。当一个人固执己见,对对方的意见不信任、不尊重,并以自己的方式表现不满,或对自己的意见不能被对方赞同而感到失望、受挫,甚至引起强烈的愤怒时,才可能产生真正的冲突。

在这个阶段里,冲突问题将变得明朗,双方都能意识到冲突的性质,并能拿出解决冲突的各种可能的办法。由于情绪对知觉有重要的影响,在形成和处理冲突时,消极的情绪会导致破坏性冲突,并且在处理冲突时也容易简单化;相反,积极的情绪又会产生建设性冲突,在冲突中发现问题,开阔视野,并且在采取解决问题的办法时也具有创新性。

(三)行为意向阶段

行为意向是指介于一个人的认知、情感和外显行为之间,从事某种特定行为的决策。当一个人采取行动以阻挠他人实现目标、获取利益时,便进入了冲突的行为意向阶段——冲突采取了外显的对抗形式,从最温和的、间接的语言对抗,到直接的攻击甚至失去控制的抗争或暴力。诸如学生对老师的质询、工人的罢工、种族之间的战争等,都是冲突的外显形式。一旦冲突表面化,双方都会寻找各种处理冲突的方法。

处理冲突的行为意向主要从两个维度考虑和选择处理的方法:一个是合作程度;另一个是肯定程度。前者是指一方愿意满足对方需要的程度;后者是指一方坚持满足自己需要的程度。冲突最终产生建设性结果还是破坏性结果取决于参与者对冲突的管理方式。

冲突在两个维度上的不同程度的表现可以产生五种处理冲突的模式。

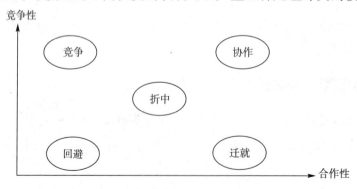

图 4-2　冲突的五种处理模式

1.竞争　竞争包括良性竞争和恶性竞争两大类。恶性竞争即非赢即输的生存竞争,常常是为追求自己利益而牺牲他人利益的冲突,伴有破坏性冲突的过程。良性竞争即双赢的生存竞争,竞争双方追求的目标一致,但方法或内容不尽相同,伴有建设性冲突的过程。

2.协作　协作也称合作,是指冲突双方均希望满足双方共同利益,并合作寻求相互受益的结果。在协作中,双方都着眼于问题,坦率澄清彼此的差异,求同存异,找出解决问题的办法,而不是简单地顺应对方的观点。

3.回避　一个人可能意识到冲突的存在,而采取回避冲突的行为。如与他人保持距离、划清界限、固守领域等,也是一种回避的行为。如果无法采取回避的行为,还可以压抑、掩饰存在的差异。有时,压抑可能比回避要好一点,尤其当团体成员之间存在相互依赖、交互作用的关系时,压抑可以求得合作的稳定。

4.迁就　迁就又称顺应或退让,是指一方将对方利益放于自己利益之上,以牺牲自己利益来满足对方利益的一种行为。显然,借钱就是为了维持彼此的相互关系,一方做出了自我牺牲。如为了满足对方的需要,尽管有不同的意见,但还是放弃自己的意见而支持对方的意见。

5.折中　折中也称妥协,冲突双方必须都放弃某些利益才能共同分享利益时,便能达成折中的结果。折中时没有明显的赢者和输者,双方都要共同承担冲突所带来的问题,也要放弃一些东西。折中的结果是双方都不能够彻底满足自己的利益。

行为意向为冲突情境中各方面问题的解决提供了总体的方案,但是人们的行为意向并不是固定不变的。在冲突过程中,若人们产生了新的认识或对对方的行为产生情绪反应,则行为意向可能发生改变。不过,研究表明,每个人都有自己独特的处理冲突的方式或潜在倾向,而且这种方式是相对固定的。如面对冲突情境时,有人希望不惜一切代价获胜;有人希望寻找一种最佳的解决方式;有人选择逃避;还有人希望施惠于他人或共同分担,等等。这就不难理解,为什么一个人并不能在任何时候都显得那么善于应付各种冲突而万无一失。

(四)行为阶段

行为阶段是公开的冲突阶段,这一阶段包括冲突双方的行为与反应。冲突行为表示公开地试图实现冲突双方各自的愿望,并常带有刺激的性质,但这种刺激与愿望无关。若判断错误或缺乏经验,有时冲突行为会偏离原来的意图。有学者将这一阶段看作一个动态的相互作用过程,这对于理解冲突行为很有帮助,如图4-3所示。

彻底的冲突　　　　　　　　　　　　摧毁对方的公开努力

以牙还牙　　　　　　　　　　　　　挑衅性的身体攻击

决定冲突　　　　　　　　　　　　　威胁和最后通牒

还击或寻找建设性意见　　　　　　　武断的言语攻击

争辩　　　　　　　　　　　　　　　公开的质问或怀疑

有节制，尚能理解　　　　　　　　　轻度的意见分歧或误解

无冲突

图 4-3　冲突强度的连续体

图 4-3 表述了冲突行为的形成过程，几乎所有的冲突都处于这个连续体的某一位置上。连续体下端冲突微妙，间接并有所节制，表现为轻度的意见分歧或误解。若问题不能解决（或消除分歧和误解），则冲突可上升到连续体的顶端并且具有极大的破坏性。大多数情况下，若冲突达到顶端程度，则常常导致功能失调。

(五)结果阶段

冲突双方之间的行为与反应的相互作用导致了冲突的最后结果。这些结果可以是建设性的，也可以是破坏性的。冲突的良性结果也许不容易被人们理解，人们很难想象一种公开的、激烈的敌对情境会产生良性的建设性结果。然而，研究的确表明，较低或中等水平的冲突可以增进决策质量，激发创造力，激发冲突介入者的兴趣和好奇心，这一水平的冲突也是挖掘问题和宣泄情绪的良好媒介。同时，冲突也给人们提供了一个自我评价与改善的机会。人们很容易理解冲突的破坏性结果，因为不加控制或无限期的对立冲突，必然会导致共同关系的解除、破裂，许多问题都不能解决。是建设性作用还是破坏性作用，体现在冲突是提高了群体绩效还是降低了群体绩效。从表面上看，冲突发展到了这一阶段就已经结束，然而，冲突在解决之后可能还存在一个冲突的余波期，特别是破坏性冲突，在这一阶段，冲突虽然得到了解决，但冲突各方之间的分歧尚未完全消除，冲突有可能"复燃"或"潜伏"起来，随后引发新的冲突。因此，管理者应把冲突管理看作一个动态的、持久的过程。

二、冲突感知模型

在冲突过程中，归因活动是普遍存在的。由于归因活动本身是一种大脑的感知活动，因此，冲突归因发生在冲突感知阶段。基于归因结果，冲突方将冲突原因归于他人或者自己，只有当事人根据现有情境进行评估，并且将责任归于其他个体之后，冲突才会发生。图 4-4 详细说明了冲突感知的具体过程。

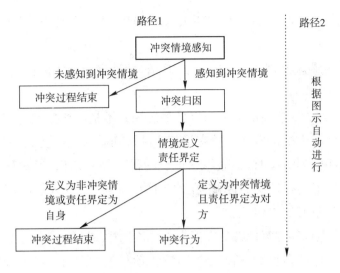

图 4-4　冲突感知模型

首先，当冲突某一方（假设为患者）意识到周围不同寻常或非预期的情境（如病情变化、治疗费用过高等）时，患者会自动对情境进行感知，通常感知到的情境和真实情景并非完全吻合，可能只是真实情境在人脑中的影像，这个影像肯定会在一定程度上发生扭曲，或完全偏离真实情境。比如，当患者病情出现恶化时，医方可能认为自己已经尽力了，治疗护理已经到位，但患方可能认为医生的治疗方法不正确，没有尽心尽力地治疗。这是由于患方的有限理性，不能要求患者像医护人员那样作出完全正确的判断。实际上，医患双方感知到的情境与客观实在的情境是有差别的。

其次，当人们对冲突情境感知结束后，会产生两种不同的结果：一是认为感知到的冲突情境不足以诱发冲突；二是认为感知到的冲突情境不值得关注。此时，关于冲突的感知过程就会结束；反之，冲突的感知过程则会继续。接着，冲突的感知会进入下一个阶段——冲突归因，即人们会针对感知到的冲突情境确定原因。同样，通过归因活动得到的情境原因与情境的真实原因也存在着偏差。由于各种归因偏差机制的存在，以及不同个体归因风格的不同，冲突归因的结果往往存在偏差，人们无法经过简单的心理活动得出准确的因果分析，因此，即使冲突情境有多个诱发因素，通过冲突归因得出的诱发因素可能只是其中某一个或某几个，有时甚至得出错误的结果。

再次，冲突归因得出结论后，人们会进一步思考情境本身，即情境定义和责任界定，此过程则是主动推理过程。人们会将冲突情境看作对某些方面的侵犯，同时，根据冲突归因结果，人们会确定哪些人（或物）需要对事件负责，这就是情境定义和责任界定。在此过程中，如果人们对所感知到的冲突情境漠不关心，冲突过程就会结束，反之冲突过程则继续；同时，如果人们将责任归于自己，冲突过程将结束,因为个体自身之间的冲突并不属于成员间冲突的范畴,反之冲突过程将继续。

人们对冲突感知后,则进入最后一个环节,即冲突的行为阶段,冲突的结果在这一阶段产生。

实际上,有时产生冲突的人们对事件的感知并不是严格按照这四个步骤顺序进行的。人们脑海中根据以往经验有了相应的认知图示,这些图示能够帮助个体在遇到相同或相似的情境时,不假思索地自动得出相应结论,但这种未加思索的图示往往没有考虑实际情况。因此,在冲突的感知过程中,人们脑海中已有的图示也会起到非常重要的作用。

冲突感知模型启示:医护人员在医患文化沟通中,应主动帮助患者理性地、正确地感知疾病治疗的客观情境和不确定性,主动与患方沟通疾病的转归及相关问题的预测,这是预防、避免、缓解医患冲突的根本途径。

第三节　医患冲突管理

医患冲突管理主要是针对冲突过程模型来进行的。

一、基于冲突过程模型的医患冲突防控体系

冲突过程模型将冲突的发生发展分为五个阶段:潜在对立和不一致阶段、认知和个性化阶段、行为意向阶段、行为阶段和结果阶段。研究者根据冲突发生与否又将其分为冲突前期(潜在对立和不一致阶段、认知和个性化阶段、行为意向阶段)、冲突期(行为阶段)和冲突后期(结果阶段)。对应地,可将医患冲突的防控体系分为三个阶段,即医患冲突预防阶段、医患冲突处理阶段和医患冲突善后阶段。

(一)医患冲突预防阶段

医患冲突的预防阶段是医患冲突发生的最早阶段,也是最重要的阶段。如能在这一阶段积极采取措施进行医患冲突的预防,可最大限度地降低医患冲突的发生及影响。这一阶段的核心是通过系统的管理手段预防潜在冲突的发生。医患冲突的发生需要一个过程,医患冲突发生前都会存在着诱因,并且这些诱因是可以预期的,比如患者病情恶化、医疗费用过多、出现医疗护理差错等。同样,医患冲突发生前也会存在着征象,比如患者态度的转变、频繁的抱怨、挑剔等。作为医护人员,要具备很强的情绪感知能力,经常评估患者的情绪,再评估是否存在医患冲突的诱因,探寻可能发生医患冲突的高危人群及原因,进而采取针对性的措施,

在医患冲突发生之前将冲突化解。

中心案例4

问题3参考答案

案例中护患间的矛盾是可以预防或避免的。避免的方式如下：

一是实习生或带教老师意识到自己（实习生）操作或考虑不周的问题，应立即向患者及其家属解释，实习生与带教老师一起主动承认不足，并对患者表示关心，对家属情绪表示理解，以取得患者家属的谅解，化解矛盾。这种处理模式更符合协作的原则。

二是在双方冲突处于潜在对立阶段，即患者开始抱怨时，实习生或带教老师及时帮助患者，用冷毛巾敷脸……简言关心之词，不多解释什么，然后离开病房。这是采用回避的处理模式。

三是在发现患者及家属对实习生或带教老师有明显不满，也听不进去带教老师的言语时，带教老师可以选择不做解释，而请别的比较擅长沟通的护士或护士长来调节矛盾，请患者及家属谅解。

最好的预防方式是改进吸氧装置，在设计原理上保证不再有操作的失误。

在医患冲突的预防阶段，体制的建设尤为重要，要建立健全医患冲突防控网络，加强对信息的获取及处理能力，建立健全相关预警体系与机制，建立医患冲突风险评估体系，对于风险高的患者要及时上报系统，系统将根据风险原因制定措施，预防冲突的发生。

(二)医患冲突处理阶段

医患冲突处理阶段是医患冲突过程的第二阶段，也是医患冲突实质发生阶段。如果此阶段处理不当，将会对医方、患方、社会及医疗服务系统造成不可估量的损失。因此，此阶段的任务是第一时间采取同期控制和同期监控等紧急措施控制住局面，防止医患冲突的进一步激化和升级，最大限度地降低医患冲突的破坏性影响。

医患冲突发生以后，患方认为自身在医患冲突中处于弱势地位，为了引起医院的重视，可能会纠集其他非相关人员与医院对抗。同样，由于媒体的介入，也可能会将医患冲突进一步扩大，使平常的医患冲突演变成群体性事件。因此，在冲突发生时，采取及时有效的处理措施是防止医患冲突进一步恶化的重要手段。

同期控制又称过程控制，是指控制点处于事物发展的过程中，对正在进行的活动给予指导与监督,以保证活动按照规定的政策、程序和方法进行。这类控制是针对行动过程的,一旦发生偏差,应马上予以纠正。

同期监控的方式是实时监控、直接处理、立即更正。医院管理者在医患冲突发生时要及时明确冲突发生的核心问题,直接采取针对性干预措施,将正在激化的冲突予以控制。

在医患冲突处理过程中做到同期控制。一方面要多角度、全方位搜集与冲突发生相关的信息,包括发生的情境、发生的过程及发生的原因,从不同的角度分析这些信息,在最短的时间内制定切实有效的处理方案。另一方面,由于医患冲突的舆论倾向性及急迫性,作为医方要及时将冲突处理的进程、处理的依据公开,提高医患冲突处理的透明度及公正性,将事件的真实情况、进展情况、处理过程等信息公之于众,防止不真实信息的传播,增进医患间的信任,重塑公众理性。

(三)医患冲突善后阶段

医患冲突处理之后,虽然医患冲突得以化解,但如果没有及时的总结、经验的分享及预防措施的制定,则有可能再一次发生类似的医患冲突。因此,医患冲突的善后阶段虽然是最后一个阶段,但对于预防医患冲突的发生显得尤为重要。

首先要建立医患冲突的经验共享机制。医患冲突的经验共享机制是在医患冲突解决之后,由医院领导将冲突发生的相关人员及各科室领导召集起来,由冲突相关人员汇报冲突发生情境及处理的过程,参会人员就冲突的原因及处理方案进行讨论,最终形成类似医患冲突的预防及处理流程,在未来出现医患冲突时能有章可循。

其次,要提高医护人员对医患冲突的预防及处理能力。医护人员要转变观念,不能因为惧怕医患冲突而忽视对医患冲突预防及处理的关注。一方面,医护人员要克服心理排斥,主动学习冲突的理论,参与到医患冲突的处理中来。另一方面,医护人员要提高医患冲突的敏感性,对于潜在可能的医患冲突能够及时感知;主动学习,提高自身的冲突处理能力,在医患冲突发生时能够镇定、理性地分析信息,选择最佳的冲突处理方案。

最后,要纠正内部错误,完善内在机制。医院及科室要经常进行自我检查,发现工作流程、操作规范、管理等方面存在的不足之处,发现可能的隐患,积极整改,防止因内部错误而引发的医患冲突。

二、医患冲突预防机制

冲突感知模型认为,冲突的发生一般要经过冲突情境的感知、冲突的归因、冲突责任界定和冲突行为四个阶段。医患冲突的发生也经历着这四个阶段,如果能根据这四个阶段采取相应的措施,则可以预防医患冲突的发生。

(一)提高文化敏感性,及时感知医患冲突情境

冲突情境的感知是冲突发生的前提条件,如果患方感知不到冲突情境,就不会发生医患冲突;而对医方来说,如果感知不到可能的医患冲突情境,则易引发医患冲突。因而,此阶段的主要任务是提高医护人员的文化敏感性,及时发现双方之间的文化差异,在患者感知到冲突情境之前及时消除这种冲突情境。

文化敏感性是感知冲突情境的核心,医护人员可通过以下方式提高文化敏感性。

一是提高文化意识。不同的个体都有着自己的文化,每个人都具备所属人群、组织和地域的文化烙印。作为医护人员,应认识到医患双方之间存在着文化差异,自己的行为、语言、价值观、沟通方式、风俗习惯等并不能完全被患者所接受。

二是要做到文化的包容与尊重。文化的包容与尊重是医患关系的基础。要做到文化的包容与尊重,就要做到文化的认同,医患间文化的差异是必然存在的,只有认同对方的文化,才能去包容彼此间文化的差异,进而尊重对方文化。

医护人员在与患者的交流中要首先具备文化意识,认识到双方之间各有自己的文化特征,识别双方的文化差异,进而去包容和尊重双方之间的差异,提高文化胜任力,最终达到医患关系的和谐,预防医患冲突的发生。

(二)医患冲突的正确归因

冲突归因是在冲突感知过程中,人们对已经感知到的冲突情境进行归因的心理活动,也就是对感知到的冲突情境进行原因确定。

由于每个人的知识、经历、价值观、思维方式等不同,使得对同一冲突情境的归因可能存在着差异,进而导致冲突的暴发。医疗行业是一个专业性、知识性特别强且具有神秘性的行业,作为非行业内的人,对医疗方面的知识了解甚少或者很片面。当冲突情境出现之后,医方对冲突更多的是根据医学专业知识从医疗领域进行归因,但作为患方,由于缺乏相应的医学知识,更多的是根据自己的臆想以及自身的利益进行归因。

作为医护人员,在平时的工作中要与患者沟通医疗的现状与能力,使其对疾病治疗有一定的了解,对医疗有合理的预期;在冲突情境发生后要及时与患者沟通,帮助患者对冲突情境进行正确、理性的归因。在这个过程中,医护人员有责任和义务去提供相应的证据。

(三)医患冲突的责任界定

当冲突情境被双方感知并进行归因之后,就会进入冲突责任的界定阶段,人们会根据归因的结果确定哪些人、哪些部门需要负责以及所负责任的大小。

在医患冲突情境归因后,医患双方会思考谁该为这一情境负责,也就是责任的界定。同样,由于医患双方责任归因的不同以及利益的差异,医患双方对情境责任的界定可能不同,因而易产生冲突。在冲突责任界定阶段,要根据冲突情境的正确归因进行责任的界定。若为医方的责任,医方要勇于承担责任,给患方应有的赔偿与道歉,并向患方作出相应的说明与承诺;若为患方的责任,则要医方提供相应的证据,证明患方在冲突情境中负有不可推卸的责任,并要求患方对责任负责;若为医患双方共同的责任,则由医患双方共同负责,在这时要明确各方所负责任的大小。对于责任不能明确或一方对责任界定存在怀疑的,可通过有资质的第三方或通过法律途径予以解决。

(周利华　张　卫)

练 习 题

一、名词解释

1.医患冲突

2.建设性冲突

3.竞争

二、填空题

1.医患冲突的特点包括_____、_____、_____、_____、____。

2.冲突过程模型的五大阶段是_____、_____、_____、_____、_____。

三、不定项选择题

1.医患冲突的原因包括(　　　)

A. 利益差异　　　　B. 沟通不良　　　　C. 期望差异　　　　D. 风险认知偏差

2.与他人保持距离、划清界限、固守领域,属于处理冲突的哪种模式(　　　)

A. 竞争　　　　B. 协作　　　　C.回避　　　　D. 迁就

四、简答题

1.请简要回答冲突在行为意向阶段的几种表现。

2.从冲突功能的角度看,冲突可以分为几类? 每一类又各有哪些特点?

五、案例分析

神经外科 ICU 的病房中住着一位年轻的女性患者,该患者系因车祸致头部受伤而入院,入院时神志昏迷,头部肿胀青紫,全身多处擦伤。住院过程中反复高热,最高体温达40 ℃,患者家属十分关心患者,特别是其丈夫,多次按门铃和打电话问其病情及体温情况。在一次常规的探视时间,其丈夫再次问体温情况,管床的护士有点对其不太耐烦,说:"你这样天天问,我们的工作还能开展吗? 我们还要护理其他病人。"患者的丈夫很生气,大声地说:"我问体温怎么了? 我难道没有权利知道我家人的病情吗?"在其他护士及家属的调解下,没有发生更加激烈的冲突。

根据以上材料,请回答以下问题:

1.该冲突的原因什么?

2.该冲突的类型是什么?

扫一扫,获取参考答案

3.分析应用冲突感知模型,并说明如何预防类似的冲突。

参 考 文 献

1.刘俊波.冲突管理理论初探[J].国际论坛,2009,9(1):38－42.

2.李丽洁.基于危机管理的三位一体医患冲突控制体系研究[J].医学与哲学,2013,34(8A):70－73.

3.赵琳娟.医患冲突因素及其心理调控方法[J].实用医学杂志,2006,23(8):985.

4.李云.加强医患沟通,化解医患认知冲突[J].中国医学伦理学,2004,17(3):19－20.

5.谢晓飞,林靖,路西等.期望差异:危机中的风险沟通障碍[J].心理科学进展,2013,21(5):761－774.

6.李小敏.风险沟通研究:以风险认知的视角[J].文史博览,2014:61－63.

7.张钢,曹评.基于归因理论的冲突类型分析[J].管理评论,2010,22(3):86－92.

8.孟博.风险感知理论模型及影响因子分析[J].中国安全科学学报,2010,20(10):59－66.

9. 戴美玉. 护理人员的人际冲突处理型态及管理对策[J]. 当代护士,2011(3):181—182.

10. 赵晓莉. 护患冲突的原因及解决策略[J]. 医院管理论坛,2012,2(29):41—42.

11. Vivar C G. Putting conflict management into practice：A nursing case study[J]. Journal of Nursing Management,2006,14,201—206.

12. 王维利. 思维与沟通[M]. 合肥:中国科学技术大学出版社,2007.

推 荐 阅 读

1. 威廉·W·威尔莫特,乔伊斯·L·霍克著. 曾敏昊,刘宇耘译. 人际冲突——构成和解决(第7版)[M]. 上海:上海社会科学院出版社,2011.

2. 戴维·迈尔斯著. 张智勇等译. 他人即地狱:人际冲突的源起与化解[M]. 北京:人民邮电出版社,2012.

3. 卡伦·霍妮著. 杨立华译. 我们内心的冲突[M]. 北京:人民邮电出版社,2015.

第五章 系统思维与逻辑思维

本章目标

1. 掌握思维、系统思维和逻辑思维的概念。

2. 熟悉思维的影响因素、逻辑思维的基本方法和逻辑规律等。

3. 了解如何将系统思维和逻辑思维应用在临床工作中。

关键词 系统思维 逻辑思维 逻辑规律 影响因素

中心案例5

患者李阿姨在此次住院时被诊断为糖尿病,她的责任护士张护士发现李阿姨这段时间情绪低落,经常独自哭泣。

张护士:李阿姨,我发现您最近心情不好,可以跟我说说原因吗? 看看我能怎么帮助您。

李阿姨:唉,小张啊,我与王阿姨用的药一样,但比她住院时间长不少,我快出院了吧?

张护士:是的,您是在担心什么吗?

李阿姨:是担心,不瞒你说,你们经常给我讲的知识啊我听不懂,儿子又忙,我回家还有孙子要带,这病又要天天打针,一想到这些我就不想治了。

张护士:所以阿姨您是担心出院回家后没法好好自我照顾,是吗?

李阿姨:唉,是的。

思考问题

1. 应该运用何种思维方法指导患者出院后的自我管理?

2. 如何将系统思维运用在糖尿病患者自我管理中?

3. 如何运用逻辑思维方法指导李阿姨对糖尿病进行自我管理?

4. 如何运用同一律对患者解释其治疗时效不同于其他同类患者?

社会持续发展、科学技术突飞猛进、知识更新日新月异的今天,医疗工作涉及的范围及深度不断拓展,医护人员面对的临床现象及问题也更加复杂。毫无疑问,学习思维方式有助于医护人员更好地进行有目的、有意义的判断、反思、推理及临床决策。本章主要介绍思维概述、系统思维以及逻辑思维,初步培养医护人员的思维方式,以期有效解决临床工作中的各种复杂问题,提高医疗护理的科学性和实效性,完善服务质量,促进学科发展等。

第一节　思维概述

科学思维是人类智力系统的核心,是人类对以往认识的过程和规律的总结,是对认识经验程序化和规范化的具体体现,参与并支配其他一切活动。医护人员应注重科学思维能力的培养和运用,提高科学思维的品质和能力,促进职业素质的发展。

一、思维的概念

思维是对客观事物间接、概括的反映,反映的是事物的本质属性和事物之间的规律性的联系,属于认知过程中的高级阶段。

上述思维概念中的间接性是指思维过程中,根据已知的信息推断没有直接观察到的事物。换言之,它不直接作用于客观的事物,思维可以不直接通过感觉器官而通过一定的中介或一定的知识、经验来反映客观事物。比如,依据很多人开网店,推断出互联网经济的发展。再比如,医护人员知道某患者是 60 多岁的退休大学教师,是 20 世纪 50 年代人,就可以推测其可能曾是下乡知青,有过农村生活的经历,品格中可能有"省吃俭用"的一面。这里就体现了思维的间接性。

上述思维概念中的概括性是反应事物之间固有的、必然的联系,体现在两个方面:一是把同一类事物的共同特征抽取出来加以概括。比如发现胃癌、直肠癌、结肠癌等消化道肿瘤的发病往往与饮食习惯有关,这就体现了思维的概括性。二是将多次感知到的事物之间的联系和关系加以概括,得出有关事物之间的内在的规律性联系的结论。比如,医院大规模急救时,先抢救那些已经不能说话的患者,而一直喊着疼的患者病情相对而言轻一些,这就是多次发生之后总结的事物之间的内在联系。再比如,多次看到"月晕"就"刮风",地砖"潮湿"就"下雨"等现象,得出"月晕而风""础润而雨"的结论。

二、思维的分类

思维的分类有多种。研究思维的分类有益于医患文化沟通时,医护人员对患者思维方式的判断,从而主动与其配合。

(一)根据思维的抽象性分类

1. 直观行动思维　直观行动思维是以直观的动作和活动为媒介而进行的思维,它的高级形式是实践思维。例如,通过甲状腺触诊判断甲状腺的状态。

中心案例5

问题1参考答案

　　可以运用直观动作思维、具体形象思维和抽象逻辑思维来指导患者出院后自我管理。例如,向患者讲解糖尿病运动调节法时,将适宜的运动方法做成图册,即使用具体形象思维;现场演练不同运动的动作要领,即使用直观行动思维;向患者讲解运动调节利于控制糖尿病的原理,是运用概念、理论知识来解决问题,即使用抽象逻辑思维。

2. 具体形象思维　具体形象思维是以具体表象为材料,利用具体形象来解决问题。最主要的特征是形象性,或者叫直观性、具体性。具体形象思维包括宏观和微观两方面。宏观的具体形象思维体现在直接观察患者的外在形态、皮肤色彩、四肢发育、五官构造、精神面容等,进而判断患者的情况。如看到患者脸上和手掌小鱼际处有蜘蛛痣,推测患者可能患有肝炎。微观的具体形象思维即通过现代科技手段来观察研究人体的深层结构、五脏六腑、细胞组织、分子形态等特殊的细节形象。如医生可以通过科技手段观察患者的甲状腺的解剖和细胞情况,进一步确诊患者的病情。

3. 抽象逻辑思维　抽象逻辑思维是反映事物的本质属性和规律性联系的思维,通过概括、判断和推理来解决问题。比如向甲状腺肿大的患者讲述疾病发生的原因、转归等生理病理过程。通过语言表达出理论知识,让患者明确疾病发生及转归的逻辑过程。例如,应用奥瑞姆自护理论帮助高血压、糖尿病等慢性病患者进行自我护理。

(二)根据思维的品质分类

1. 再现性思维　再现性思维是指运用先前已经获得的知识和经验解决问题。例如,临床护理要根据已经掌握的知识和经验进行实践。

2. 创造性思维　创造性思维是指能获得新知识并能产生新颖的思维成果,打破定势,开辟新思路的有创见的思维。例如,静脉输液的治疗方法从传统静脉输液到选择大静脉(通常是颈内静脉、锁骨下静脉或股静脉)穿刺进行中心静脉导管(central venous catheter, CVC)输液,再到选择外周静脉(通常是肘窝静脉)穿刺进行中心静脉导管(peripherally inserted central catheter,PICC)输液,降低中心静脉的穿刺风险和感染几率,延长导管的留置时间,更适用于进行中期至长期静脉输液治疗。上述静脉输液方式的不断改进,就需要有创造性思维。

(三)根据思维的意识性分类

1.我向思维　我向思维是指思想受个人的情绪左右,而不能与外在的客观标准相比较,即从自我出发。其特点是凭直觉、想象、唤醒来进行,一切都是我觉得如何便是如何,而不考虑客观实际。幼儿的我向思维比较多,不注意思维方法学习和训练的成年人往往也会有不同程度的我向思维。

2.现实性思维　现实性思维是指人在思考问题时,从客观现实出发,以客观事实为依据,严格按照客观事物的逻辑关系进行思维,这种思维方向与我向思维相反。

(四)根据实践活动的目的性分类

1.上升性思维　以实践所提供的个别性经验为起点,把个别经验上升为普遍性认识。个别性思维大多来自日常的生活体验,过于直接和个性化,因而不具有普遍的指导意义,其真实性有待实践检验,最终上升为普遍性认识。

2.求解性思维　在上升性思维进行中,当普遍性与实践发生矛盾时,就会出现问题,这就导致求解性思维的产生。求解性思维是指围绕问题展开思维,依靠已有的知识去寻找与当前现状之间的中间环节,从而使问题获得解决。就像人们解答数学题,先要分析已知的条件,再看问题,最后找出由条件到问题之间的桥梁。

3.决策性思维　决策性思维是以规范未来的实验过程和预测其效果为中心内容的思维活动。其主要特征是未来性,目的是规范未来和预测结果,或对未来事件的预报。

(五)根据思维的能力分类

1.一般思维　一般思维又称普通思维,是指没有具体思维目标、目的和任务,抽掉具体思维内容的纯形式思维。它是一套抽象的逻辑规则和操作模式,如辩证思维和形式逻辑思维(分析与综合、归纳与演绎、抽象与具体等)。一般思维是一种"逻辑",是一种思维意识,是一种思维的素质和能力,为现实思维服务。

2.现实思维　现实思维又称具体思维、实用思维或应用思维。它具有某种具体的思维目标、目的和思维内容,要解决具体的理论或实践问题。它有一套逻辑规则和操作模式。现实思维是一种思维实践的行为活动,如形象思维、灵感思维等。

三、思维的影响因素

根据前面的介绍,人们已经得知思维有很多不同的类型,而对于大多数人来讲,人们总是按照自己的思维模式去思考问题,并且对于不同事物都可能有着相同或相似的思维模式。因此,当面对同一问题时,不同的人可能会作出截然不同的判断和反应。那么,究竟是什么原因在影响着个体的思维方式呢? 其实,思维的影响因素有很多,本书主要介绍以下五种影响因素。

(一)表征方式

表征方式是指表达或展现的方式。不同的表达或展现形式,即不同的表征方式会影响思维,体现在影响解决问题的情况上。在治疗性沟通过程中,针对同一临床问题,医护人员可以使用不同的表征方式向患者表达健康与疾病的相关观点和目的。例如,在中心案例中,张护士向患者解释糖尿病饮食疗法时,可以采用食物图册、模具、视频等不同的展现形式。在其他条件相同的前提下,不同的表征方式可能会产生不同的结果,比如患者的反应时间、患者的学习态度和效果等。

(二)思维定势

思维定势是在以往的反复使用中所形成的比较稳定的、定型化了的思维路线、方式、程序和模式。思维定势的正性作用是:影响人们对事情的反应和判断,对于相似的问题,思维定势有助于人们对问题的适应,进而提高反应和解题的速度。例如,临床医疗和护理路径往往是指导医护人员临床工作的思维路线,在临床疾病的诊断和治疗中,对提高疾病的诊断、医疗、护理质量起着重要作用。思维定势的负性作用是:对于变化的问题,思维定势会阻碍人们产生更合理与有效的思路,从而影响解决问题的速度和效率。例如,发热患者护理常规中,酒精擦浴物理降温法并不适用于对酒精过敏的患者。消极的思维定势是束缚创新性思维的枷锁。

(三)功能固着

功能固着是指个体在解决问题时只看到某事物通常的功能,却看不到它可能存在着其他方面的功能,从而干扰问题解决的思维活动。在生活中,一般要谨防思维中的功能固着,应该开放思维。例如,可以将废弃的牛仔短裤经过修改后当作装饰品,挂在墙上,根据牛仔裤的口袋设计,可以用口袋盛放梳子、笔等物品。再如,用饮料瓶盖作为参考物,用来向高血压患者介绍食盐用量。改变思维的功能固着,有助于人们实现创新。

(四)动机

动机与思维之间存在着十分密切的关系。动机对思维的影响是以情绪为中介的,也就是说,主体动机对思维产生影响是通过情绪产生作用的。动机一旦产生,就会产生能量,出现激动状态,也就是情绪反应。动机过强会出现焦躁不安的情绪,动机过弱会出现松弛懈怠的情绪;只有在中等的动机强度下,个体的情绪才会表现出既比较紧张、又比较稳定的特点。动机对思维的影响效果还受到思维客体的难易程度的影响,也就是要做的事情的难易程度。虽然高动机易于解决简单的问题,但是会阻碍复杂问题的解决。

(五)个性特征

具有不同个性特征的人面对相同问题时会有不同的思维活动,进而产生不同的人生。一般来讲,具有远大理想、意志坚强、勇于进取、富于自信、有创新意识、人际关心良好、勤奋的人,常常能克服各种困难,善于迅速而有效地解决问题。比如美国原总统富兰克林·罗斯福,脊髓灰质炎给他留下了一条瘸腿和一嘴参差不齐的牙齿,他背诵东西的时候双腿不断发抖,嘴唇也颤抖不已,回答问题时总是含糊不清,同伴经常嘲笑他。按照一般的情况,像他这样的小孩,自我感觉一定很敏感,倾向于逃避生活,会比较孤僻。但是罗斯福不同,他虽然知道自己先天有缺陷,但是仍然意志坚强,咬紧牙齿使嘴唇不颤抖,强迫自己像正常孩子一样玩游戏、骑马,做各种体育活动。他很自信、勇敢,最终成为美国历史上最伟大的总统之一。

四、思维的衡量标准

正如一千个读者就有一千个哈姆雷特一样,个体的思维存在多元化的现象,受到多种因素的影响。如何衡量个体的思维呢? 可以从清楚、正确、精确、切题、深度、广度、逻辑性、有意义和公正等九个方面来衡量思维。时刻用这九条标准衡量自身的思维以及交流对象的思维,使双方的表达更加清晰、确定和精确等。

(一)清楚

清楚是一个基础性标准。如果一个论述不清楚,人们根本无法判定它是否正确或切题。事实上,人们什么也不能判定,因为根本不清楚它说了些什么。比如这样一个命题——她是个癌症患者,这句话在某种程度上就比较模糊,因为人们不知道这个命题的发生场景,也不清楚"她"到底患有什么"癌",以及她现在的状态。说出这句话可能有很多种意思。当你能够熟练区分模糊和清楚的观点时,你会发现,人们大多数时间往往并不清楚自己在想什么,也不清楚自己在说什么。

(二)正确

一个命题可能很清楚但却不一定正确,客观的思考者会仔细听取别人的论点,如果有值得怀疑的理由,他们会询问这个观点是否真实、正确。同样,当他们阅读一篇文章、学习一些知识,而且作者断言所述均属事实时,他们就会质疑这些在多大程度上是正确的,有什么途径可以寻求该问题的答案,怎样证明这些答案是正确的,这是一个批判性思维者应该心怀的一种客观健全的怀疑态度。比如,将"她是个癌症患者"这句话修改为"她是个大肠癌术后康复患者,她正在为一些刚入院等待手术的癌症患者讲述她的围手术经历、体验,以及她应对疾病的观点"。这样的表述相对清楚,但并不表明她所描述的观点一定是正确的。

(三)精确

精确意味着给出必需的细节,使别人更确切地理解说话人的意思,因为在很多情况下,细节对于严密的思考是很有必要的。比如你要买电脑或者房子等,如果不能给你提供很详细的细节,你便无法思考该作出什么样的决定(买或不买/买哪一个)。什么是"精确"呢?精确就是关于该论述进行询问:你给的细节够吗?表述得够详细吗?这是需要反复问自己的问题。例如,医护人员对大肠癌术后即将出院患者进行的治疗性沟通命题是健康饮食,预防腹泻或肠痉挛。要从可以吃什么、吃多少、什么时间吃、烹调的方法等多方面加以描述。

(四)切题(关联性)

一个清楚、正确、精确的论述,不一定就与当前的问题相关。什么是切题呢?当一件事情与所要解决的问题直接相关,并对其产生影响时,才能称为切题。或者说,它适用于当前问题,并与之相切合。这个衡量标准使人们把不相关的内容放到一边,只考虑相关的问题。

(五)深度

深度是指当人们分析问题时,需要深入考虑问题实质,找到问题中的难点,考虑如何处理问题中的最重要因素。这样才能帮助人们有效地解决问题,让人们的思维更深刻。人们在思考问题时,不仅要解决是什么,还要解决为什么,这就是比较有深度的思考。例如,阅读时仅仅记住几个概念或观点,而没有深刻理解所阅读内容的知识体系与逻辑结构,没有做到深入思考、理解、消化和吸收,这种学习就是没有深度的。对常见的临床现象的深刻思考,有助于促进事物发展。比如,面对压疮患者,可以考虑以下问题:引起患者发生压疮的因素有哪些? 这些因素彼此间有什么样的逻辑关系? 为什么此患者发生了压疮? 压疮常见于什么特质的患者? 有效的治疗和护理方法的原理是什么? 还能如何改进? 等等。

(六)广度

推理的思路可以是清楚的、准确的、精确的、切题的,也可以是有深度的,但若缺乏广度,则会使思维比较局限。广度是指分析某问题时,人们从相关的、不同的角度考虑,使思维具有全面性。如果从任意一个方面分析考虑问题,即使考虑分析得很深刻,所得的结论往往也是片面的。导致人类思想狭隘、片面的原因有很多,包括所受的教育有限、骨子里的自我中心论、天生自私、自欺欺人等。在分析问题时,考虑如下问题往往可以使人的思维更加全面:是否需要考虑另一种观点? 有没有看待这个问题的另一种方式? 如果从保守或激进的观点来看,问题会是怎么样? 如果改变看问题的角度或角色,问题会是怎么样?

(七)逻辑性

所谓"逻辑性",是指当人们思考时,会把很多不同的想法以某种次序结合在一起。当各种组合在一起的想法相匹配并互相支持时,产生的思想才有逻辑性。反之,它们的组合就没有逻辑性。比如,人们经常在观看辩论比赛时会说到,某位选手的发言思维缜密,具有逻辑性,即他所阐述的问题与论点是一致的。若是不符合逻辑,则是自相矛盾。要使人们的思维更具有逻辑性,人们可以对自己提出这些问题:这些论点都可以严密地结合在一起吗? 这讲得通吗? 这个论点和论据是如何相一致的? 你所讲的是否自相矛盾?

(八)有意义

当人们对问题进行推理思考时,人们应该集中考虑与问题相关的最重要的信息或看法。但是人们常常会忽略那些最重要的问题,而陷于一些肤浅的、无足轻重的问题中。比如,在大学学习期间,学生应该关注的问题是:什么是有知识的人? 怎样才能成为有用的人? 可是学生常常关注的问题却是:怎么才能不挂科? 诸如此类的问题。当你针对某个微不足道的小问题展开长篇大论的发言时,请问你的发言有意义吗?

(九)公正

当人们考虑问题时,想要确定自己的思维是合理的,这意味着需要公正的思考。换句话说，也就是合乎理性的思考。之所以提出公正，是因为人类思维的本质中有强大的自欺欺人的一面。人们经常自以为自己的想法是公正合理的，而事实上是人们拒绝改变自己的想法，拒绝考虑其他一些重要的相关信息。有时候为了达到自己不正当的目的，满足自己的私欲，有些人甚至不惜伤害别人；也经常作出不合理的、没有事实依据的假设前提，从而导致错误的推论。总而言之，公正是一个很重要的标准，因为它促使人们清楚地认识到为了实现自己的私欲，个人或者他人是如何歪曲自己的认识的，从而使自己更加理性地思考。

第二节　系统思维

系统思维是以系统论为指导的一种思维方法，是运用最普遍的思维方法之一。系统论认为，每一个系统都由各种各样的因素构成，要使整个系统正常运转并发挥最好的作用或处于最佳状态，必须对各要素考察周全，并充分发挥各要素的作用。生命现象是动态的，与外界一直进行物质、能量和信息的交流。医护人员要具备系统思维，既能把握大局，又能重视细节，以达到最佳认识生命和正确进行实践活动的目的。

一、系统思维概述

(一)系统的概念

系统(system)是由若干相互联系、相互作用的两个或两个以上要素所组成的，在一定环境中具有特定结构和功能的有机整体。从概念中可以看出，系统是由两个或两个以上的要素组成的整体，其中要素是构成系统的基本组成部分或基本单元。系统是具有特定结构的整体，其中结构是系统中各种关系或联系的总和。任何系统都具有特定的功能，这也是系统存在所具有的意义。系统是处在一定环境中的整体，而环境是系统赖以生存的各种外部条件的总和。一般来说，凡是与系统及其要素发生联系而又不属于系统的事物，均属于系统的环境。离开了环境，系统就失去了存在的条件而不成为系统。

(二)系统思维的概念

系统思维(systems thinking)是指将研究对象作为系统，从系统的部分与部分、系统与环境的相互联系、相互作用中，综合地思考研究对象的方法。它要求人们在认识事物和改造事物的过程中，从整体出发，处理好系统与要素、全局与局部的关系。

在医学领域中,系统思维表现在医学观和护理观的重大突破上。在对患者的治疗和护理上,已从过去的就病论病转向把患者看成一个有机的整体和系统,并将患者放在较大的环境系统中,研究诱发疾病的生理、心理、社会等因素,从而找到帮助患者康复的最有效的治疗和护理途径。例如,饮食、运动、药物、心理调节和自我监测"五驾马车"是糖尿病管理的五大要素,若要增强糖尿病的整体自我管理功效,就要充分发挥每个要素的作用,从而保持糖尿病管理系统的合理和优化。

(三)系统思维的特征

1. 整体性　整体性是系统思维的基本特征。系统的整体性表现为系统的整体功能大于系统各要素的功能之和;系统的整体功能建立在系统各要素功能的基础之上。这说明一个系统并不是组成该系统的各要素的简单相加,而是按照一定的规律组织起来构成一个整体。若要增强系统的整体功效,就要充分发挥每个要素的作用,同时对系统中各要素的结合以及要素、整体、环境之间的相互作用保持合理和优化。

2. 结构性　结构是指构成系统的所有要素按照一定关系形成的整体连接方式,它有空间结构、时间结构、数量关系结构以及逻辑结构等不同类型。整体之所以大于部分之和,就是因为结构在起作用。要素是功能的基础,而结构是从要素到功能必经的中间环节,在相同的要素情况下,结构对功能起着决定性作用。而且,如果系统要素在数量或质量上存在问题,在一定条件下,也可以通过优化系统结构进行弥补。因此,在考察要素与结构对功能的作用上,人们应该把思维重点放在结构上,并且在追求优化结构时,必须全力找出对整个系统起控制作用的中心要素,将其作为结构的支撑点,形成结构中心网络。在此基础上,再考察中心要素与其他要素的联系,形成系统的优化结构。

3. 动态性　系统不是静止的,而是动态的,是不断发展变化的。系统思维的动态性特征是指要在物质系统的动态过程中揭示它的性质、规律和功能,在动态中考察它的整体和要素、整体和环境、要素和要素等的演化过程。

中心案例5 《《《

问题 2 参考答案

　　首先,要帮助患者认识到糖尿病自我管理是一个系统,它的要素包括糖尿病自我管理的知识、血糖监测、并发症预防与应对、饮食调节、健康运动、用药、负面情绪管理等。若要增强自我管理的整体功效,就要充分发挥每个要素的作用。

其次,人作为开放系统中的一分子,无时无刻不在与外界保持着动态交换,是动态发展的系统。因此,患者的自我管理方案要不断地进行动态的评价、修正和调整。

二、系统思维在医患文化沟通中的应用

诊疗护理过程中,临床医护人员离不开与患者及其家属进行沟通,沟通的根本目的在于治疗或者辅助治疗,促进患者的康复。要想取得良好的沟通效果,离不开系统思维的运用,也离不开治疗性沟通系统。

首先,在关系性沟通环节,医护人员需要与患者建立信任的治疗性关系,这是有效沟通的基础,可为后续信息数量和质量的传递提供保障。这里所谓的"建立信任的治疗性关系",不是简单指某一个医护人员与某一个患者之间建立信任关系,而是指医方系统和患方系统之间建立信任关系。如果医方系统和患方系统没有建立起信任关系,那么医护人员个体与患者个体建立的信任关系是非常脆弱的。此外,还应全面考虑影响建立信任关系的要素,如医患双方的社会文化背景是否匹配?患者的交流风格是什么?使用什么沟通技能更容易与患者建立信任关系?等等。

其次,在评估性沟通环节,医护人员需要系统地评估患者及其家属。根据系统思维的观点,系统由要素构成,要素数量上的齐全是保证系统功能的前提之一。因此,医护人员要明确此时沟通系统的要素,包括评估中的知人、知病(问题)、知因、知需和知源,即"五知"。具体而言,就是评估患者的社会文化背景,包括居住地、教育水平、职业、年龄、生活习惯等;评估患者的疾病以及住院期间存在哪些问题;评估患者产生上述问题的原因,明确可控性的因素和不可控性的因素;评估患者目前存在哪些需求,医护人员需要在此基础上明确哪些是合理的需求,哪些是不合理的需求,从而做到心中有数;最后,还需要评估患者身边有哪些可以利用的资源。资源包括人和物,人包括可以提供专业性社会支持的人,如医生、护士等,以及提供非专业性支持的人,如家属、亲友等。物包括实体的物,如居住在农村,可能会有新鲜蔬菜和瓜果,也包括相对虚拟的物,如患者可以利用互联网查询疾病相关知识等。

评估性沟通时运用系统思维解决问题的范式,从知人、知病、知因、知需、知源的"五知"角度分析,反映了系统思维的整体性。除此之外,系统思维强调系统与要素并不是固定不变的,任何一个要素都可能是另一个更小的亚系统,它又包括自己独特的要素。例如,评估性沟通系统中的要素之一有"因",当人们具体分析患者存在的问题的"因"时,"因"这一系统又包括不同的要素。另外,系统思维具

有动态性,患者此时存在的问题和拥有的资源等并非一成不变,这就要求医护人员应动态地、持续地评估患者。

最后,在治疗性沟通环节,想要在一定时间内解决患者存在的问题,取得一定的成效,同样离不开系统思维的保驾护航。治疗性沟通要求医护人员在识别患者文化特征的基础上帮助患者进行文化调整和重建。要系统分析患者的文化特征,其要素包括价值观、语言、知识、信仰、艺术、思维方式、法律法规、风俗习惯、生活态度和行为准则等,分析这些特征如何影响患者对疾病的知、信、行。在确定需解决问题的基础上,明确解决该问题涉及哪些要素,如干预者是哪些人、干预的时间、干预的频次、干预的内容、干预的形式(一对一、一对多、多对一、多对多等)、效果评价的方式(使用哪些量表、何时测量等)等。具体干预小组又可以是一个亚系统,可能包括麻醉科、外科、营养科等各科医生和手术室、重症监护科等各专科护士等;干预对象也可是由患者的亲朋好友组成的一个亚系统。只有系统地考虑患者需求的要素,才能保证在繁琐的工作中有条不紊地设计沟通方案,提高工作效率。同评估性沟通一样,治疗性沟通也应该是反复循环进行的,因为患者所持有的疾病认知和信念的改变并不是一蹴而就的,因此,就需要动态的评价和反复的沟通。

第三节　逻辑思维

逻辑思维本身虽然不能给人们直接提供各种具体的科学知识,但能够为人们进行正确思维、获取新知识、表述论证思想等提供必要的逻辑手段和方法。列宁曾说过,任何科学都是应用逻辑。逻辑思维是一切思维的基础,思维离开了逻辑的合理形式,就很难产生合理的内容。不同患者、不同病症的临床表现千差万别,病情错综复杂,不断更新的知识和涌现的新技术等,都要求医护人员必须运用逻辑思维和各种推理方法进行分析和比较等,要求医护人员具备较高的逻辑素养。

一、逻辑思维的概念与基本形式

逻辑思维的基本形式帮助人们较好地认识事物的本质和规律。

(一)逻辑思维相关概念

1.逻辑学　逻辑学(logic)是一门以思维的逻辑形式及其规律为主要研究对象的科学。具体来说,它是研究概念、命题、推理等思维形式及其规律的科学。

2.逻辑思维　逻辑思维(logical thinking)是思维的一种高级形式。它是以抽象的概念、判断和推理作为思维的基本形式,以分析、综合、比较、抽象、概况和具体化作为思维的基本过程,从而揭露事物的本质特征和规律性联系。

(二)逻辑思维的基本形式

1. 概念　概念反映对象本质属性的思维形式。人是能够思考的主体,思考对象是一切能够被思考的客体。所谓"本质属性",是指一类思考对象共同拥有的,且仅为该类对象所具有的属性。例如,糖尿病是以高血糖(本质属性)为特征的代谢性疾病。医护人员(主体)通过对糖尿病(客体)概念的界定而思考临床的诊断与鉴别。

2. 判断　对思维对象有所断定的思维形式是判断。作为逻辑思维形式的判断,不同于直接陈述感官所反映的情况,而是要判定思维对象是否具有一定的性质与关系,这属于抽象思维的任务。在抽象思维形成判断的过程中,逻辑思维的参与保证了其准确性(如定义项与被定义项的外延须等同)。例如,糖尿病(被定义项)是以高血糖(本质属性)为特征的代谢性疾病(定义项)。糖尿病的诊断标准(被定义项的外延)包括糖尿病症状＋随机血浆葡萄糖≥11.1 mmol/L,或空腹血浆葡萄糖≥7.0 mmol/L,或餐后 2 h 血浆葡萄糖≥11.1 mmol/L。患者符合糖尿病的诊断标准才可以初步判断为糖尿病。

3. 推理　逻辑推理主要有演绎推理、归纳推理和类比推理三种。推理的准备工作由抽象思维完成。比如,得出推理的前提是需要进行大量的科学研究,这些都离不开抽象思维。而逻辑思维由这些前提出发,根据推导规则得出一定的结论。例如,医护人员结合生化指标,让患者回顾糖尿病的自我管理过程,就可以演绎、归纳、推理患者自我管理的效果。也可以把患者治疗前后的状况进行类比推理;把糖尿病现在的情况与同类的其他糖尿病患者进行类比推理。

概念、判断和推理作为逻辑思维的基本形式,是普通逻辑、数理逻辑和辩证逻辑从不同的视角共同研究的思维形式,它们是逐层建构的。通常,人们以概念为逻辑思维的基本单位,在概念的基础上构成判断,在判断的基础上进行推理。由此,逻辑思维可以是分析清晰的思维过程。

二、逻辑思维的基本方法和基本规律

逻辑思维的基本方法和基本规律帮助医护人员将逻辑思维很好地应用于临床医疗和护理过程中。

(一)逻辑思维的基本方法

逻辑思维方法是人们认识世界的基本方法,内容十分丰富。这里主要阐述四组方法：分析与综合、比较与分类、归纳与演绎、抽象与具体。

中心案例5 ◀◀◀

问题3部分参考答案

案例中，张护士可以使用分析法与综合法，在评估性沟通后，按照生物医学模式全面分析李阿姨出现抑郁情绪的原因，包括对治疗方案的不理解、对家庭事务的不放心、对自我管理的不自信等。

1. 分析与综合　分析是指在思维过程中把对象的整体分解为各个部分、要素、环节、阶段并分别加以考察的方法。即使是一件很简单的物品，如一只茶杯，也可以从形状、质料、颜色、用途等许多方面进行分析。因此，人们要认识一件事就不能不采取分析的方法。分析法是逻辑思维的基本方法，因为任何思维的对象都是一个由各种要素、部分、环节和阶段构成的事物系统或事物过程，人们在思维过程中要从对象的各个方面来着手，否则就无法进行。分析法能将复杂的事物简单化，是人们常用的逻辑思维方法。然而仅用单一的分析方法处理问题是不够的，这会使人们的眼光局限在狭隘的领域中，不能整体地、全面地看问题。为避免分析方法在运用中的局限性，必须按照思维过程本身的规律，既要分析，又要综合，把分析法与综合法结合起来，全面把握思维对象的丰富内涵。

综合法是指在思维中把对象的各个方面、要素、环节和阶段有机地结合成整体的方法。综合法是从分析法结束的地方开始的，它需要进一步把分析开来的单纯规定连接成一个整体。在客观现实中，事物的本质和现象本来就是结合在一个整体中，当人的思维把本质和现象分开时，所得到的本质认识是分散的、抽象的规定，还没有完全地再现事物的真相。通过综合之后，就能把内部和外部、本质和现象、统一和多样、一般和个别等方面统一起来，具体地在思维中复制出客观对象。这时的具体不是感性的具体，而是理性的具体。所以，综合的过程本质上是一个由简单到复杂、由低级到高级的上升思维过程。

2. 比较与分类　比较法是在思维中确定事物之间异同的方法，就是比较两个或多个事物的共同点和差异点。通过比较就能更好地认识事物的本质。比较法的思维过程，离不开分析法与综合法。人们在分析中，把事物的诸多方面、要素、环节、阶段等区分开来，就可以进一步把此事物与彼事物相比较。不经过分析，便无法彼此比较。比较是把已经分析开来的事物要素相比较，其过程本身又是一个综合的过程，所以比较法是建立在分析法和综合法基础之上的。

问题3部分参考答案

案例中,张护士向李阿姨讲解糖尿病的分类、常用药物及各自特点,就可以运用分类法与比较法。

分类法是根据思维对象的共同点和差异点,把思维对象区分为不同种类的思维方法。人们总是在比较的基础上进一步分类,以更深入地把握对象的性质。可以说,比较是分类的前提,分类是比较的结果。人们通过比较确定对象之间的共同点和差异点之后,把事物划分成具有一定从属关系的不同等级。分类法作为逻辑思维的基本方法,目的就在于把握思维对象,因此,也有一个从现象到本质的分类过程。

3.归纳与演绎　归纳法是指从一系列的具体事实当中概括出一般性原理的方法。前提和结论之间是必然的。它的基本内容是:如果在大量观察的事实中发现某类事物具有一种特定的性质,那么就可以断定所有这一类事物均具有这种特定性质。

问题3部分参考答案

案例中,张护士发现李阿姨这段时间情绪低落、经常独自哭泣等,归纳这些症状,推断她可能有抑郁情绪。

因为具有抑郁情绪的患者会不自信,对日常生活失去兴趣,所以李阿姨随着疾病进展可能会出现更多类似症状。因此,要加强对李阿姨的观察与指导。可以运用归纳法与演绎法。

演绎法与归纳法正好相反,它是从一般走向个别的思维方法。它是从概念到概念、从判断到判断的思维,即从既成的一般性理论中推导出个别性结论。在护理科研中,进行质性研究更多的是归纳,通过现象归纳出一般性的知识;而量性研究则是运用演绎的逻辑方法。

归纳法与演绎法既彼此独立、相互区别,又相互依存、相互转化,两者之间存在着对立统一的关系。离开了归纳法的演绎法,是空洞的唯心主义演绎法;离开了演绎法的归纳法,是盲目的、肤浅的归纳法。归纳法丰富和检验了演绎法,演绎法指导和补充了归纳法。它们如同人的左、右脚一样,只有相互联系、相互补充、相互支持地活动,才能更好地实现逻辑思维方法的作用。

4.抽象与具体　抽象法是运用思维的力量,从对象中抽取它本质的属性,抛开其他非本质的东西。抽象法就是从具体到抽象的方法。所谓"从具体到抽象",就是将完整的感性具体材料转化为抽象的思维规定。人们关于事物的知识是从感知开始的,经过表象和初步的经验思维形成了关于事物的感性认识,这是感性的具体,感性的具体尚不能把握对象的本质,需要进行思维的抽象工作。案例中,护士根据观察到的患者的表现以及自身的经验,将感性的具体上升为思维的抽象,明确患者存在的护理问题,就是运用由具体到抽象的逻辑思维方法。

中心案例5 ‹‹‹

问题3部分参考答案

案例中,患者李阿姨的抑郁情绪、不自信等表现,是慢性病患者早期易出现的症状。张护士认为,医护人员应关注慢性病早期患者的自我管理信心和能力,并根据李阿姨的性格特点和文化背景,为她制定一份个性化的出院后自我管理方案。可以使用抽象法和具体法。

具体法是在思维中从单独对象的属性推广到这一类事物的全体的思维方法。具体性是概念和真理最基本的特性。从抽象上升到具体,就是运用综合法把对事物各方面的本质认识联系起来,形成一个关于事物的统一整体的认识,使抽象的规定在思维的进程中导致具体的再现。这种"具体",并不是客观的现实事物,而是思维中的具体,是对具体事物的具体认识。

形成这种具体的逻辑要求如下。首先,要学会全面地看问题和考察事物,只有这样,才能掌握各种规定的统一性,才能在思维中再现出对象的整体。其次,就是要发展地看问题,只有这样,才能抓住事物的本质。思维只有遵循这些原则性要求,才能获得整体直观的认识。

(二)逻辑思维的基本规律

形式逻辑思维必须遵守同一律、矛盾律、排中律、充足理由律等基本规律,这四条规律要求思维必须具备确定性、无矛盾性、一贯性和论证性,从而使日常思维交流畅通无阻。

中心案例5

问题 4 参考答案

首先,由于不同患者的社会文化背景、疾病产生原因、身体基础状况等有差异,因此,即使患有同样疾病、使用同样的治疗方案,也会出现不同的治疗效果。因为治疗效果的个性化,故 A 患者不等同于 B 患者。

其次,糖尿病治疗的"五驾马车"包括饮食、运动、药物、心理调节和自我监测。案例中,患者认为自己使用的药物与其他患者相同,那治疗效果应该相同,否则违反了逻辑的同一律原则。因为药物治疗效果不能等于"五驾马车"治疗效果,它只是其中一种治疗措施,若其他四种措施不同,则会出现不同的治疗效果。

1. 同一律　同一律表示在同一思维过程中,每一种思想与其自身是同一的,每个概念都必须在同一个意义上来使用。用公式表示为:A 是 A。在这里,A 表示任一个概念或判断。同一律包括概念的同一和判断的同一。概念的同一是指在同一思维过程中使用的概念必须保持一致,违反这一要求就会产生混淆概念或者偷换概念的逻辑错误。判断的同一是指在同一时间从同一方面对同一事物作出的判断必须要保持同一,违反该要求则会产生转移命题或者偷换概念的逻辑错误。

在医学实践中,A 是指反映任何医学对象的思想。如某医生确诊某一患者患肺结核,就必须在其思维的全过程中反映这一类疾病,并针对该病研究各种临床问题,开展医疗活动,进行科研探索和病历归类等,而不能中途变更肺结核的概念及其有关的判断。由此可见,形式逻辑的同一律是在对象相对稳定的状态下去反映对象的,它要求在同一时间、同一关系、同一条件下,对同一对象作出相对稳定的反映。如不能保证同时同一,同一律就不能保持它的效用。

2. 矛盾律　矛盾律的思想就是在同一思维过程中对任一思想不能既肯定又否定,既肯定又否定的思想不能同真,必有一假(也可能两者皆为假)。公式为:A 不是非 A。矛盾律是从反面说明同一律,其实质还是"A 是 A"。比如,一种观点认为一个人不能同时出现通气不足和通气过度,另一种观点认为患者可以同时出现呼吸性酸中毒和呼吸性碱中毒。呼吸性酸中毒是由于肺泡通气及换气功能减弱,通气不足,不能充分排出体内生成的 CO_2 造成的;呼吸性碱中毒是由于肺泡通气过度,体内生成的 CO_2 排出过多造成的。可以看出,对于不能同时存在通气不足和通气过度的问题既肯定又否定,因此,后一种观点违反了矛盾律,不能同为真,必有一假。例如,在科研写作时,对论点的阐述应该统一,不能自相矛盾。若论述"医患矛盾的根源在于信任缺失"观点时,不能既肯定又否定,否则就违反了矛盾律。

3. 排中律　排中律表示在同一思维过程中,如果出现两个互相矛盾的论断,则必有一真,不可能两者都真,也不可两者都假,更不可能有居中的第三者。公式为:是 A 或是非 A,两者择一。假设在某医学讨论中出现了"一切疾病都会发热"和"有些疾病会发热"这两个互相矛盾的观点,那么必有一个是真的。如果违反排中律,就会产生一概肯定或一概都否定或既不肯定也不否定的逻辑错误,其表现为"是 A 也是非 A"或"是 A 也并非不是非 A"。例如,在临床实习中,实习生小王说:"这个腹痛患者很像急性胰腺炎吗?"实习生小赵说:"不是,急性胰腺炎的腹痛症状不是这样子的。"实习生小王说:"那就不是急性胰腺炎了。"实习生小赵说:"也不是,因为患者有急性胰腺炎病史。"在这个小例子中,对于患者而言,"是急性胰腺炎"和"不是急性胰腺炎"是相互矛盾的命题,必有一真。实习生小赵同时否定,就违反了排中律。

4. 充足理由律　在论证中,论题的成立必须有充足的理由,即论据真实,并且从论据能推出论题。若论据不真实,或论据推不出论题,则论题不具备充足理由,论证违反充足理由律。公式是:A 之所以真,是因为 B 真,并且 B 必定能推出 A。这条思维规律是唯物论思想在逻辑学上的具体应用。例如,这个患者需要进行大量补液,因为他严重脱水。此例的后一个判断就是前一个判断的充足理由。反之,也可构成省略演绎推理:因为他严重脱水,所以一定要大量输液。由此可知,这条规律的特点是:理由真实,并能根据理由推出结论。"充足理由"必须具备以下基本条件:①真实性。不真实的理由不但不能说服对方,而且一旦被揭穿,则更为无理。②本质性。从繁多的理由中寻找最本质的理由。③全面性。片面的理由不足以论证完整的命题。

（王　婷　朱　宇）

练 习 题

一、名词解释

1. 思维

2. 系统思维

3. 逻辑思维

二、填空题

1.思维的衡量标准包括清楚、_____、精确、切题、深度、广度、_____、有意义、_____等。

2.逻辑思维的基本规律包括_____、_____、_____、_____。

三、单项选择题

1.通常我们认为电熨斗只能熨烫衣服,但它却还具有快速地去除礼品盒上的价格标签等作用。这表明以下哪个因素会影响人们的思维(　　)

A. 功能固着　　　　B. 表征方式　　　　C. 动机　　　　D. 个性特征

2.在急诊科,一位患者主诉胃疼,值班医生立即对患者进行系统的检查,查找其病因,制订治疗方案,很快解决了患者的胃疼问题。在这个过程中,最需要哪种逻辑思维方法(　　)

A. 归纳与演绎　　　B. 分析与综合　　　C. 抽象与具体　　　D. 分类与比较

四、简答题

1.逻辑思维的基本方法包括哪些?

2.系统思维的特征是什么?

扫一扫,获取参考答案

参 考 文 献

1.常春,谷士贤,时月芹,等.培养临床医学专业学位研究生系统思维能力的途径和方法[J].医学与哲学,2014,35(11B):83-85.

2.刘叶涛.形式逻辑与批判性思维[J].重庆社会科学,2007,10:31-34.

3. Hunink M G. In search of tools to aid logical thinking and communicating about medical decision making[J]. Med Decis Making,2001,21(4):267-277.

4. Peters D H. The application of systems thinking in health:Why use systems thinking? [J]. Health Res Policy Syst,2014,12:51.

5.蔡贞,熊石龙,包杰,等.医学院校开设逻辑思维训练课程的必要性探讨[J].检验医学与临床,2012,9(1):103-104.

推 荐 阅 读

常绍舜.系统科学方法概论[M].北京:中国政法大学出版社,2004.

第六章 辩证思维与创新思维

📚 **本章目标**

1. 掌握辩证思维与创新思维的概念和原理。
2. 熟悉辩证思维方式和创新思维方式的特征。
3. 了解如何在临床医疗护理中灵活运用两种思维方式。

关键词 辩证思维 创新思维

>>> **中心案例6**

　　患者,男,50岁,离家在异地建筑工地打工,因突发事故造成左下肢股骨骨折。入院第2天。以下是护患之间的对话:

　　护士:现在感觉怎么样?

　　患者:浑身疼,动都不能动,唉!

　　护士:现在肯定比较难受,不过疾病的恢复都需要一个过程。家里有人来照顾你吗?

　　患者:我妻子正在来的路上,明天就能到了吧。现在只能让父母带着孩子,我本应是家里的顶梁柱,现在还要让他们操心。

　　护士:你是不是觉得自己成了家里的负担?

　　患者:(沉默,眼睛湿润)

　　护士:谁都不想遇到这种意外。你是在工作的时候出现事故,但是一直没见你们工头过来,他们会给你报工伤吗?

　　患者:我们以前也有人出现过这种事情,只能自己花钱、自己受罪,我这腿,都不知道以后能不能做建筑工(眼神忧郁)。

思考问题

　　1.造成患者目前的心理困扰的主要原因是什么?

　　2.医护人员如何运用辩证思维帮助其改善心理困扰?

医学(medicine)，英国《简明大不列颠百科全书》对其的定义是：研究如何维持健康及预防、减轻、治疗疾病的科学以及为上述目的而采用的技术。《中国百科大词典》对其的定义是：医学是认识、保持和增强人体健康，预防和治疗疾病，促进机体康复的科学知识体系和实践活动。因为医学的研究对象是人，所以医学具有自然和社会双重属性。而医学模式的发展经历了一个漫长的历史过程，由最初的神灵主义医学模式到自然哲学的医学模式，再逐步发展为机械论的医学模式，之后演变成生物医学模式，直至现在的生物—心理—社会医学模式。这个过程与哲学思想紧密联系。医学注重实践，注重创新，在实践中检验真理，在肯定和否定中得到不断提升。所以，医学与哲学密不可分。

本章节主要介绍辩证思维与创新思维。运用科学的思维方法能够更好地将一般理论运用到医疗实践活动中，从而有利于医护人员在紧张、繁忙的工作中抓住事物的主要矛盾，更好地分析和解决问题，减轻患者的痛苦。鼓励医护人员善于发现问题，加强自主创新，发展原始创新，培养更多的创新型人才。

第一节　辩证思维

医学的发展过程可以说是唯物主义与唯心主义辩证法和形而上学斗争的过程，而医学的研究离不开辩证思维。

一、辩证思维概述

辩证思维促进现代医学模式的形成，它帮助医学研究者揭示人的身心动态发展的规律以及矛盾的实质。

(一)辩证思维发展概述与现代医学模式

1. 辩证思程发展概述　一切科学源于哲学。阿尔克马翁(Alcmaeon)首先提出医学应该与哲学相结合，希波克拉底(Hippocrates)将唯物主义哲学运用于医学中，亚里士多德创立了唯物主义医学体系，盖伦(Garen)倡导的科学方法论也注重形式逻辑、强调演绎法等；中国有"医易同源"的理念——"易具医之理，医得易之用"，易学思想指导了中医理论的创新与发展。张仲景的《伤寒杂病论》确立了中医学辩证论治的理论体系。如果把阴阳观还原为现代哲学理念，以天人合一整体观的方法论和相对论非绝对对立的思维方法，解读现代医疗环境中的人和人的生理、病理和心理，则无疑是科学的。

医学与哲学从其所要解决的根本问题来看，共同支撑着一个由"身"和"心"两个部分构成的生命。从两个不同的维度,运用两种不同的策略来解决人的共同生命问题。因此,哲学是另一种医学,哲学是学术的制高点。例如,有些学生虽然掌握了基础知识,但常常习惯于对号入座,将知识套用于临床,往往就病论病而缺乏辩证思维。其结果是在临床实践中感到很多情况事与愿违或力不从心,使医学造诣难以提升。此种缺陷的关键因素在于,没有将知识系统地掌握、辩证灵活地应用,缺乏对医学哲学范畴的理解。临床医护人员的重要作用就在于运用哲学思维,用联系和发展的观点看待临床医学,切身感受哲学思维的多样性和系统性,使其成为终生受用的哲学思维。

2.现代医学模式 纵观人类医学史,从深层次的思维结构来看,每个时代的医学观都与其同时代的哲学思想有着极为密切的关系。从古至今,一切医疗活动都十分注重患者的生活方式以及相关环境因素对机体的影响。医学模式也随着时代的发展产生了一次次的变革。1946年,世界卫生组织提出"健康"的概念,即健康是一种身体、精神和社会上的完好状态,不仅仅是没有疾病。1977年,美国医学家恩格尔在论述生物医学模式的缺陷时,明确提出现代医学需要一种新的发展模式,即生物—心理—社会医学模式,把关注重点从疾病到患者再到人类健康进行了转移,这样能够让人们从整体的视角去全面地把握人的生理、心理、社会、文化等多方面属性之间的联系,以及其与疾病的关联。现代医学模式不仅关注人的疾病,更关注人的健康,关注人的生、老、病、死;不仅服务于医院,还服务于社区,服务于家庭,服务于所有有人的地方。

(二)辩证思维的概念

辩证思维(dialectical thinking)是指人们通过概念、判断、推理等思维形式对客观事物辩证发展过程的正确反映,实质上是以动态的、矛盾的观点观察事物、分析问题。它是对客观事物的整体本质在一定阶段上的全面认识,是一种思维具体,而思维具体作为一种辩证的理性,不是一蹴而就的。在人类认识达到思维具体阶段以前,必须经过从感性具体到思维抽象这两个环节。

辩证思维是人类思维发展的一个重大成果,是一种全新的思维方式,也是解决问题的有效途径。它的发现使得人们对客观事物有了更加全面的认识,以唯物辩证法为原则,旨在揭示事物动态发展的规律以及矛盾的实质。辩证思维的主要观点如下。

中心案例6 ◀◀◀

问题1部分参考答案

患者的心理困扰可能更多源于现在人力、经济上的困难。护士可以帮助和安慰患者：一是认识到事物都是动态变化的（可参见后续参考答案），困难总是能解决的。二是看到很多类似的患者，只要积极配合治疗和锻炼，康复效果是非常好的。

1.动态的观点　动态的观点即事物之间的普遍联系不是静止的而是动态变化的。联系的实质是相互作用，事物之间的相互作用必然导致事物运动、变化、发展，从而推陈出新。也就是说，不能静止、孤立地看待问题，应该动态联系地分析问题。比如，妊娠期急性脂肪肝是妊娠晚期的一种严重的并发症，以起病急、死亡率高而广受国内外研究人员的重视。在该病发病初期，患者表现为胃肠纳差、恶心呕吐等，极易与消化道疾病混淆，如果放松警惕，没有动态监测病情的发展，就会错失最佳的治疗时期，继而造成不良的后果。再比如，人体有代偿功能，休克早期的生命体征并不能完全反映机体的实质变化，因此，需要动态监测生命体征、尿量等，以作出准确的判断，及时治疗。这就是辩证思维的动态观点。

中心案例6

问题1部分参考答案

护理人员经过和患者对话以及观察，判断患者目前的主要矛盾为：首先，患者由家里的"顶梁柱"变为"负担"，出现角色转换的困扰。其次，患者的治疗费用可能要"全部自理"，甚至将来无法从事建筑工作，经济压力巨大。

2.矛盾的观点　矛盾的观点即矛盾是普遍存在的。马克思曾说过："矛盾是实际存在的，其实质在于对立面的统一，事物都是由对立面的统一所构成的有机整体。"辩证思维要求人们在分析矛盾时，透过现象看本质，抓住事物的主要矛盾，学会从对立统一中把握事物及其发展规律，从而解决矛盾。其实，疾病常常是多种矛盾的统一体，其病理生理的演变也极其复杂。在临床实际工作中，人们常常需要去分析疾病的主要问题，抓住问题的关键，从而选择合适的治疗、护理方案。比如，严重创伤大出血的急性期，最关键的处理措施是有效止血。再比如，妊娠合并阑尾炎的患者，手术不一定是首选方案，人们要评估患者的孕龄、阑尾炎的发病程度、胎儿的情况等，完善相关检查，再根据现阶段的主要问题，来选择是保守治疗还是及时终止妊娠。

二、辩证思维的特征

辩证思维以变化发展的角度来认识事物，认为事物可以在同一时间里"亦此亦彼""亦真亦假"。世间万物之间是相互联系、相互影响的,以客观联系为基础,在对立统一中相互发展。辩证思维的具体特征如下。

(一)整体性

辩证思维的整体性是指事物是一个有机整体,从空间上看,要关注事物的内部矛盾和内在联系;从时间上看,事物是不断发展变化的。例如,新生儿出生 1 min内进行阿普嘉评估,发现肌张力弱,医护人员经过全身体格检查和分析,判断其主要原因为头颅血肿;从疾病发展的角度来看,头颅血肿有两个转归,一个是等待自然吸收,另一个是留下后遗症;医护人员再综合判断患儿目前的精神状态以及血肿大小,决定是否需要提前干预。

中心案例6

问题2部分参考答案

案例中,护士运用生物—心理—社会医学模式,把患者看作一个整体,不仅仅关注患者的骨折疼痛问题。通过沟通交流,利用辩证思维发现患者除了出现生理问题以外,还出现了心理社会问题,这体现了辩证思维的整体性。

(二)批判性

辩证思维在本质上就是一种不盲从权威的批判性的思维方式,不崇拜任何权威,认为没有什么是永恒不变的。所以,人们在对现存事物的肯定的理解中,同时包含对现存事物的否定的理解,永远不要相信自己不清楚的任何真理,要大胆地"怀疑一切",冷静地审视眼前的事物。例如,长期卧床的昏迷患者的常规要求是抬高床头,但实际工作中发现,抬高床头虽然预防了坠积性肺炎,但是压疮的发生率却增加了。到底该如何预防? 抬高的角度到底是多少? 这就是辩证思维的批判性。

中心案例6

问题2部分参考答案

案例中,患者担心自己不能继续从事建筑行业,有巨大的经济压力。护士应该帮助患者批判地看待这个问题:首先,这次事故未必全都是坏事。人都是会变老的,或早或晚都有干不动的时候,正好趁这个机会,好好考虑一个更好的发展出路。其次,俗话说"故土难离",一个人背井离乡在外打工,家里照顾不上,也可以趁这个机会,在家门口找个工作,而且现在政府也鼓励在家门口就业创业,工作相对也好找,钱挣得也不少,还能顾家,岂不更好。最后,患者可以求助法律援助,作工伤认定,从而缓解其经济压力。

(三)实践性

实践性又称主观能动性。辩证思维的实践性是对事物的一种检验,其目的在于正确地认识事物。而在分析认识的过程中,实践又是认识向客观事实和真理过渡的重要环节。实践是认识的起点和来源,是推动认识发展的动力,是检验认识正确与否的客观标准。因此,没有实践性,辩证思维活动也就无法展开。在医疗活动中,应坚持客观标准,运用理论联系实际的原则进行自我批判、自我提高。比如,严重创伤大出血的患者,进行手术止血、输血等治疗,抢救成功后就没有问题了吗? 通过临床实践发现,大量输血有可能导致酸中毒,因此,早期的血液 pH、凝血、纤溶等相关生化指标的检测尤为重要。

中心案例6 ◀◀◀

问题 2 部分参考答案

案例中,护士通过学习辩证思维的理论,然后通过自身的实践,认识到该患者的主要问题。若护士在实际工作中反复实践,灵活运用辩证思维,则能够为每位患者提供帮助,解决问题。反复的临床实践会为护士护理其他骨折患者提供经验指导,并对骨科专科护理理论提出修正或完善意见。

(四)相对性

相对性是指事物是由多种因素引起和诱发的,并且是不断发展的,在一定的条件下可能会转化为对立面。"塞翁失马"的故事告诉人们,无论遇到什么情况,都要理智地面对问题,明白事物是不断发展变化的。古人云:"失败是成功之母。"失败与成功是一对反义词,但是辩证思维告诉人们,要对立统一地看待问题,这一次的失败可能为下一次的成功积累宝贵的经验,间接或直接地促进了成功事件的发生。所以,好的不一定总是好的,坏的也不一定总是坏的,人们要用科学的思维方法,利用各方面条件,将事情发展转化为对自己有利的一面。

中心案例6 ⋘

"祸兮福所倚,福兮祸所伏"。患者出现悲观表现,是因为他只看到了事物的一面,觉得自己成为了家庭的负担,连累了妻子过来照料他,连累老人照顾孩子。但护士可以帮助患者从相对性的角度来看待这个问题。

首先,过往几年夫妻间大多聚少离多,虽然这次出了点意外,要麻烦妻子来照顾,但也是一次难得团聚的机会,夫妻间有较多时间相处,聊聊家常,也能增进夫妻感情。

其次,让老人带几天孩子,虽然辛苦些,但客观上也能增加老人和孩子之间的感情,等孩子将来长大了,对老人会更加孝顺。

最后,"既来之,则安之",患者若积极配合治疗,身体恢复得就快,也可以尽早出院。反之,对自己、对家人都不利,反而会成为真正的"负担"。

三、辩证思维在医患文化沟通中的应用

科学的思维方法能够有效地、正确地指导实践。辩证思维这一哲学思维方法在临床实际生活中的运用,使得医护人员在工作中能够透过现象看本质,认识到事物的主要矛盾,用动态的观点分析问题,利用辩证思维的整体性、批判性、实践性和相对性来制定合理的计划,从而达到最终的目的。

因此,想要成为一名合格的医护人员,提高医患文化沟通能力是非常重要的。因为医护人员不仅要意识到疾病在每个时期的转归,更应该将患者看成一个整体,认识到患者各个阶段的生理、心理、社会的需求以及在治疗期间的主要矛盾的变化。在评估、治疗、沟通过程中,清楚认识事物的两面性。医护人员要坚持唯物主义辩证观,认为事物即有肯定的一面,也有否定的一面,它们是相互对立统一的。辩证的否定观认为,否定是事物内在的矛盾所引起的自我否定;否定是发展的环节和联系的环节,是包含肯定的否定,作为发展环节和联系环节的辩证的否定就是扬弃,即事物对原有事物既克服又保留。利用各方面条件,将事物发展向期望的方向引导,从而更好地服务患者。

第二节　创新思维

创新是一个民族进步的灵魂,是一个国家兴旺发达的不竭动力。"一年之计,

莫如树谷;十年之计,莫如树木;终身之计,莫如树人"。人们要深入探寻创新在医疗领域中的作用,加强自主创新,发展原始创新,培养更多创新型人才。只有通过创新活动,才能真正促进医疗卫生事业的发展。

一、创新思维概述

(一)创新与创造

1.创造　创造(creation)是指个体或群体有目的地认识世界和改造世界,推动社会进步的开拓性活动,也常指首创的事物。

2.创新　创新(innovation)是指以现有的思维模式提出有别于常规或常人思路的见解,利用现有的知识和物质,在特定的环境中,本着理想化需要或为满足社会需求,而改进或创造新的事物、方法、元素、路径和环境,并能获得一定有益效果的行为。

3.两者的区别　第一,创造往往不受"结果利益"所控制,只强调"空前绝后的""新的"。因此,创造既包括了成功,对人类有利的,也包括因为失误、条件所限等客观原因而未能产生利益的、到目前为止没有的事。第二,创新是一个系统性的活动,它所依靠的是一群人,而仅靠一个人的力量是远远不够的。所以,需要具有很强创造能力的人,加入具有结果利益的创新过程中来。第三,创造强调首创,而创新则强调的是创造的某种实现,是创造的过程和目的性结果。如蒸汽机的发明是创造,而将它应用于工业、火车等,则是创新。

(二)创新思维的概念

"创新"的英文单词 innovation 起源于拉丁语。它的原意有三层含义,分别是"更新""创造新的东西"和"改变"。在 20 世纪,创新发展成为一种理论。美国哈佛大学教授熊彼特在 1912 年第一次把创新引入到经济领域。

创新思维,即创造性思维,是人类思维的高级形式,通过这种思维,人们可以在现有的科学认知基础上,创造出新成果,形成新的认知结构,并使认识达到一个新的水平,从而实现探索未知、创造新知。这种思维具有自主性和创造性,是一切科学发现和技术发明的思想基础,也是提高自我、改善自身素质的重要条件。

创新思维的含义应从两个方面把握:第一,在思维方法、思维过程中具有独创性;第二,能够产生创造性的成果。所以,就思维本身和思维结果而言,创新思维是具有创造特点的思维。

二、创新思维的特征

当今时代是一个大科学、大实践时代,科学对于社会发展的推进作用毋庸置疑,科技创新也颇受重视。伴随着学科学、讲科学、用科学的浪潮,创新思维的培养尤为重要。创新思维就是将创新意识的感性愿望提升到理性的探索上,实现创新活动由感性认识到理性思考的飞跃。创新思维的具体特征如下。

(一)流畅性

流畅性又称非单一性,反映思维对外界刺激作出反应的能力。它是以思维的量来衡量,要求思维活动畅通无阻、灵敏迅速,能在短时间内表达较多的概念。比如,一张A4纸可以用来做什么? 如果某人可以想出很多答案,则其创新思维的流畅性很好,一般这样的人会在工作、活动中提出不一样的、新颖的方案,应变能力强,反应灵敏。

(二)变通性

变通性又称灵活性,是指思维的跳跃性。思维开阔的人善于根据时间、地点、条件等变化,迅速灵活地从多个角度、多个方位探索和解决问题。例如曹冲称象,先将大象牵到船上,让人记录下船舷齐水面的地方,再把大象牵走,用石头装船至记录的深度,再称石头,从而得出大象的重量。在当时,没有大型的称,也不可能杀死大象,曹冲利用水的浮力和容易称重的石头,得到了大象的重量,这就是变通。善于利用身边一切可利用的资源,积极有效地解决问题,就是创新思维的变通性。

(三)独特性

独特性又称新颖性、求异性,是指与别人看到同样的东西却能想出不同的事物。思维的独特性是指以独立思考、大胆怀疑、不盲从、不迷信权威为前提的,能超越固定的、习惯的认知方式,以前所未有的新角度、新观点去认识事物,提出不为一般人所有的、超乎寻常的新观点。例如,废弃的酸奶瓶可以用作笔筒;废旧的牛仔裤修改下就是时尚的包臀裙;还有现在风靡全球的"一米菜园"。

(四)突破性

突破性主要表现为突破已有陈规、理论权威、思维定势等框架的束缚,实现认识与实践的跨越等质变的思维活动。人们必须认识到,已有的规律、科学理论在人类认识发展的过程中还只是相对真理,还只是认识发展历史上的某一阶段的成果;在未来的发展中,随着人类认识范围的扩大、深度的加深,有一些将不再是真理。同时,一些已有的规律、理论一经形成,会束缚人类的思维活动,形成一种惯性思维,让人们习惯性地按一定方式、朝一个方向去想问题、办事情。所以,人们要辩证地看待真理、理论,特别是创新思维,当碰到一些新问题时,要敢于突破常规,寻找新的解决方法。例如,现代的互联网商店相对于传统实体店的商业模式,就是突破性创新。

(五)综合性

创新思维的综合性主要表现在已有成果的综合以及多种思维方式、思维方法的综合运用。有许多创新思维就是对已有成果的综合,或是在以后成果的基础上产生的。在创新的过程中,既要有思维的发散,又要有思维的收敛;既要有横向思维,又要有纵向思维;既要有正向思维,又要有逆向思维。同时,任何创新思维都不是单纯地运用一种思维方式实现的。对于思维方法也是这样,只有将演绎与归纳、分析与综合、抽象与概括、逻辑方法与历史方法等众多思维方法结合起来,辩证地运用,才可能产生创新思维。

三、创新思维的基本原理

创新原理就是对创新活动的实质内容进行科学分析和归纳总结而形成的基本真理,它反映了创新的客观要求,即创新的一般规律性。因此,它对一切创新活动具有普遍的指导意义。

(一)整合与分离原理

1. 整合原理　整合就是把一些零散的东西通过某种方式彼此衔接,从而实现信息系统的资源共享和协同工作。其主要的精髓在于将零散的要素组合在一起,并最终形成有价值、有效率的一个整体。整合原理是人类的一种特有的思维方式,是将外界事物的形象进行提取、存储、再归类的过程。人们不应只讲结果,还要注重体验,运用具象思维和抽象思维,在合理范围内将事物剖析为各个层面、各种角度加以分析和整合,而不能像瞎子摸象般,只注重局部。应如郑板桥画竹,"眼前之竹并非心中之竹,心中之竹又非手中之竹"。

(1)组合创新原理。所谓"组合",就是简单的叠加。组合创新原理就是从两种以上的事物或产品中抽取合适的要素进行重新组织,以构成新事物或新产品。根据参与组合要素的性质、地位和组合方式,组合又可分为如下几种。

①同类组合。同类组合又称同类自组,是指将两种以上相同或近于相同的事物进行组合,以获取创新性成果。例如,多功能数据线充电器把不同手机的数据线接在同一个接口上,不论用哪款手机,到哪里都能充电,既方便又实用。

②异类组合。异类组合是指将来自不同领域的两种或两种以上的不同种类的事物进行整合,以获取创新性成果。异类组合实际上是异中求同、异中求新。研究对象可以从意义、原理、构造、成分、功能等任何一个方面或多个方面进行相

互渗透，从而使组合后的整体发生深刻的变化，产生出新的思想或产品。例如，可视电话是摄像头、显示屏和电话的组合；轮椅配上电动装置就成为电动轮椅；拐杖与椅子组合就成为拐杖椅，等等。

异类组合也可以是主体附加组合。它是指以某一特定的对象为主体，为其补充新的内容或增添新的功能附件，以实现创新。例如，在透明压疮敷贴表面加上1 cm×1 cm 的表格，就能很方便地计算出压疮的大小。

③重组组合。重组组合是指在事物的不同层次上分解原来的组合，然后再以新的方式重新组合。例如，护理学导论与基础护理学这两门课程在教材的编写和教学中时分时合。分解是创新，分解后可以分别深化两门课程的内容；组合也是创新，组合可以促进两门课程融会贯通，其共同目的都是促进护理学科的发展。

(2)综合创新原理。综合不同于简单的组合，不是将研究对象进行简单的叠加或初级的组合。它首先将拟合的各个事物(要素)进行若干分解，然后再根据需要将分解出来的有关部分进行综合。有时，被综合的各个要素的某些部分之间在物质和属性上可以互相渗透并有机融合，从而形成整体优化创新的特性。例如，中西医结合就是综合创新的实例，它可以在许多疑难杂症的诊断、治疗和护理中发挥重要作用。

综合创新又可以有如下分类。

①学科原理的综合。综合已有的不同学科的原理进行创新。如综合应用万有引力理论和狭义相对论，从而形成广义相对论；罗伊综合应用系统理论、人体生理、自我概念和需要的心理理论等，形成罗伊适应模式。

②事实材料的综合。综合已有的事实材料可以发现新规律。如九九乘法口诀表。

③科学方法的综合。综合已有的科学方法可以创造出新方法。如将手术治疗和摄像头技术进行综合，形成腹腔镜手术治疗方法，不仅可以提高治疗效果，还可以使创伤度大大降低。

④不同学科的综合。综合不同的学科可以形成新的学科。如护理心理学、护理管理学、护理伦理学、护理逻辑学等都分别是两门学科的综合。

⑤不同产品的综合。综合不同产品的优点可以开发出新产品。如将胶布、纱布和抗炎药等综合起来开发出"创可贴"。

此外，大量的事实说明，综合创新还可以是高新技术与传统技术的综合、自然科学与社会学的综合、多种学科间的综合等。例如，载人航天飞行器的研究发明和创新，是最大型和最典型的各种行业、学科、技术、方法和思想的综合。同样，多器官移植、人造器官置换、克隆生物等新事物的出现，都反映出多学科、多思想、多知识、多方法和多技术的综合在创新中的作用。

显然,综合可以使人的认识实现从个别到一般的转化,进而超越原有的认识水平,站得更高,看得更远,理解得更深刻,从而获得更具有普遍意义的创新成果。

2.分离原理　分离原理是与整合原理完全相反的一种创新原理,它是指将某一研究对象进行科学的分离或离散,使主要问题从复杂现象中显现出来,以便理清创新思路,抓住主要矛盾,获取创新性成果。

分离原理的实质就是倡导将事物科学地打破、分解,从中寻求主要的功能要素,以确定正确的创新点。它鼓励冲破事物原有面貌对人们思维方式的制约,将研究对象肢解、分离,进而创造出全新的概念和产品。例如,框架式眼镜分离成眼镜架和镜片后,抓住镜片这一主要功能的要件,结合新材料的使用,开发出隐形眼镜。

(二)还原与逆反原理

1.还原原理　研究表明,任何创新都与一般的发明创造一样,必定有其创新的起点和原点。所谓"创新的原点",是指某一创新的根本出发点,也可以说是初次创新时的起点,它通常体现该创新的本质所在。例如,钻木、火镰、火柴等的作用原理,追溯到原点,一是摩擦,二是燃料,经发散性思维便构思出各种类型的打火机;临床上常用的胃肠减压器利用的正是负压吸引这一原理,护士着眼于这一原点,在负压吸引原理的基础上,运用注射器设计了适于婴幼儿使用的胃肠减压装置。

2.逆反原理　逆反原理与逆向思维密切相关。一般来说,事物的属性是多元化的,而其中有些属性还是截然相反的。人们往往只习惯从显而易见的一方面去考虑问题,但在实践中,有意识地从相反方向思考和处理问题,常常会取得意想不到的创新成果。

(1)原理逆反。所谓"原理逆反",就是将事物的基本原理、规律、顺序、大小等有意识地颠倒过来或改变。如将机械的工作原理、自然现象的基本规律、事物发展变化的一般顺序等有意识地颠倒过来或改变,以求产生新的原理、新的方法、新的认识和新的成果等。例如,苏格兰一家图书馆要进行搬迁,图书搬运工作量十分巨大。而图书馆负责人采用了违反惯例的做法,取消借书数量限制,但要求图书还到新址,结果在短期内大量图书外借,由读者完成了大部分图书的搬运工作,既节省了搬运费,又满足了读者的求知欲望。

(2)属性逆反。所谓"属性逆反",是指有意地一反常规,用相反的属性去尝试取代原有的属性,即逆反原有属性,从而进行创新活动。世界上事物的属性丰富多彩,其中许多属性彼此对立或成对存在,比如软与硬、干与湿、柔与刚、直与曲、光与毛、空心与实心、固定与活动等。这些为属性逆反创新提供了极大的可能性,使属性逆反创新的运用具有较好的普遍意义。例如,医院里输液时原来统一使用的硬质输液玻璃药瓶,现多改为软质的塑料瓶;反复使用的玻璃注射器改为一次性使用的塑料注射器。

（3）程序或方向逆反。所谓"程序或方向逆反"，是指完全颠倒原有的工艺程序、管理程序、事物的构成顺序、排列位置或安装方向、操纵方向、旋转方向，以及完全颠倒处理问题的方法。如应用逆向原理发明了疫苗；逆反电风扇的安装方向就有了"排风扇"；传统的上冷下热式电冰箱逆向创新为上热下冷式，即上为冷藏室，下为冷冻室，不但使用方便，而且节能省电。创新可大可小，关键在于要有发现问题和解决问题的意识。在护理工作中，往往一个很小的改变或者调整就可能产生非常好的效果。

此外，还可以有大小逆反、观念逆反、结构逆反等逆反原理的创新。

（三）移植与迁回原理

1. 移植原理　移植原理是指把一个已知对象中的概念、原理、方法、内容或部件等运用或迁移到另一个被研究的对象中，促使其相互渗透、交叉与综合，从而使研究对象产生新的突破而获得创新。所谓"他山之石，可以攻玉"，即是该原理的真实内涵。例如，将电子语音合成技术使用在贺年卡、汽车倒车提示器、房车、集视频和音频于一体的 MP4 等，属于原理移植；利用亚硫酸锌白天吸光、夜间发光的作用，制成电开关、夜光工业品、航标灯、门牌或钥匙；鲨鱼皮泳衣的制作属于材料移植；拉链用于包、衣物、鞋子等，属于结构移植；20 世纪 70 年代，一支日本探险队到达南极，在输送汽油到基地时，发现输油管的长度不够，正在大家一筹莫展之际，队长西崛荣三郎提出用冰做管子。将医疗用的绷带缠在一根很长的铁管子上面，再淋上水使它结成冰，然后拔出铁管，这样就做成了一根冰管子，再把这种管子一截一截地接起来。这是原理、结构、材料等的综合移植。

2. 迁回原理　迁回原理是指创新活动在碰到一些暂时无法解决的关键问题，或者屡屡受挫时，不妨暂停在该问题上的僵持状态，试着改变一下生活或工作方式，或转入其他问题的研究中，时间、空间或研究者生活、工作方式的改变往往可以带来思路的改变，换一个视角看问题也许能找到好的解决问题的方法。例如，弗莱明意外发现青霉菌污染使葡萄球菌落变得半透明乃至分解的现象，但是，他分离该青霉菌培养物，在培养基上定期传代，反复试验不得其果。11 年后，弗洛里和钱恩却用分配色层分析法成功地分离并提纯出青霉素。这说明，不同专业特长的研究者，针对同一个问题，会有不同的思维、不同的研究方法、不同的研究途径，会取得意想不到的研究成果。

（四）换元与仿生原理

1. 换元原理　换元原理也称取代原理或替换原理，是指人们在发明创造的过程中采用替换或代换的思想或方法,使研究对象的表象不断剥离,本质不断暴露,内容不断展开,研究不断深入,思路不断更新的创造原理。一般来说,换元原理包含两重含义。第一,有目的、有意识地去寻找替代物,如果能找到性能更好、价格更低的替代品,这本身就是一种创造。第二,通过对替代物的研究来解决被替代物的问题,从而使要解决的矛盾集中化和明朗化,以利于人们创造性思维的发挥。

换元原理的应用很广泛,它在各个行业或领域都显示了技术创造、管理创新的效力。例如,早期挂输液瓶是用线网袋,后以塑料网袋取代,为输液操作提供了方便;注射器从反复使用的玻璃制品,转换成一次性使用的塑料制品,从而有效地降低了某些医源性、血源性交叉感染事件的发生率;此外,用复合材料制作的人工关节、介入治疗中用的支架材料、呼吸机、肾透析机的发明创造等,无一例外都是应用了换元原理。

这里需要指出的是,换元原理和移植原理在思路和方法上有所不同,换元原理强调在解决问题和创新时,采用替代或更换的做法,使问题的解决具有新的特点和意义。而移植原理强调在解决问题时,采用移植或引进的做法,使研究对象具有新的起点和优势,便于人们实现新的创造目标。

2.仿生原理　仿生原理是指人们通过观察和模仿生物而进行创新或创造的一种原理。一切文字、图形、物体以及各种符号和自然形状,既是大自然的恩赐,又是思维的产物和载体,也是人们进行思维再生产的原型和源泉,尤其是形象思维和想象力的源泉。

一般来说,仿生创新或创造的类型可分为以下三种。第一,原理仿生型,即模仿生物生活的某种原理进行发明创造。例如,人们仿照蝙蝠,利用超声波来辨别物体的位置,从而发明了超声波探测仪。这种仪器可用在海上测量海深,探测海底地貌和鱼群,以及寻找潜艇等;当然,利用移植原理,将超声波用在人体测量上,就可以诊断某些器官是否发生疾病等。第二,结构仿生型,即模仿生物的结构特点进行发明创造。例如,钢筋混凝土即是模仿树根结构发明的。其发明者莫尼埃(Joseph Monier)原是一位技术高超的园艺师,他培育的花木引来许多人参观,但花坛常被踩坏。他观察到植物根下的泥土有时竟像石头一样坚固,于是他依照植物盘根错节的生长特点,发明了钢筋混凝土这一伟大杰作。临床骨折患者的患肢部位在固定时,采用石膏、石膏棉和绷带等,其原理同上。第三,外形仿生型,即模仿生物的外形进行创新或创造。如人们从叶子摇动有风这种自然现象中得到启示,从而有了蒲扇,后来又有了电扇。

（陈　滢　郑丹丹）

练 习 题

一、名词解释

1. 辩证思维

2. 创新

3. 创新思维

二、填空题

1. 辩证思维实质上是以_____、_____观点观察事物、分析问题。

2. 辩证思维具有_____、_____、_____和_____四大特征。

3. 创新思维的特征是_____、_____、_____、_____和_____。

4. 创新思维的基本原理有_____、_____、_____和_____。

三、单项选择题

1. 在核对医嘱时,护士小张发现医生的医嘱不正确,于是找到医生,讨论具体情况,医生作出修改。护士小张的做法体现了辩证思维的(   )特征。

A. 整体性   B. 批判性   C. 相对性   D. 实践性

2. 以下选项中,逆反原理不包括(   )

A. 原理逆反   B. 属性逆反   C. 程序或方向逆反   D. 人格逆反

3. 为了降低医源性感染事件的发生率,将注射器由玻璃制品转换成一次性的塑料制品,所采用的是创新思维的(   )

A. 移植原理   B. 仿生原理   C. 迂回原理   D. 换元原理

四、简答题

1. 简述辩证思维的特征。

2. 简要回答综合创新思维的基本原理及分类。

扫一扫,获取参考答案

参 考 文 献

1. 王维利,陈晓环,项茹. 运用斯滕博格理论培养创新人才[J]. 护理学杂志,2006,21:46—48.

2. 宫菊花. 哲学辩证思维与科学创新[J]. 山东师范大学学报(哲学社会科学版),2010,55:69—72.

3. 张维真. 试论辩证思维与创新[J]. 天津行政学院学报,2011,4:10—14.

4. 龚家淮. 探讨辩证思维[J]. 内蒙古师范大学学报(哲学社会科学版),2012,1:1—9.

5. 史静. 辩证思维及其在医学中的应用[J]. 综合医学,2013,24:393.

6. 刘军,吴允孚,李维勤. 浅析辩证思维在重症医学临床决策中的指导意义[J]. 中华危重病急救医学,2013,25:566—569.

7. 罗翠莲. 逻辑思维与创新性思维[D]. 贵州:贵州大学,2006.

8. 周娟. 批判性思维与创新型人才培养研究[D]. 南昌:江西师范大学,2013.

推 荐 阅 读

1. 中国可持续发展研究网(www. china-sds. org /SDS_chinese)

2. 国家自然科学基金委员会(www. nsfc. gov. cn)

3. 中华人民共和国科学技术部(www. most. gov. cn)

第七章　批判性思维

1. 掌握批判性思维的概念。
2. 熟悉批判性思维能力的培养及运用。
3. 了解学习批判性思维的意义及测量方法。

关键词　批判性思维　批判性思维特质　五项准备　思维衡量标准

中心案例7

　　妇科病区3床,女,35岁,因子宫肌瘤入院,拟行腹腔镜下子宫切除术。患者术后返回病房,基本情况较好。术后6 h,医生开出医嘱需要拔除导尿管,于是科室带教老师带实习护生小王一起准备执行该操作。护生质疑道:"以往都是术后24～48 h才拔除导尿管,为什么今天突然改成了6 h就要拔除? 有什么依据吗?"

思考问题

　　1. 如果你是实习护生,会怎么做?

　　2. 学习完本章的内容,你认为如何采用批判性思维解决上述问题?

　　3. 如何培养自己的批判性思维能力?

　　世界常常给人们带来疑问,疑问引起思考,思考要问为什么,回答为什么则要运用分析和推理。接受或者拒绝某种信念要依据好的理由,选择方案或作出人生某些重要的决定时需要进行审验和评估,这些都需要批判性思维。

　　人生充满了各种大大小小的问题,衡量人们的生活过得有多好,就看人们对生活中的问题处理得有多好,而在处理问题过程中,没有什么比健全合理的思维更有效。无论你身在何方,面临何种问题,如果你能运用良好的思维方式,就能胜人一筹。批判性思维可以培养和训练思维能力。因为批判性思维有助于培养深思熟虑的思考态度,尤其是理智的怀疑和自我反思态度,可帮助人们培养具有清晰性、关联性、一致性、逻辑性和预见性的思维品质,可培养人们在面对相信什么或者做什么时作出合理决定的思维技能。

批判性思维适用于人们思维的一切范畴。21 世纪是知识经济时代，是崇尚"批判性思维"的时代，它是人类思维的核心组成部分，是推动知识社会创新发展的主要动力。在本章中，将学习批判性思维的概念、批判性思维与其他思维方式的联系以及批判性思维的培养路径。

第一节　批判性思维概述

批判性思维是一门周密的思维艺术，它旨在确保在任何情况下都尽其所能进行最佳思考。思考的总体目的是弄清楚自己身处何种情境，怎么根据完整的信息作出最佳选择。

一、批判性思维研究概述

"critical"（批判的）一词最早源于希腊文"Kriticos"（提问、理解某物的意义和有能力分析，即"辨明或判断的能力"）和"Kriterion"（标准）。从词源上来说，该词暗示发展"基于标准的有辨识能力的判断"。

批判性思维（critical thinking）的知识根源与其词源一样古老，最早可追溯到2400 年前的苏格拉底的教义和思想智慧。他发现，一个人要想拥有丰富的知识和深刻的思想，依赖那些权威是不可靠的。有些人也许身居高位、重权在握，但是思想却极为混乱，毫无理性可言。他指出，在接纳一些观点成为人们的信念之前，思考一些探究思维的深刻问题是非常重要的。他提出需要寻求证据，仔细审视推理和假设，分析基本概念，搜寻出所说和所做的含义。这种质疑模式现在被称为苏格拉底式质疑，是迄今为止所知道的最佳的教育战略。在他的质疑模式里，苏格拉底着重指出思想的明晰性和逻辑的一致性。

苏格拉底为批判性思维设置了基本要点：勤于思考；质疑通常的信念和解释；仔细辨析哪些是理性逻辑的信念，哪些是缺乏证据或理性基础的信念，不管这个信念对人们与生俱来的以自我为中心是多么具有吸引力，不管这个信念多么迎合人们既有的兴趣，也不管这个信念有多么顺眼或多么令人心旷神怡。

《礼记·中庸》最早记载的为学之道："博学之，审问之，慎思之，明辨之，笃行之。"即首要博学，海纳百川，兼收并蓄，博采众长；次为审问，刨根问底，吃透精神，认清实质；三为慎思，辩证思考，探求真谛，把握规律；四为明辨，识别是非，分清黑白，判定真伪；五为笃行，践履所学，锲而不舍，成就卓越。这也是批判性思维所提倡的质疑、反思思想的最早体现。

　　批判性思维作为一个技能的概念可追溯到杜威(John Dewey)的"反省性思维"。20 世纪 40 年代,格拉泽(Glaser)提出教育改革的主题是培养学生的批判性思维。20 世纪 60 年代,批判性思维的研究风行欧美,尤其是加拿大、美国、澳大利亚等国家。20 世纪 70 年代后期,美国几乎所有的大学都开设批判性思维或与批判性思维相关的课程,批判性思维作为美国教育改革运动的焦点而出现。20 世纪 80 年代,批判性思维成为教育改革的核心。20 世纪 90 年代初,美国政府为大学确定的总目标中特别强调优先发展大学生的高级思维能力,要求到 2000 年使得"具有批判性思维、有效沟通和解决问题能力的大学生的比例有显著性增加"。

　　在医学教育中,1999 年 6 月,在美国医学基金会的支持下,成立了国际医药教育学会(Institute for International Medical Education, IIME),该学会制定的本科"医药教育全球最低基本要求"的 7 个宏观的教育目标要求中,就涉及批判性思维和沟通技能。

二、批判性思维概念

　　批判性思维是在普通思维的基础上又加了第二层思考,进行分析和评价,如图 7-1 所示。

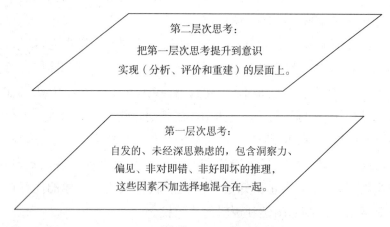

第二层次思考:
把第一层次思考提升到意识
实现(分析、评价和重建)的层面上。

第一层次思考:
自发的、未经深思熟虑的,包含洞察力、
偏见、非对即错、非好即坏的推理,
这些因素不加选择地混合在一起。

图 7-1　批判性思维与思考层次的关系

　　什么是批判性思维?简言之,批判性思维要求人们具有大胆质疑和恰当提问的习惯,它强调时刻防范不加思索的盲从。批判性思维要求学习者要注意抵御团体迷信的风险,在团体的压力面前保持冷静的头脑,坚持询问"为什么"的习惯,敢于并善于提出一系列的批判性问题。

　　批判性思维的发展历经 2000 多年,加之其自身的复杂性,不同的研究时期、不同的研究领域对批判性思维的定义也是不同的。杜威(1909 年)认为:批判性思维是根据知识的支持背景,主动、持久、仔细地思考某种信仰或假设,进一步得出有倾向性的结论。格拉泽(1941 年)认为:批判性思维是一种态度,是倾向于在经验范围内,用某种思考方式考虑问题和主题;批判性思维是以逻辑的方法质询和推论;批判性思维是一种能力,是应用某些方法的思维技能;批判性思维提倡持续的努力,根据证据检测某种信仰或假设的知识,进一步得出倾向性结论。罗伯特·恩尼斯(1987年)认为:批判性思维是合理的反省性思维,着重于决定相信什么或做什么。Barry Beyer(1995年)认为:批判性思维意味着作出合理的判断。Kataoko Y M 和 Saylor C(1994年)认为:在护理学科中,批判性思维是关于护理问题解决方法的反思和推理思考的过程,它着重于决定相信什么或做什么。

国内有研究者将批判性思维的内涵概括为:第一,是获取和运用良好的知识、技能、态度或心理倾向的思维方法;第二,是客观公正而非利己排他地调查问题并提出问题;第三,挑战权威、传统观念、教条或学说不是轻而易举的;第四,通过理性认知、全面评估、合理判断作出决定,得到理想的结果。

《逻辑学大辞典》将"批判性思维"定义为:批判性思维是一种主动地、富有技巧地对隐含于推理和论证中的结构要素(目的、争议、假设、概念、证据、推理、隐含和后果、从其他立场出发进行的反驳以及标准参照系等)给予审查的思维过程。这种思维推崇的是以清晰、准确、精确、一致、可靠证据、好理由、深度、广度和公允等为代表的普遍的理智价值。

中心案例7 ◀◀◀

问题1参考答案

> 要不要拔导尿管? 多长时间拔导尿管? 这是很重要的、需要思考的问题。我们要作出决策,首先,要求自己不能盲从;其次,需要使用批判性思维大胆地质疑,恰当地提问,批判性地分析各种决策中的合理因素与不合理因素,从而有针对性地提出解决方案。

通过对以上各类关于批判性思维定义的分析、归纳、整合,考虑到批判性思维的复杂性,为使初学者更好地理解该概念,使批判性思维的概念更具有操作性,中国的王维利教授使用逻辑学的模态逻辑方法对批判性思维重新进行定义,即从时间模态、认知模态、行为模态和道义模态来定义批判性思维。

时间模态是指批判性思维发生在人们听、说、读、写、看、触、行等重要的人际沟通和社会实践活动时。这里说的"时"包括"时"和"事",是指面对重要事件的时刻。

认知模态是指批判性思维者有意识地学习并综合运用原则性知识的过程。一个批判性思维者不仅应该具有人文社科知识,包括哲学、心理学、逻辑学、系统科学、社会科学等相关知识,还应该具有相关领域的自然科学知识。

例如,临床上一位伤口造口的患者需要在什么时间更换何种敷料。对该事件进行分析,既需要具备相关的自然科学知识,如观察伤口造口的性质、预测其转归等,需要生理学、病理学等相关知识;也需要人文社科知识,即使用系统科学,从患者的生理、心理、文化社会等各个要素中分析;不仅要观察患者伤口造口的性质,还要了解患者的家庭经济情况等,选择使用经济成本适合于患者的敷料。

中心案例7 ◀◀◀

问题 2 部分参考答案

从认知模态方面分析:使用批判性思维分析该类事件,研究者需要具备自然科学知识和人文社科知识。例如,应用生理、病理等医学和护理基础知识,如拔管的指征、管道护理相关知识等;应用心理学的知识,以便评估患者当时的心理情况,对于拔管的心理接受程度如何,是否担心不能顺利排尿而有重新插管的痛苦;应用系统科学的知识,系统分析患者的生理、心理和社会情况是否允许拔管。

此外,还要应用科研的知识,学会检索相关文献的方法,以便循证作出正确的选择,使拔管时间合理化等。对特殊人群,还可以自行设计随机对照实验,分析具体的最佳拔管时间和拔管后排尿不顺时可选的后备方案等。

行为模态是指批判性思维者就某一重要事件,愿意主动从不同角色、不同层面,在不同时间段,对某一重要事件进行反省性思考并提出问题的过程。批判性思维者应该习惯于调查与论证,实事求是地进行合情、合理的评估和判断,从而决定相信什么并作出决策。

不同角色、不同层面、不同时间段,就是要求批判性思维者能够站在不同的立场和角度分析事情。另外,事物总是变化发展的,批判性思维要求人们用发展的眼光看问题。在使用批判性思维对事情进行分析时,要注意全面地、动态地分析思考问题。

中心案例7 ◀◀◀

问题 2 部分参考答案

从行为模态方面分析:针对某个具体的患者,医生虽然开出医嘱,带教老师也已经下了通知,但并不是意味着就要盲目遵从医嘱。

执行者需要从不同角色、不同层面去思考:为什么改为 6 h 拔管?站在医生的专业角度认为可以拔管,是不是意味着站在患者角度同样适合呢?

从生理学层面(实验室检查结果)可以拔管,是不是意味着从心理学层面（患者内心接受自主排尿）也可以拔管呢？

带着这样的疑惑，研究者要习惯于应用专业知识并充分调查与论证，找证据来证实这一做法，然后结合患者自身的情况，确定究竟何时拔管才是最合适的。在找证据的时候，还要对证据的质量和等级进行评价，不是所有的证据都是可信的、可依据的。

道义模态是指批判性思维者批判的目的是促进事物有序地发生、科学地发展，既有利于个人心智健康的成长成熟，也有利于社会的和谐发展，更有利于民族的创新与进步。

中心案例7 ◀◀◀

问题2部分参考答案

从道义模态方面分析：针对该类事件，使用批判性思维有什么意义呢？

对于患者而言，经过医护人员深思熟虑、求证作出的决策，能够在最大程度上减少对患者的不良影响，提高医疗护理质量。

对于医护人员而言，长期使用批判性思维对生活和工作中的重要事件进行分析，能够逐步培养自己理性分析事情的思维技术和能力，使自己更快成长、更为成熟。

毫无疑问，医护人员践行批判性思维，其结果也有利于社会的和谐发展、民族的创新和进步。

综上所述，所谓"批判性思维"，是指人们为了创新与进步，在面对重要的人际沟通和社会实践活动时，有意识地学习并综合运用原则性知识，愿意主动从不同角色、不同层面，在不同时间段，对某一重要事件进行反省性思考并提出问题，习惯于调查与论证，实事求是地对事件进行合情、合理的评估和判断，从而决定相信什么并作出决策。

三、批判性思维结构要素

美国著名哲学家杜威特别强调，一位好的思考者必须能够同时把正确的态度和原则性知识结合起来，并将两者融合为一。发展正确的理智态度并非轻而易举，需要改变或者调整某些习惯和思考方式，寻找一套好的训练方法，并付诸实践贯彻执行。以下讨论批判性思维的三个基本结构要素。

(一)批判性思维特质

批判性思维特质(critical thinking dispositions)也称为批判性态度,是批判性思维的个体倾向性,是有意识地进行批判的心理准备状态、意愿和倾向。它可激活个体的批判性思维意识,促进个体朝某个方向去思考,并用审视的眼光来看待问题。在 Coaching Winner 的研究中,他支持一种观点,即批判性思维既是一种思考的习惯,也是一种"个体特质",包括"开放性心灵、好奇心和鉴于新信息而重新考虑的意愿"。因此,批判性思维不只是思维的技巧,也是一个人的个性品质。明确批判性思维特质包括哪些构成要素,才能更清楚地理解批判性思维特质的定义,才能为人们理解批判性思维特质的作用及如何培养批判性思维打下坚实的基础。批判性思维特质的构成要素如下。

1.追求真理　柏林及其合作者将"追求真理"解释为坚持已证明为正当的信念、价值和行为。但在加利福尼亚的批判性思维特质研究小组所达成的一致意见中称:追求真理的人不论是否有兴趣或从追寻目标中是否受益,也仍然对继续调查保持公正和客观。当公正反映变革是必要的时候,他们乐意重新考虑和修订他们的观点,对寻找知识抱着真诚和客观的态度。若找出的答案与个人原有的观点不相符,甚至与个人信念相背驰或影响自身利益,也在所不惜。

2.好奇心　在美国加利福尼亚州立大学索诺谟分校的批判性思维与道德性批判中心所长保尔(Pavel)看来,好奇心是对世界持有疑问的倾向。而在其 Delphi 报告中认为,好奇心的表现是重视保持信息灵通,并知道事情是如何发展的,即使成果不能直接明显地表现出来。一个人只有对世界充满好奇心,对思考的对象充满兴趣,才具有进行批判性思维的重要因素和动力机制。

3.开放性心灵　心灵开放的人,一方面表现为当存在的证据不充分或有争议时,会不断寻求新证据或新观点,积极自主地修正本来有证据证明的观点;另一方面表现为容忍他人有分歧的意见,对不同的意见采取宽容的态度,防范产生个人偏见的可能,并对自己可能的偏见很敏感。心灵开放的人首先考虑的是接受他人保持自己意见的权利。研究批判性精神的人们也认为在批判性精神中,开放性心灵相当重要,心灵开放的人愿意用新的方法考虑问题、考虑新的选择,愿意推迟判断,搜集更多信息,澄清有争议的问题。保尔将这一点归纳为"智慧谦虚",即对关于人们所掌握的知识的局限性的意识,这是该构成要素的另一种表现。

4.独立思考和分析　具有独立思考和分析能力的人,即保尔所称的"心智自主"的人。而在柏林及其合作者的论述中,认为独立思考的习惯表现为具有对探求自己的信念和行动所依赖的相关证据所必需的智力上的诚实和勇气,不管做其他事的压力或诱惑如何,独立思考是一种对有坚实基础的信念进行坚持的个人力量;而分析能力即有能力鉴定问题所在,依据理由和证据去理解症结和预测后果。

5. 系统性 具有系统性思维的人,能对复杂的工作保持秩序和规则。系统性的另一种表现是乐于计划,能以一种有序的方式处理复杂的问题,对每一个步骤都有所预期。一个具有系统性的人能够对事物进行一系列谨慎而有条理的判断,乐于再三斟酌,头脑清醒,在处理复杂的问题时有条不紊,坚持不懈地查找相关信息,理性地选择判断标准,最终能寻求学科和探究所允许的精确结果。

6. 批判性思维的自信心 具有批判性思维自信心的人,将自己对推理能力的信任放在一个很高的位置,对自己的理性分析能力有把握。他们信任自己能作出正确判断,并相信其他人在看着自己解决问题。应该看到,思维是一项艰苦的活动,只有努力坚持并且具有强烈的自信心,才会得到成功的报偿。

7. 认知成熟度 具有认知成熟度的人,能够审慎地作出判断,暂不作判断或修改已有判断,能警觉地接受多种解决问题的方法,即使在欠缺全面知识的情况下,也能明白即使是一个权宜的决定,有时也是需要的。

8. 公正 具有公正思维的人,必须力争以不偏不倚和毫无偏见的态度来对待与某情境有关的所有观点。这就要求人们必须清楚地认识到这么一个事实,即人类天性易于先入为主,把这些观点分为"喜欢的"(赞同人们的观点)和"讨厌的"(反对人们的观点)。人们还易于忽视对方的观点,更重视自己的观点,发展中的公正思考者总是试图评论任何推理中的真正优点和缺点,避免利用自己的技巧来侥胜对方。人们使用同样的高标准来衡量所有的思考过程,希望那些与自己相同或相悖的人都能进行出色的推理。人们质疑自己的目的、证据、结论和观点,一如质疑他人的这些思维要素。

9. 自我校正 批判性思维要求人们不仅要对他人的观点展开反思、质疑、推理等,同样要求对自己进行批判。自我校正是指对自己的理由、推理、结果、技能、动机、价值、态度、利益、思维方式等进行质疑、确认或改正,包括自我反思、自我审查等。勇于开展自我批评,积极主动地从理由、推理、结果、技能、动机、价值、态度、利益、思维方式等方面进行全面的、系统的、全程的反思和校正。只有及时全面地反思,才能发现问题并及时进行调整和校正,这种自我意识的"调整"和"校正"又反过来加深自己对问题本质的认识。只有深刻地认识、周密地思考,才能全面正确地作出判断,不断提高思维和解决问题能力。因此,要经常引导学生反省自己的思维,自觉地表述思维过程并加以检验。

(二)原则性知识和技能

正确的态度和观念必须与原则性的知识和技能结合起来,才能使批判性思维能力得到提高。原则是指观察问题、处理问题的准则;而原则性的知识和技能则是指在践行批判性思维时必须具备的、不容置疑的、不可或缺的基本知识和技能。批判性思维应具备的原则性知识和技能可分为两类：一类是逻辑学及相关原则性知识与技能；另一类是专业及专业相关原则性的知识与技能。

1.逻辑学及相关原则性知识与技能　批判性思维和逻辑学有着本质的联系。从批判性思维的本质看，批判性思维和逻辑都注重论证，逻辑元素是批判性思维的基本成分，批判性思维通过逻辑获得对问题的论证。批判性思维涉及的核心问题是人们应该信什么和做什么，而该问题的答案则是由理由或证据决定的。论证的优劣由一系列"理智标准"来衡量，其中包括逻辑标准。逻辑（包括形式的和非形式的）与理由的评价或决定理由的好坏相关，而这种决定是批判性思维的核心。美国哲学学会使用 Delphi 法，指出批判性思维包括认知技能（cognitive skills）和情感意向（affective dispositions）。核心批判性思维技能包括解释（interpretation）、分析（analysis）、评估（evaluation）、推论（inference）、说明（explanation）和自我校准（self-regulation），这与逻辑思维的概念（以抽象的概念、判断和推理作为思维的基本形式，以分析、综合、比较、抽象、概括和具体化作为思维的基本方法，从而揭露事物的本质特征和规律性联系）是有共通之处的。要培养学生的批判性思维，就需要引导学生在分析问题时对证据进行批判性的分析与综合、归纳与演绎，即需要具备逻辑学及相关的知识和技能，帮助学生得出合乎情理的论证。

2.专业及专业相关原则性的知识与技能　逻辑学及相关原则性知识与技能是践行批判性思维的核心要素，能够帮助学生通过逻辑学的推理、分析等得出合乎情理的论证，但是仅仅具备逻辑学的知识和技能就够了吗？众多学者指出，恰当的评估论证不仅需要掌握评估论证好坏的一系列的批判性思维技能，还需要掌握与论证相关的专业及专业相关的知识和技能。

对于医学专业的学生而言，培养批判性思维能力要求他们不仅应该具备医学基础知识，还应该具备人文社会科学及其相关的基本理论知识和技能（如哲学、心理学、逻辑学、系统科学、社会科学等），因为只有具备了这些原则性的知识，才能够更好地帮助人们依据证据进行谬误的论证。

（三）勤奋的实践

思维能力的训练必须注重实践。在明确批判性思维的特质、原则性的知识和技能的基础上，必须在实践中进行大量的练习和应用，才能提高批判性思维能力。

在思维训练的过程中，养成批判性思维的习惯是最重要的。习惯在人们的日常生活中起着非常重要的作用，人们对许多日常生活问题的处理是高度自动化的，这主要得益于习惯。习惯是人们有效地应对周围环境和顺利生活的保障。发展批判性思维能力的重要途径是培养批判性思维习惯,培养批判性思维习惯必须选择批判性思维的观念和态度。

四、学习批判性思维的意义

(一)有益于个人的成长成熟

1. 批判性思维是健全人格的基本要素　健全人格是指人格的社会、生理、心理、道德和审美各要素完美统一、协调、平衡,是一种既有鲜明个性,又有很强社会适应性的理想社会化人格。它要求个体具有思想开放、独立自主的品质以及尊重他人、诚信交往的良好道德情操。批判性精神表现出的独立自主、充满自信和尊重他人等特性都是健全人格形成的基本要素。然而,今天的学生承受着很大的压力,有经济、家庭、生活、学习以及未来就业等方面的压力,还有难以抗拒的社会上各种各样的诱惑,有些学生缺乏良好的思维,在面临困难时,不能作出明智的选择,而是作出了简化问题的缺乏理性的决定,以至于造成了无可挽回的遗憾。由于缺乏良好的思维品质和判断能力,导致有些学生出现心理障碍,严重影响了健全人格的形成。虽然在帮助学生克服心理问题方面,学校和社会采取了一些相应的措施,但突发恶性事件还是时有发生,如美国不断出现的骇人听闻的"校园枪声"。因此,当今健全人格的培养显得格外重要,这就要求学生学会用批判的、审视的眼光来看待一切问题及做法,形成正确的价值观。

2. 批判性思维是创新人才的基本条件　21世纪是信息时代,随着互联网的普及和应用,人们所面临的各种信息更是极其丰富和繁杂。人们要想获得成功,就必须有选择性地获取信息,对信息进行适当的评价,然后才能作出决策。若要对信息进行筛选、分析,就必然要运用批判性思维。在生活中,人们也随时面临着应该相信什么、应该做什么的艰难抉择,这时候就需要人们进行批判性的反思和反省。哲学家马卡尔德说:"今天,除了在所有人面前辩护的必要性是无须辩护的之外,一切都需要辩护。"批判性思维不仅要对他者的信念、假设和推理进行质问,也需要对自己的立场、信念和价值观提出质问。而作为一个真正意义上的合格的"人",就必须拥有自己的思想和观点,不能人云亦云。批判性思维注重在逻辑的层面上推理,从逻辑的层面对知识或问题进行质疑批判,它靠理性的、逻辑的和事实的力量征服人、说服人,是建立在理性思维基础之上的。因此,养成批判性思考的习惯,就能够理性地面对各种各样的问题,作出自己理性的决策。把批判性思维融入现实生活,培养人们的实际论证能力和接受外界信息的思维技巧,这对于信息获取、理性决策、有效交际等生活的诸多方面都有效用,对于培养现代社会所需要的人才也大有益处。

社会的发展所需要的民主意识和科学意识也都是以批判性思维为基础的。科学、民主和法治是现代社会的本质特征,它们的基础是社会的理性。构建和谐社会需要具有独立思考和创新精神的现代公民。作为一个合格的现代公民,人们也必须具有理性的思维能力。理性思维的含义包括:独立思考,不迷信权威;尊重事实,不感情用事;思辨分析,不混淆是非;严谨推理,不违背逻辑。人们可以看出,这些也正是批判性思维的要求,批判性思维是"公民在当代民主、理性的社会生活中作出决策、解决问题、履行公民义务的必备素养"。

批判性思维不仅要用怀疑的眼光去审视他人,更重要的是,还要以同样的眼光审视自己,它能够帮助学生成为具有自信心、自觉性和良好判断力的人;对于学生的人格培养、理性形成都有极其重要的作用;在美国,有学者甚至指出学生批判性思维的发展"将决定生活质量以及美国甚至整个世界的未来"。因此,人们必须注重批判性思维的培养,尤其是在教育中的培养,使每一个人都能独立思考,理智判断,成为一个真正意义上的"人"。这是我国教育改革和社会民主发展的迫切需要,同时也正是教育的目的。

(二)有益于社会的和谐发展

1. 批判性思维能够促进社会的和谐发展　批判性思维是一种基于理性和客观事实进行质疑、分析和论证评估的思维,它体现着理性、民主和创新精神,对于化解社会矛盾、促进社会和谐发展具有重要意义。

(1)批判性思维能够健全矛盾调解机制。随着转型期社会矛盾的复杂化,矛盾在社会生活各方面呈现出宽领域、大面积频发、激化的态势,严重影响了社会的安全稳定,阻碍了经济社会的科学发展,也对社会矛盾调解提出了严峻的挑战。批判性思维是一种崇尚理性的思维,它要求健全矛盾调解机制,通过一系列推理对社会矛盾进行理性分析和正确定性,而批判性思维的解释、分析、评估、推论、说明等技能都对矛盾的分析定性有所要求。比如,只有了解事情的发生背景,清楚当地风俗民情,考察当时的具体语境,还原事件的来龙去脉,才能对矛盾状况进行准确的描述;另外,其解释技能还要求澄清信息,及时辟谣。这是因为一个关键信息会影响矛盾的性质判断。在网络时代,一条含混不清的信息会被借题发挥,由于部分群众缺乏批判性思维,因此,一句谣言可能会造成激烈的矛盾冲突。此时就需要矛盾调解者遵循信息公开的原则,及时关注信息传播,迅速对含混不清和失真的信息进行解释澄清,还原真相,消除误会。另外,批判性思维的技能体现了思维清晰性的特点,这要求矛盾调解者的语言表达清楚准确,思考问题层次分明、条理清晰,能够从各个层面缓解矛盾的激化,促进社会的和谐。

(2)批判性思维能够健全对话协商机制。对话协商是解决问题的最佳方式,能够将矛盾扼杀在摇篮中。批判性思维是一种依赖论证的思维,它要求社会各方成员能够提出一系列批判性问题并进行合理论证,因此,要求矛盾调解者健全对话协商机制,通过搭建对话平台进行民主协商,加强教育疏导,从而达到化解矛盾的目的。批判性思维不依赖武力强权,也不依靠权威专家,它鼓励互相质疑和论辩,营造平等交流的氛围。这样有助于引导社会成员以文明、理性、合法、有效的方式表达利益诉求;有助于推动矛盾各方按照法律的渠道和程序进行平等对话和谈判协商;有助于消除矛盾各方的意见分歧并达成共识。

(3)批判性思维能够健全情感管理机制、保证独立判断。批判性思维强调思维的相关性,它要求健全情感管理机制,克服情感障碍。行为心理学认为,理性思维应排除情感的干扰,避免被情感所扭曲,而批判性思维的分析、评估和推论技能都包括了对陈述、推理、结论所涉及的情感的考量,要求正视各方相关的感情,摆脱个人偏好对客观判断的干扰。批判性思维要求矛盾调解者善于换位思考,认真考察不同意见,注意汲取其中的合理成分,不把对立的意见不经考察地拒之门外,更不强人所难或进行人身攻击。因此,良好的情绪和情感有助于与矛盾主体的沟通交流,保证独立的判断和决策,有助于矛盾的缓解,将矛盾化解在萌芽状态,避免矛盾的升级恶化。

(4)批判性思维能够健全自我校正机制、维护公平正义。批判性思维具有自我校准的技能,它要求矛盾各主体健全自我校正机制,对自己的理由、推理、结论、动机、价值、利益、态度、情绪、思维方式等进行全方位、全过程的自觉审查和自我校正,即要求各方勇于开展自我批评,积极主动地从思维方式、工作作风等方面进行全面的、系统的反思和校正。只有坚持价值中立,保证公平正义,矛盾调解者才能赢得各矛盾主体的信任,才能理顺各方之间的利益关系,进而最大限度地化解社会矛盾,维护社会的安全稳定,促进社会和谐。

2.批判性思维能够促进民族的创新与进步　从某种意义上说,批判性思维与创造性思维是相辅相成的关系,批判性思维可以看成广义的创造性思维或创新思维。创造性思维是善于独立思考、怀疑、提出问题、开拓认识新领域的思维。其特征是积极的求异性、敏锐的洞察力、非常的新颖性和主动的创新性。发明新技术、提出新(科学)假设、构思艺术形象、形成新观点、创建新理论等,都是创造性思维的集中体现。诺贝尔生理学或医学奖获得者巴甫洛夫说:"怀疑,是发现的设想,是探索的动力,是创新的前提。"而这种怀疑精神,就来自于批判性思维,没有合理的怀疑,就没有科学的批判以及科学的建树。创新的源头在于发现问题,而问题的产生就需要充满质疑精神的批判性思维。

批判性思维要求思维主体通过理性的批判性思考、缜密的思维、严谨的分析、深刻的判断,以科学的态度和广博的知识,深入到事物内部去寻求问题产生的原因和机理,并力图找到改进的可能性和可行的方法。同时,批判性思维还要为这种方法找到令人信服的依据和理念。而这一切都是为了在批判旧模式、旧理论、旧方法的同时,提供新模式、新理论、新方法,并最终创造性地解决问题。也就是说,创新思维活动起源于对问题的提出,问题的提出就需要思维的主体具有怀疑精神,而要具备这种科学的怀疑精神,就需要有批判性思维的指导。因此,没有批判思维就不会有有价值的问题的提出,就不会有创新思维的进一步发展。批判性思维对于创新思维的最大作用就是以科学的质疑态度帮助思维主体真正地发现问题。

第二节　批判性思维与循证思维

循证思维与批判性思维是密切相关的。循证思维能够促进批判性思维的培养,而批判性思维又能够应用于循证医学或护理实践从而促进学习者循证思维能力的提高。循证思维是指医学生在临床实践学习中,一是对疾病诊断、病因、预后和防治提出问题;二是根据所提出问题查寻当前可获得的、最佳的研究证据;三是对这些证据的真实性和临床应用性进行严格评价;四是结合患者的具体情况和专业知识来应用证据,最后还要对应用的效果和结果进行评价。循证思维是临床思维的基石,它既注重知识的系统性、人体的整体观,又不断产生问题,从而不断激励创新,由此推动医学的发展。

一、循证思维对批判性思维的培养起着重要作用

循证思维改变了临床工作人员的传统思维方式,要求用批判的眼光去审视工作中的常规做法及理论,将科学的实验与传统理论有机地结合,积极倡导和实践一种用实证来决策的思维模式。即树立循证理念,批判性地接受新的研究成果,客观地看待权威意见,强调在临床实践中正确评估和应用各种证据,将批判建立在证据的基础上,以经过科学方法获得的临床证据和客观评价的临床证据为依据,对以往的观点、理论、结论、方法、措施等重新认识,而不是墨守成规、机械地按教科书或经验来确定医疗护理计划和活动。

批判性思维的正确方法其实就是循证医学实践的"五部曲":提出问题、检索文献、严格评价证据、应用最佳证据作出临床决策、评价实施结果。在教学中使用循证思维,有助于培养医学生的自学能力,信息查询、评价与应用能力以及针对问题进行推理和分析的能力,使其学会并养成自我设疑、思考、分析问题的习惯,有助于其批判性思维能力的提高,从而从整体上提高医疗质量和临床学术水平。

二、批判性思维对循证医学的实践起着促进作用

临床医务工作者在实施循证医学或护理实践时必须具有一定的批判性思维能力。合理质疑、善于发现问题、用科学的方法解决问题是实施循证医学或护理实践所需要的,批判性思维对护士实施安全的、能胜任的、熟练的临床护理实践十分重要,批判性思维应贯穿于实践循证护理的整个过程。实质上,批判性思维是循证护理的每一过程不可缺少的组成部分,循证护理实践就是批判性思维的运用过程。具体体现在如下方面。

1.确定问题　首先在收集患者健康资料的过程中必须运用批判性思维的整体观察法,能动、全面地分析疾病可能涉及的各个方面,经过归纳、判断和逻辑推理后,才能发现书本与临床实践存在的疑惑,才能准确地提出问题。

2.运用最佳证据作出决策　医务人员必须根据临床经验、患者的需求来判断所获得的证据是否与患者实际情况相符合,批判性地分析所要改变的干预行为,只有这样,才能真正地为患者作出最佳的护理计划,才能使研究证据跟上时代的发展。

3.严格评价证据　采取自主性思维模式,持怀疑的态度,对各项研究的设计、统计方法以及结果的真实性、可靠性和实用性进行严格评价。必要时还要应用循证护理的系统评价和汇总分析方法。

4.评价实施结果　对所预期的临床目标和效果作出客观的判断评价,然后通过对反馈信息、资料进行归纳、推理和判断,对尚未解决的问题和措施提出质疑,反复推敲,并可采用角色转换思维来进一步考虑患者所需的治疗措施;通过评价、反思,不断针对个体情况提出有效的应对措施,最终使患者获得全方位且效果满意的护理服务。由此可见,循证实践的各个环节都需要批判性思维,而具有批判性思维能力又可以更好地开展循证实践,两者相辅相成。

第三节　批判性思维的培养路径

批判性思维有程度之分,没有人完全不具备批判性思维能力,也没有人完全拥有它而不需要改进。如何发展或培养批判性思维能力呢? 可以通过以下途径培养自己的批判性思维能力。

一、践行批判性思维的五项准备

(一)完善思维

思维方式分为很多种,而思维活动与人们的大脑活动紧密相关。大脑分为左半球(左脑)和右半球(右脑),科学研究证明:左脑主要处理文字和数据等抽象信息,具有理解、分析、判断等抽象思维功能,有理性和逻辑性的特点,所以又称为理性脑;右脑则主要处理声音和图像等具体信息,具有想象、创意、灵感和超高速反应等功能,有感性和直观的特点,所以又称为感性脑。根据以上知识可以得出,完善多种思维方式需要人们将左右脑的开发共同进行。

以上提及的理性思维和感性思维是思维方式常见的一种分类,但如何培养自己的批判性思维能力呢? 可以参考以下两种思维方式。

1.海绵式思维　海绵式思维类似于海绵对水的吸收,强调知识的获得。它是相对被动的,不需要艰辛的心理过程,只需要"注意"和"记忆"。因而,运用海绵式思维有利于学生系统且快速地掌握书本的基本内容,获得扎实的基础知识。只有积累了充足的基本知识,才有培养、运用批判性思维的基础。因此,海绵式思维能够帮助学生获取扎实的原则性基础知识,为批判性思维的发展打好基础。为了发展学生的批判性思维,在知识学习过程中,教师应该指导学生充分运用海绵式思维。

2.淘金式思维　如果只要发展应试能力,学生只需要去接收信息并重复记忆,那么运用海绵式思维就可以应付。但如果需要对接收的信息进行质疑、辨析并作出评价,使思维具有批判性特征,那就需要运用淘金式思维去延伸思维的广度和深度。什么是淘金式思维呢? 淘金式思维是指不断地质疑辨析,强调与知识进行积极的互动,批判性地接受信息。在学生批判性思维的培养过程中,淘金式思维具有以下作用。

(1)帮助理性地思考。长期以来,学校被定位为学习知识的场所,教师也只是扮演着"传道授业解惑"的角色。教学注重的是知识的传承与再现,强调的是记忆,是全盘接受,有时候哪怕是书上不完全正确的内容,为了考试,也要让学生记住,这剥夺了学生思考的权利和时间,忽视了学生批判性思维的培养。为了培养学生的自学和将知识融会贯通的能力,教师应该留给学生一定的时间去思考,指导学生运用淘金式思维去独立思考,理性思考。尤其是对于思维方法等人文课程来说,绝不是靠单纯的知识记忆就能够学好的。学习的真正精髓,更多的应该是鼓励学生思考所学的沟通技能究竟如何指导现实的人际沟通过程,思考如何构建一种良好的人际关系。

（2）帮助批判性地提出问题。爱因斯坦曾经说过："提出一个问题比解决一个问题更重要。"淘金式思维和海绵式思维最突出的区别就在于前者要求在理性思考的基础上尽可能多地提出批判性问题。教师只是"解惑"，学生拿什么去超越教师呢？又怎能期望学生会有创新精神以及创新能力呢？所以，教师不应该仅仅是"解惑"，而更应该是引导学生去"惑"，引导学生充分运用淘金式思维去提出有价值的、批判性的问题，从而刺激批判性思维的发展。

（3）帮助对事情进行全面的思考分析，作出多角度的评价。淘金式思维使学生既可以看到别人思维中的闪光点，又有自己的决断，不会被人牵着鼻子走，逐渐延伸自己思维的广度和深度，使自身的批判性思维得到进一步发展。

运用海绵式思维可以获取扎实的理论基础知识，运用淘金式思维可以延伸思维的广度和深度，两种思维各有自己的突出优点，可以进行优势互补。因此，在实际生活中，可以将海绵式思维和淘金式思维融合起来，更好地发展人们的批判性思维。

（二）克服情感

所谓"克服情感"，即要求批判性思维学习者认识到以下三点：①认识到每个人的局限性，人们所做的每个决定都会受到以往的经验、价值观、训练和文化习惯的影响。②认识到情感卷入的危害性，当思考一个问题时，若个体情感卷入，则感性会超过理性，往往会对人不对事。③认识到包容性思考的重要性，对每个观点保持积极开放的态度，就像海纳百川般包容各种观点，并愿意改变自己过去的成见。

（三）关注价值

批判性思维树立了一定的行为准则，人们据此来衡量人类行为的品质高低。批判性思维者拥有的主要价值观有自主性（聆听各方观点，形成自己的观点）、好奇心（利用淘金式思维来立身处世，对各种观点兼听博观）、谦恭有礼（认识到自己也会犯错，并积极主动地和他人合作交流）、以理服人者逢之必敬（通过关键问题对他人择优汰劣）、对说理透彻和论据可靠者必信（一定要毫无偏倚地信赖其观点，直到更加透彻明晰的论证出现为止）。关注价值强调个体要朝向批判性思维推崇的价值观发展，以促进形成批判性思维。

（四）自我批判

自我批判其实是自我完善的过程。有研究者将批判性思维者分为弱批判性思维者和强批判性思维者。弱批判性思维者往往利用批判性思维抵制和消灭与自己观点不同的人，以此来捍卫自己的立场和看法，而不是为了追求真理和美德；而强批判性思维者是将批判性思维用于所有的论断和看法，尤其是强迫自己批判自己拥有的信念，在不同的时间段进行自我反思和校正。学习批判性思维是希望成为强批判性思维者，即不是为了驳斥所有与己相悖的观点，而是为了自我批判。生活和学习中的自我批判能够帮助自己完善自我信念、思维方式、知识框架等，帮助自己更理性、更成熟。

(五)反复练习

批判性思维是个工具，如果习惯于运用批判性思维反复深入地思考问题，批判性地提出问题并作出多角度的评价，那么人们的思路就会变得开阔、灵活，见解就更深刻、新颖。因此，批判性思维的运用应当始终贯穿于生活和工作中，只有反复地实践，才能使人们形成批判性思维的习惯，帮助人们进步、成熟。比如，在看一篇科研论文时，运用批判性思维对文章提出各种问题：前言中有表述清楚为什么要做该研究吗？作者研究样本的抽样方式是什么？合理吗？所用研究工具的信效度怎样？适合研究人群吗？等等。尽管是权威的文章，也应该批判性地提出问题，找出合理的答案，让自己站得更高，走得更远。

二、自我完善批判性思维的结构要素

批判性思维的结构要素包括批判性思维特质、原则性的知识和技能以及勤奋的实践。不难发现三者对应的是"想不想""能不能"及"做不做"，即批判性思维特质是个体培养批判性思维的前提与基础；原则性的知识和技能是培养批判性思维的核心；勤奋的实践则是培养批判性思维的重要保障。正如美国著名的哲学家杜威说的一样："一位好的思考者必须能够同时把正确的态度和原则性知识结合起来，并将两者融合为一。"即批判性思维的结构要素对于批判性思维的培养而言，三者缺一不可。

三、应用思维的衡量标准时刻检验自己的思维

批判性思维的基本功能之一就是正确评价自己的推理。若要做到这一点，就要坚持剖析自己的思维，并用思维的衡量标准来检验它们。这样做是为了在思考时能自发地提出这些问题，从而使它们成为大脑思维的一部分，并指导自己更好地、更合理地推理。因此，作为批判性思维者，应该对自己的论述目的和信息表述等提出如下问题：我的思路清晰吗？正确吗？精确吗？切题吗？有深度吗？有广度吗？有逻辑性吗？我所考虑的事情有意义吗？在一定的场合中恰当吗？通常这些标准适用于判断一个或多个基本要素。此外还要认识到：这些思维的衡量标

准并不是唯一的,而只是一些基本准则;关于思维的衡量标准有很多,比如可信度、可预测性、可行性、完整性等,只是并不常用而已。

中心案例7 ◀◀◀

问题 3 参考答案

1. 践行批判性思维的五项准备。

2. 自我完善批判性思维的结构要素。

3. 应用思维的衡量标准时刻检验自己的思维。

第四节 批判性思维的测量

培养批判性思维能力是高等医学教育的重要内容。通过一些标准化的量表测量自己或他人的批判性思维水平,并从中发现自己的强项或弱项,对在校医学生和临床医护人员是非常有益的。

一、加利福尼亚批判性思维特质测试量表

法乔恩(Facione)等于 1990 年研制了加利福尼亚批判性思维特质测试(California critical thinking disposition inventory,CCTDI)量表,用于测量批判性思维七个方面的特质:寻找真相、开放思想、分析能力、系统化能力、批判思维的自信心、求知欲和认知成熟度,共计 75 个条目,采用 6 分制李克特(Likert)量表格式,1 代表"非常赞同",6 代表"非常不赞同"。

因为 CCTDI 的原版不能准确地反映我国医护人员的批判性思维能力,故 2004 年香港理工大学彭美慈教授对 CCTDI 进行了跨文化修订,使其内容反映中国文化特色,形成了中国版本的 CTDI-CV。该量表的内容效度为 0.89,内部一致性信度为 0.90。此量表目前被广泛用于临床医护人员的批判性思维特质的测量。

然而,批判性思维特质应该包括九个方面:自我校正、公正、认知成熟度、批判性思维的自信心、系统性、独立思考和分析、好奇心、开放性心灵和追求真理,故该量表在测量批判性思维特质方面存在一定的局限,需要今后做进一步研究。再者,该量表为普适性量表,针对特定人群进行测量时缺乏特异性,未来需要针对特定人群的测量开发特异性的批判性思维特质问卷,以获得准确、科学的评价。

二、加利福尼亚批判性思维技能测试量表

加利福尼亚批判性思维技能测试量表(California critical thinking skills test，CCTST)是美国哲学协会(American Philosophical Association，APA) 于 1990 年以批判性思维理论作为设计基础而制成的。该理论将批判性思维定义为一种有目的性的，对证据、概念、方法、标准或语境进行说明、解释、分析、评价、推理，以便作出自我调节性判断的思维过程，并认为批判性思维技能包括解释、分析、推理、评价、说明和自我调节等六种核心技能。CCTST 是一种多项选择测试量表，由 34 个项目、5 个子量表组成，用来测验认知技能。前 3 个子量表共同测量 APA 定义中提出的 3 项核心技能，即评价技能、分析技能和推理技能；后 2 个子量表用于测量传统的归纳技能和演绎技能。有学者指出，根据 CCTST 依据的理论，批判性思维技能并不是相互独立的因素；相反，它们以相互依赖和相互联系的方式共同起作用。因此，其子量表的分数并不是相互独立的，子量表的得分也不能单独作为衡量批判性思维技能高低的标志。罗清旭将该量表翻译成中文版并进行了修订，CCTST 简体中文版有较好的信度。

（汪 苗 朱 宇）

练 习 题

一、名词解释

1. 淘金式思维

2. 自我校正

二、填空题

1. 批判性思维结构要素包括_____、_____、勤奋的实践。

2. 批判性思维的特质包括独立思考与分析、好奇心、_____、_____、_____、_____、_____、公正、系统性。

三、单项选择题

1. 下面哪项不属于批判性思维的五项准备(　　)

A. 顺应情感　　　　B. 完善思维　　　　C. 关注价值　　　　D. 反复练习

2. 批判性思维的四个模态不包括(　　)

A. 时间模态　　　　B. 情绪模态　　　　C. 道义模态　　　　D. 行为模态

四、简答题

1.简述批判性思维四个模态的概念。

扫一扫,获取参考答案

2.如何培养自己的批判性思维?请结合自身谈谈。

参 考 文 献

1.王辉.批判性思维与辩证思维的关联性问题[D].秦皇岛:燕山大学,2009.

2.张梅,印勇.批判性思维——研究生开启科学创新之门的钥匙[J].学位与研究生教育,2011,9:29—32.

3.卢明森,何明申.创新思维学引论[M].北京:高等教育出版社,2005.

4.周娟.批判性思维与创新型人才培养研究[D].南昌:江西师范大学,2013.

5.李志国.批判性思维视阈下社会矛盾调处的新机制[J].理论导刊,2014,10:15—18.

6.Facione P A, Facione N C, Giancario C A F. The California critical thinking disposition inventory, CCTDI scoring supplement. Millbrae, CA: The California Academic Press, 2000.

7.彭美慈,汪国成,陈基乐,等.批判性思维能力测量表的信效度测试研究[J].中华护理杂志,2004,39(9):644—647.

推 荐 阅 读

1.循证医学数据库(www.cochranelibrary.com)

2.复旦大学Joanna briggs循证护理合作中心(nursing.ebn.fudan.edu.cn)

下　篇

第八章 共　情

📚 **本章目标**

1. 掌握共情的四维度。

2. 熟悉共情的意义、共情鸿沟及情感预测偏差。

3. 了解共情的理论、层次及如何践行共情。

关键词　共情　文化共情　共情鸿沟　情感预测偏差

▶▶▶ **中心案例8**

　　患者,女,75岁,因糖尿病酮症酸中毒昏迷入住ICU 32床。患者女儿是某医院工作人员。昨日探视时间,患者女儿发现床边治疗盘内的注射器针头上粘有白色异物,这让她十分震惊,立刻质问正在一旁忙碌着的护士。护士不耐烦地反驳道:"这个没有关系的,一会加药时针头是去掉的……"边说边用手抹去了针头上的异物。家属十分气愤,迅速拍下了护士用手抹去异物的过程,立刻奔向护理部进行投诉。以下是在护理部的情景:

　　家属:你们这谁负责(手握手机,情绪激动)? 我要投诉!

　　主任:有什么事情可以跟我讲,您先请坐,我们坐下来说(关切的眼神)。

　　家属:你们这么大一家医院,竟然没有一点点无菌观念,拿病人开玩笑吗(声音越来越大)! 你看,这是照片,这是你们护士的行为,简直就是瞎闹! 这出了事情谁负责! 你们现在看怎么办吧?

　　主任:这是在哪个科发生的(认真地看照片)? 不用您讲,这个护士的行为肯定是不对的,我现在打电话,叫护士长和这个护士过来(语气同样气愤)。

　　主任跟护士长通话中……电话挂掉之后,主任与家属继续沟通。

　　主任:她们马上过来。您放心,这件事情不管从哪个角度来讲,都是我们的不对,我一定会严肃处理,追究责任。老人家现在情况怎么样?

　　家属:一直在昏迷(眼神悲伤)……刚入院时医生处理不及时,加重了恶化……

　　主任:您的心情我可以理解,如果是我,我也会很担心。如果您对老人家的治疗方面有什么疑问,可以向医务处进行反映,他们会及时帮您处理。

(ICU 护士长和护士赶来)

主任:你们讲讲是什么情况? 为什么会发生这样的事情?

(护士长和护士解释起来,家属也一同争执……)

主任:事情的原委我知道了,不管怎么说,这种行为都是不对的,护理基础操作的无菌原则都忘记了是不是! 不要再解释了,你们要跟家属道歉! 护士长,回去给 32 床老人家重新安排一个经验丰富的床位护士。(主任转向家属)我们对护士的培养不到位给您带来了麻烦,真的很抱歉! 住院期间您有任何困难,随时跟护士长或者跟我沟通,我们一定尽全力帮助! 也很感谢您对我们的监督,我们一定会改进!

家属:那你们以后要多注意(平静地说),我就不打扰您工作了。(家属离开)

主任:(家属离开后,主任转向护士长和护士)我知道咱们平时工作繁忙,但是你们看,这位家属就盯着咱们的不完美并把它放大了,以后还是要严格规范护理操作,如果再碰到这样的事情,千万不要再一味地解释,毕竟家属也是担心自己亲人的健康,我们也要站在家属的立场上理解家属,这样才会减少矛盾啊……

思考问题

1. 案例中的护士做到与患者家属共情了吗?

2. 案例中的护理部主任做到与患者家属共情了吗? 处于何种共情水平?

3. 在医患沟通中,如何培养共情技术?

被别人理解是人类的基本需求之一,个体的独特性若能被其他人正确地理解,个体就会有深切的满足感,人与人相互之间的关系也会进一步发展。理解患者在所处医院环境或状况的感受与需要,对保证医疗护理质量来说是基本要求。是什么特质使医护人员能真正地理解患者? 并在帮助患者应对疾病时,让患者"心动",进而有利于帮助患者在知—信—行各个环节树立理性的观念和良好的生活方式,最终促进患者的健康? 是医护人员的共情能力。医护人员主动与患者共情,对医疗护理工作而言具有十分重要的意义。

第一节　共情概述

早在 1759 年,道德伦理家史密斯(H. Smith)就提出,人有一种与生俱来的能力,一种无法抗拒的倾向,即当人们观察到别人处于某种强烈的情感状态时,就会体验到一种跟他人相同或相似的情感,如个体会因他人的痛苦而感到悲伤,或因他人的愉悦而同样感到开心等。显然,这是非常值得医护人员加以研究的内容,不仅是为了患者,也是为了自己的身心健康。

一、什么是共情

(一)共情的概念

共情(empathy),又常常称为同理心、移情、共感、感情移入等,该词由德语"Einfuhlung"演变而来,用来表达人们将自己的情感、感受主动投射到所观察事物中的一种现象。1909 年,铁钦纳(Edward Titchener)在"关于思维过程的实验心理学讲稿"中首次提到英文"empathy"一词。他认为共情是指人不但能够看到他人的情感,而且能用心灵感受到他人的情感,自此共情才出现在《心理学大辞典》中。1957 年,人本主义心理学创始人罗杰斯(Rogers)用自己的理解阐述了共情的概念,他认为共情是个体体验他人的精神世界,如同体验自身精神世界的能力。

由于认识角度和侧重点不同,不同的学者在不同的时期,对共情的概念有着不同的界定方式。共情的概念经历了由最初的认知取向到情感取向,再过渡到其后的多维、综合取向的演变。

1.认知共情 在共情研究的早期阶段,研究者主要考察了共情现象中个体认知加工过程的影响。科勒(Kohler,1929 年)是最先从认知取向方面讨论共情的学者之一,他认为认知共情强调的是个体对他人内心状态的认知觉察,而不强调共情过程中产生的情感体验和行为反应。霍根(Hogan,1969 年)认为共情是设身处地地理解他人的想法,在智力上理解他人情感状态。他编制了 Hogan 共情量表(Hogan empathy scale),用来测量个体认知或观点采择方面的共情。

2.情感共情 霍夫曼(Hoffman)把情感共情清晰地定义为:知觉到他人情绪体验后产生的一种设身处地的情绪反应,或是从他人的立场出发对他人内心状态的认知而产生的一种情绪体验。艾森伯格(Eisenberg)和斯特雷耶(Strayer,1987年)认为共情是源于对他人情感状态的理解,并对他人当时体验到的或将会体验到的感受产生的相似的情绪情感反应。

3.多维共情 从 20 世纪 80 年代开始,研究者逐渐从多维角度界定共情的内容和特征,他们认为共情是一个综合的、多维的概念。若只侧重于共情的某一方面,就把共情这一复杂的心理过程人为地割裂开了。

(1)二维度共情。坚持二维度共情的学者认为,产生共情的认知成分和情感成分是相互促进、相互依赖的,二者互为基础、互为条件。一方面,对他人情感共情的反应需建立在对他人情感状态认知理解的基础上;另一方面,设身处地的情感共鸣为深入理解他人情绪提供了条件。比较有影响力的二维度共情概念是由Davis提出的,他认为共情包括相互依赖的认知成分和情感成分,这两种成分至少应该包括四种因素,分别是观点采择(perspective taking,PT)、共情关注(empathic concern,EC)、幻想(fantasy,FS)和亲身体验的悲伤(personal distress,PD),并因此编制了人际反应性指标(intrepersonal reactivity index,IRI)共情问卷。

(2)三维度共情。Gladstein和Feldstein认为共情包括情感、认知和行为三个方面。情感共情是对他人情绪有意识或无意识的感受;认知共情是指角色采择能力,即对他人想法和情感的理解能力;行为共情是言语或非言语的共情体验性沟通形式。

(3)四维度共情。最新的四维度共情概念是由Morse提出的,他认为共情是一种能力,包括情感、认知、道义和行为四个方面。情感共情是指想象和分享他人精神状态或感受的能力;认知共情是指有识别和理解他人的观点和情感的能力;道义共情是指有表达共情的动机;行为共情是指基于他人的观点和情感进行语言或非语言沟通的能力。

中心案例8 ◀◀◀

问题1、问题2部分参考答案

案例中ICU的护士既没有从情感上感知,也没有从认知上分享患者家属对"用手摸加药针头违背了无菌原则"的认识,更没有用实际行动表达愿意满足患方家属合理的想法与要求,所以没有共情表现。

案例中护理部主任在情感上的感知(关切的眼神;"老人家现在情况怎么样? 您的心情我可以理解,如果是我,我也会很担心……")、认知上的分享("肯定是不对的……")以及恰当的行为("无菌原则都忘记了是不是! 不要再解释了,你们要跟家属道歉……")上都表现出与患者家属共情;家属离开后,主任也与ICU的护士和护士长表达了共情("我知道咱们平时工作繁忙,但是你们看,这位家属就盯着咱们的不完美并把它放大了……")。

由于护理部主任很好地运用共情技术,因此有效地化解了一次可能升级的医患冲突,维护了良好的医患关系,从而实现道义共情。

四维度共情的概念在继承了前人对共情情绪、认知和行为并重的思想基础上,还强调了道义共情在整个共情过程中发挥的重要作用,认为道义共情是激发个体愿意主动与他人共情的动机。相比之下,四维度共情概念较全面地解释了共情过程。对从事助人行业的医务人员而言,道义共情更是尤为重要,动机的大小决定医务人员是否愿意去主动共情及共情的效果。在医患关系中,对共情的理解和运用不仅要强调"情"感,还要强调"共"享的互动性和方向性,即在医护人员主导下的沟通中,医护人员应注重主动了解患方的文化背景,主动与其共情,朋友式地交流各自的想法和感受。同时,医护人员还应引导患方对自己共情,这个共情过程是一个医务人员主导的、互动的、双向的过程。

综上所述,研究者将医疗护理工作领域中的医患文化共情从四个层面定义为:医护人员在道义这一动机的激发下(第一层面——道义共情),主动体会患方的情绪情感及内在需求,并参与分享其情感经历(第二层面——情绪共情);运用知识和经验从患方文化背景的角度,分析、推理、判断、察觉和理解患者的情感和态度(第三层面——认知共情)产生的原因;通过语言性或非语言性的恰当沟通行为表现(第四层面——行为共情)出共情的过程,称为医患文化共情。也就是说,医疗护理工作领域中的医患文化共情包括道义、情感、认知和行为四个方面。

医患文化沟通中,医护人员主动与患者及其家属的共情具体表现为:道义共情,即"为什么—WHY"共情,俗话说"图个啥",图的就是有良好的医患关系,有良好的医护质量,从而使医护人员保持良好的职业价值感;情绪共情,即"是什么—WHAT"共情,是感知其乐还是感知其悲;认知共情,即"知理—REASON"共情,认知对方的情绪由何而生,其文化背景对认知的影响等;行为共情,即"怎么做—HOW"共情,往往需要善解人意的语言和非语言(肢体语言)同时发挥作用,才能有良好的共情表达。

(二)共情与同情的区别

《现代汉语词典》将"同情"定义为:对于别人的遭遇在感情上发生共鸣。也有学者认为,同情暗含着怜悯,同情是对他人的关心、担忧和怜悯,被动地随着别人情绪的改变而改变,是个人对他人困境的自我情感表现,同时还伴随有帮助他人的渴望,其重心是自己的感觉。共情是一个更大范围的定义,共情虽然也是一种情感体验,但它是一种主动地体验别人的内心世界,平等地、相互尊重地与客观现实相协调的人际关系的体现,其重心是关心别人的内心情感。此外,同情只有情感反应,而共情是情感、认知、道义、行为的综合反映,落脚点在行为表现。

(三)文化与共情的关系

个体不是单独存在的,个体存在于社会文化中,且思想和行为无不受到社会文化的影响。文化作为一种独特的社会现象,对社会认知有着广泛的影响,这一点集中体现在文化对"自我"与"他人"信息加工及其大脑机制的影响上。文化显著地影响自我相关记忆、自我表征、自我觉知等认知过程,具有不同文化背景的人,自我建构的方式不同。文化同样显著地影响人们对他人,尤其是对他人情绪的认知,而对自我和他人的认知情况会进一步影响人与人之间的交往行为。

在研究文化与共情时,有研究者曾使用"跨文化共情""民族治疗共情""文化敏感性共情"等概念来表达"文化共情"的具体内容。Ridley 和 Lingel(1996 年)提出了文化共情(culturally empathy)最为全面的定义和获得文化共情的指导原则:文化共情的定义不仅仅包括咨询者准确理解其他文化的来访者的能力,也包括咨询者关注来访者的文化差异的同时,有效交流这种共情理解的能力。虽然各个研究者使用的概念不一样,但是他们都重视共情过程中的文化影响。文化共情是一种人际间的联系,是跨文化理解和交流的一种方式。

文化影响着个体的经验,而文化共情是一个过程,通过这个过程,医护人员可以感知其他文化的患者的自我经验。因此,医护人员必须清楚知道文化价值和假设是如何影响患者的个体经验的。如果医护人员不具备相应的文化知识和文化意识的文化敏感性,而忽视对患者文化背景和经验的理解,那么医护人员会很容易误解来自于其他文化背景的患者,以至于不能准确地共情,甚至无法共情。

要达到真正的共情,医护人员往往要从无条件的接纳、尊重患方做起,暂时放弃个人的立场、思维方式、观点和价值观念,要以患方的立场、思维方式和行为习惯来看待患方。医护人员的人生阅历和跨文化知识背景以及价值观、世界观、风俗习惯、同情心、宽容、乐于助人等人格方面的因素都会影响共情的达成。在具体的共情过程中,只有在社会文化的大背景中去评估文化差异和实践,才能对出现在两个不同文化中的同一问题作出不同的反应,才有可能达到针对性的、较好的共情效果。为了感其所感,当面对不同文化的患者时,医护人员需要以"与文化一致的和有意义的方式传达共情"。在医患文化沟通中如何践行共情,将在下文详细阐述。

二、为什么要共情

共情是医患沟通的精髓,是医患沟通的基础与平台,也是实施 TCS 的前提条件。医护人员可以通过共情与患者及其家属建立良好的、信任的治疗性关系,满足患者及其家属对人文关怀、服务态度等方面的更高需求。同时,医护人员也能在与患方沟通的过程中感受到自己对患者是有帮助的,从而体会到自身的专业价值,并不断丰富自己的经验,促进自己的专业成长。

(一)从患方受益的角度看共情

首先,共情有益于患者的手术或药物治疗。医护人员的共情可以使患者感到自己被接纳、被理解和被尊重，从而产生一种轻松、满足的情绪体验。患者在没有心理戒备的状态下真实道出病情，有助于医护人员对患者病情的全面了解。在医疗过程中常常见到病人焦虑不安或情绪低落，他们的内心充满了对疾病的猜疑、担心和恐惧，但是他们不敢在医学权威面前诉说，有些医护人员也不愿意倾听或很快打断患者的倾诉，最终导致一些患者在医护人员面前小心谨慎，不敢敞开心扉。而医护人员的主动共情可以促进患者的自我表达、自我探索，从而更多地与医护人员沟通、反馈疗效。由于个体间存在较大的生理差异和病情差异，因此同样的药物在不同的患者间可能产生完全不同的疗效。医护人员的共情可以促进患者去大胆探索，与医护人员交流治疗中的体验和感受，参与到治疗方案的制定与调整过程中，从而提高治疗的效果。

其次，共情有益于辅助治疗。医护人员的共情使得医（护）患间很容易建立信任合作的伙伴关系，在这个基础上患者更容易产生对医护人员的信任和对抗疾病的巨大动力，遵从医嘱，积极配合治疗。

最后，共情有益于心理治疗。医护人员对患者的共情本身就具有心理治疗作用。世界卫生组织（WHO）提出，健康就是生理、心理和社会功能上的完好状态。共情是心理治疗的重要组成部分，从这个意义上讲，共情具有治疗功效。还有研究报告表明，医护人员的共情使患者的反应指标如缓解疼痛程度、焦虑、抑郁以及改善脉搏和呼吸频率等之间存在相关性。

（二）从医护人员受益的角度看共情

首先，共情可以使医生获得更多的职业成就感与满足感。患者与医护人员交流患病前后的一些情绪变化以及社会、家庭和文化因素，为医护人员全面认识疾病的发生、发展、预后提供了更多的资料。共情可以增强患者对抗疾病的坚强意志，产生遵医嘱行为，提高医生的工作效率和诊断率，使其获得职业成就感与满足感。Roter 等对 127 名医生与患者的沟通调查显示，在沟通中及时发现共情机会、使用共情语言（如开放式提问、互动交流、倾听等方法）的医生比未应用共情技能的医生获得患者更多的认同感和尊重，医生能获得更多的职业成就感与满足感。

其次，临床共情能减轻医护人员的职业倦怠、内心压抑和身心耗竭。共情可以使医护人员站在患者的角度认识问题和体验患者的内心真实感受，这样医护人员才可以更准确地察觉和理解患者的心理变化，有助于及时发现医疗服务中存在的问题。Levinson 等对 59 名内科医生与患者的沟通过程进行录音并分析，随后通过保险公司和医院获取 59 名医生是否被投诉的记录，结果发现无投诉记录的医生与有投诉记录的医生的沟通方式有显著差别。无投诉记录的医生使用更多的指导性语言（如指导患者疾病康复、就诊安排等），在谈话过程中有更多笑声，更多使用安慰性、幽默性和互动性语言(如对患者的担忧表示理解,鼓励患者表达情感等)。对患者共情式的关注和同感,既能激发患者的情感回馈,又有助于医护人员赢得患者的尊重和信任,医护人员的共情更引发了患者的共情,这种双向的情感回路成为护患有效沟通的平台,促进了医疗护理工作的有效开展。

此外,医护人员的高共情能力还有利于建立自身与同事和领导的层级关系。在护理管理中,有学者指出,护士长的共情能力有助于建立和谐的医护关系和和谐的护理团队。

第二节　共情的理论及层次

共情的理论及层次的研究涉及生物机制、情绪共享、心理认知等,尽管并不成熟,但依然带给研究者非常好的启示。

一、共情的理论

(一)情绪共享机制

1. 共情的神经生物机制——镜像神经元理论　镜像神经元(mirror neurons)是近年来认知神经科学研究的热点。大脑中的神经元网络一般被认为是储存特定记忆的位置,而镜像神经元组则储存了特定行为模式的编码。Gallese 和 Rizzolatti 等人(1996 年)在猴脑 F5 区发现镜像神经元,随着研究的深入,研究者发现人类大脑中也同样存在着镜像神经系统。

2000 年,西谷信行和哈里指出,大脑中的布洛卡区是镜像神经系统的协调中心。2002 年,西谷信行和哈里公布了他们的实验结果:当他们让自愿者观看画有各种口形的图片时,这些自愿者的镜像神经系统中的各部位会按照一定顺序被激活。激活的顺序是:视觉皮层—上颞叶皮层—下顶叶—布洛卡区—初级活动皮层。亚科博尼指出,在大脑皮层上,镜像神经系统与大脑的“边缘系统”是相连的。边缘系统是与产生情感及记忆紧密相关的区域。

科勒通过在恒河猴身上做的实验,鉴别出了一类镜像神经元。这类神经元能处理抽象的信息,比如特定动作的意义,以及与这些动作相关的声音或描述动作的语言。2003 年,科勒又发现,视听镜像神经元具有分辨不同动作的能力,特别是当两个动作同时具有视觉和听觉信息时,镜像神经元对它们的分辨率达 97%。

2004 年,Gallese 等人进一步研究发现,镜像神经系统的根本特点是通过激活相应大脑区,建立内部的行为表征,从而由共情者“亲身体验”自己观察到的他人行为,以及能够理解他人行为、意图、情绪等,并在模仿、语言理解、社会交往等方面起着重要作用。研究者认为,该系统储存了特定行为模式的编码,这种特性不单让个体自动地执行基本的动作,同时也让个体在看到别人进行同样的动作时,不用细想就能心领神会。当个体目击他人受到疼痛刺激或情绪表情时,就像神经系统参与了一样,使得个体通过自身模仿来获得对相关情感的切身体验。

镜像神经元的存在使人类能学习新知、与人交往,因为人类的模仿能力、认知能力都建立在镜像神经元的功能之上。人脑中存在的镜像神经元具有视觉思维和直观本质的特性,它对于理解人类思维能力的起源、理解人类文化的进化等重大问题具有重要意义。

镜像神经元的主要功能体现在以下方面。

(1)体验别人的情感。当人经历某种情绪,或者看到别人表现出这种情绪时,他们的脑岛中的镜像神经元就会活跃起来,观察者与被观察者经历了同样的神经生理反应,从而直接体验到别人的这种感受。比如,当你看到另外一个人在哭泣,你知道别人是悲伤的,会自动同情别人;当你看到另一个人在打哈欠,你也忍不住想打哈欠,你和他都有困意。

(2)理解别人的意图。镜像神经元的存在是模仿他人动作以及学习能力的基础,从而使得镜像机制成为人与人之间进行多层面交流与联系的桥梁。镜像神经元与大脑中储存记忆的神经回路相似,似乎也为特定的行为"编写模板"。不论是自己做出动作,还是看到别人做出同样的动作,镜像神经元都会被激活,也许这解释了为什么我们能够理解别人的行动和意图,以及别人行为的社会意义和他们的情绪。镜像神经元的这种特性,可以让我们不假思索地执行基本动作,同时也让我们在看到别人做出某种动作时,自身大脑会自动模仿此动作。

(3)人类语言建立的基础。美国加州大学洛杉矶分校心理学家帕特丽夏·格林费尔德表示,镜像神经元为文化的进化和演变提供了强大的生物学基础。如今我们知道,镜像神经元能够直接吸收文化。每一代人都是通过模仿、观察来教育下一代人的。美国南加州大学神经学家迈克尔·阿尔比指出,人类的语言就是建立在镜像神经元的基础上的。阿尔比教授认为,复杂的手势以及人类在说话时舌头和嘴唇的运动,都是基于同样的原理。

镜像神经元解释了为什么人们能够通过别人的言行举止了解他人的内心,能够揣测别人的心理感受。当我们听到或看到别人的语言或非语言及动作时,自己大脑的相应区域也被激活,自动进入别人的情绪,体验别人的内心感受。这里也说明,共情是人类与生俱来的一种能力。

2.情绪共享理论 情绪是人对于各种认知对象的一种内心感受和态度体验。情绪分为基本情绪和复合情绪。基本情绪也称原始情绪,主要有快乐、愤怒、恐惧和悲哀四种;复合情绪是在原始情绪的基础上发展起来的情绪体验,表现为几种基本情绪的复合,主要指与感觉刺激有关的情绪、与自我评定有关的情绪、与人际关系有关的情绪及与欣赏有关的情绪。在情绪共享理论中,Sommerville 和 Decety 强调,情绪共享是个体与他人之间共情的基础。研究发现,共情能力强的个体,其情绪共享能力也较强。想象、知觉和模仿都能产生情绪共享。

情绪感染是情绪共享过程的典型代表。情绪感染是有情绪诱因的,通常发生在共情的初始阶段,个体并不知道产生情绪的原因,也没有区分自我与他人。如在婴儿房内,一个婴儿的哭声通常会引发与其年龄相仿的孩子的哭泣,这比听到外界噪声、人工模拟的哭声、年长儿童的哭声及自己的哭声时更容易哭。婴幼儿之间对哭泣的感染是最典型的情绪感染。参加葬礼时的悲伤及参加婚礼时的愉悦则是生活中常见的情绪感染。然而个体与他人之间的情绪共享,并没有个体能动性认知的参与,因为个体没有将自我与他人进行区分,未能对他人情绪进行归因,且没有认知到个体产生这种情绪的原因。情绪感染可能是产生共情的一个因素或条件。

镜像神经元理论和情绪共享理论都解释了个体自动地、无意识地对他人情绪及相应行为进行模仿,被动地进行反馈的现象。而共情强调个体能动地参与沟通过程,主动体察他人内心情感状态的能力,能够区分自我和他人,且共情包含着更为丰富的心理过程(如高级认知过程和情绪过程)。另外,镜像反应和情绪共享产生的必要条件是直接的、知觉性的刺激,而共情在没有直接的、知觉性的情绪刺激时也可以发生(比如想象)。因此,镜像神经元理论和情绪共享理论都不能完整地阐明共情的机制。

(二)认知共情理论

1. 心理理论　心理理论(theory of mind)又称社会智力,它依赖于认知系统,是指表征自己或他人的心理状态(如意图、信念、期望、知识和情绪等),并据此推断他人行为的能力。心理理论和共情同属于人际互动过程中对他人的知觉和理解。

心理理论与共情内在机制的交叉点在于,自我与他人的区分、情绪归因以及对共情原因的认知依赖于认知系统,是共情的认知元素。心理理论和共情的相同点在于,两者都是通过对对方状况的感知,从而来决定这些刺激信息对自身的意义,并决定自我是否对他人做出反应。心理理论也包含对他人情绪状态的认知,但却是通过对他人的情绪情感进行识别和判断来认知的,同样属于认知系统。心理理论主要解释了共情的认知成分,两者不完全等价,主要不同点在于:①心理理论主要涉及认知系统,而共情是一个复杂多维的概念,依赖于感觉、认知、运动系统、情绪系统等。②从加工方式来看,心理理论所涉及脑区的功能主要是认知控制加工,而共情过程中不但涉及控制性的认知加工,而且包含自动加工。③两者所激活的脑区不完全相同。心理理论中激活的脑区主要是颞上沟和颞极,其中颞上沟主要完成关于他人意图和外部空间信息的加工;颞极在推测他人心理状态时被激活。而在共情过程中,这两个脑区未被激活。

2. 观点采择 观点采择(perspective-taking)是指区分自我与他人的观点,并根据有关信息对他人的观点进行推断以及作出反应的能力。观点采择的本质特征在于个体认识上的去自我中心化,即能够站在他人的角度看待问题。为此,个体必须首先发现自己与他人观点之间潜在的差异,把自己的观点和他人的观点区分开来。但是,区分自己与他人的观点并不等于采择他人的观点,只有在区分的基础上对他人的观点作出准确的推测,才可以说真正具备了观点采择的能力。观点采择能力是在广泛的社会互动、丰富的社会线索的刺激下发展起来的。

心理理论和观点采择主要解释了共情的认知成分,这两种理论主要属于认知控制加工,而共情过程中不但涉及控制性的认知加工,而且包含自动加工。这两种理论同样不能完整地阐明共情的机制。

3. Barrett-Lenarrd 共情理论 Barrett-Lennard 认为,在咨询和治疗的促进性关系中,完整的关注、体验、交流列是复杂和多维的。具体来说,人与人之间的共情包括并依赖于一个系列或循环过程。如图 8-1 所示。

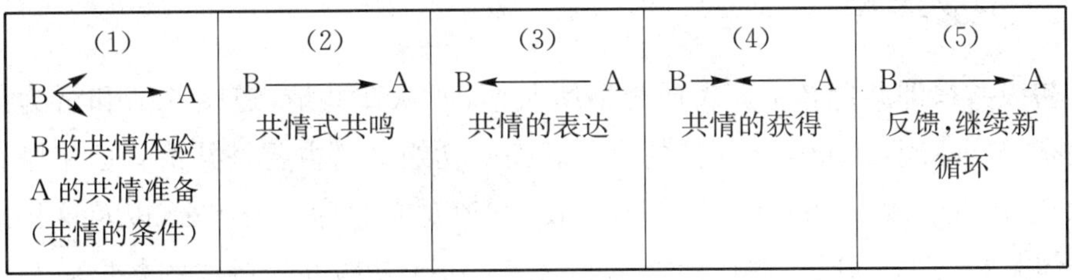

备注:A 代表共情者,B 代表被共情者。

图 8-1 人与人之间的共情系列或循环过程

共情过程的阶段 1 表示:被共情者 B 以某些方式表达自己的经历和体验,同时希望并相信共情者 A 可以接受自己的经验,A 主动关注 B 的表达。这个阶段 A 的关注点为共情式的倾听、共鸣和对他人理解的内部心理过程。

阶段 2 表示:A 解读 B 的表达并期望或实现与之产生共鸣。这个阶段 A 的关注点和沟通内容为共情理解交流或更高层次的共情表达。

阶段 3 表示:A 通过语言或非语言反馈,表达对 B 所传达信息的知觉和理解。

阶段 4 表示:B 关注 A 的反应,感知或了解 A 对他的即刻的个人的理解,即来访者(B)对咨询者(A)共情的知觉。

阶段 5 表示:B 继续或重新开始形象的自我叙述。B 的叙述会有两种形式:

一种是确认或纠正 A 对 B 的体验的观点和感知；另一种是 B 在多大程度上感知到个人理解与 A 之间的关系。在阶段 5，B 的进一步表达会超越来自于 A 的反馈，且 A 也会继续关注 B，此时，一个完整的共情循环过程就完成了。新的循环过程将重新开始于阶段 2，但此时的过程已经增添了一些新的成分。

这五个阶段阐述了助人（共情）者与咨询（被共情）者之间的共情过程，共情者 A 与表达感受和经历的 B 被限制在图中的位置关系上。但在一些特殊的人际关系中，也会出现其他的情况。比如，在关系亲密的夫妻之间的日常交流中，两者的位置或循环阶段可能会倒转。

这个理论给医疗护理工作的启示是：医护人员应主动关注患者的表达，置身于患者的社会文化背景中思考患者的感受，与患者达到共鸣，通过沟通表达出对患者的理解，并让患者感受到来自医护人员的理解，随着双方关系的正向进展，进入新的循环，沟通的信息也进一步增多。共情过程是医护人员不断地评估、了解、治疗患者的过程。

二、共情的层次

实用主义心理学家伊根（G. Egan）把共情分为两种类型，分别是初级共情（primary empathy）和高级共情（advanced accurate empathy）。

(一)初级共情

初级共情即共情者主要表现为情绪共情，而认知共情、道义共情和行为共情都没有得到体现，或处在比较低的水平状态。初级共情主要是共情者运用倾听技术，对来访者形成一种基本的理解和认识，知道对方的感受是什么，以及这种感受下的体验和行为是什么，并作出相应的反应。处于初级共情层次的共情者与沟通对象的内心活动基本上是一致的，有助于与沟通对象建立良好的关系，同时获取沟通者所需要的信息和资料，并对有关问题加以澄清。然而，若共情层次仅停留在初级共情阶段，则沟通双方的关系很难进一步深入发展。尤其在医疗护理活动中，医护人员接收到患者传递的信息和情感，对患者表达理解，一般也仅能完成 TCS 的关系性沟通，增加患者对医护人员的好感，并建立信任关系。然而，医护人员未给予患者相应的指导和帮助，也就无法更好地达到治疗性沟通的目的，即使解决了患者现有的或潜在的生理、心理、社会问题，也会让患者感觉所谓的"理解"只是一句空话、套话，从而影响医患信任关系的维持和发展。

(二)高级共情

高级共情不仅体现在情绪共情，还能表现相当水平的认知共情、道义共情和行为共情。处于高级共情层次的共情者不仅可以对沟通对象的表述作出反应,而且可以对那些隐含的、未完成的表达作出全面的、准确的反应。在初级共情的基础上实现高级共情,对医护人员有更高的要求。除应用倾听等沟通技能外,还应全面收集并评估患者,强调医护人员在道义这一动机的激发下,应用多学科知识,如社会学、心理学等,同时也应用逻辑思维中的分析、推理、归纳、演绎等方式,积极表达出患者深藏于语言及非语言信息背后的感受,进而从患方自身利益出发,解决其潜存的、急需解决的问题,最终完成 TCS 的治疗性沟通。

中心案例8

问题 2 部分参考答案

案例中护理部主任对患者家属以及护士与护士长都表现出良好的道义共情、情绪共情、认知共情和行为共情,所以她具有高级共情水平。

初级共情和高级共情都以医护人员与患者的情感互动为基础,由于患者处于相对弱势一方,故这种互动往往以医护人员主动体验为前提。高级共情是更全面、准确的共情,也是医疗护理活动中比较高效的共情沟通方式。

初级共情和高级共情只是对共情水平做了简单的、粗略的划分,目的在于共情者能够了解自己的共情水平。然而,由于共情的概念处于不断的更新、发展之中,因此,共情层次能否全面地划分共情水平、包含共情的内涵,是值得进一步商榷的。

第三节　共情在医患文化沟通中的应用

学习共情的目的是将共情这一沟通技能用于临床医患文化沟通中,前文所述共情的概念、相关理论及共情的层次能够帮助研究者更好地认识共情、理解共情。但在医患文化沟通中,如何合理、有效地践行共情,提高医护人员自身的共情能力呢? 系统思维为了解如何践行共情提供了思路,把共情过程看成一棵共情之树(即整体),把共情的 10 个影响因素——强化双方意识、扩展自我体验、明确角色功能、认同终极价值、尊重文化交融、积极感受倾听、主动换位思考、敏锐判断分析、准确及时回应、引发领悟成长等分别看成树的根、茎、枝、叶和果(即要素),如图 8-2 所示。

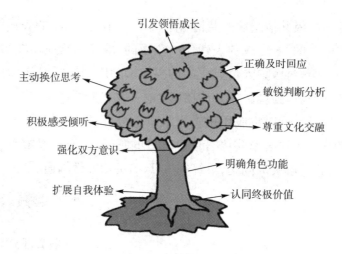

引发领悟成长

正确及时回应

主动换位思考

敏锐判断分析

积极感受倾听

尊重文化交融

强化双方意识

明确角色功能

扩展自我体验

认同终极价值

图 8-2　共情之树

想要发挥共情整体的最优效果,即达到高级共情,需要构成整体的各个要素优化组合,形成共振。高级共情并不是一次就能达成的,需要医护人员在实践中反复摸索,经历不同的失败与成功的沟通病例,犹如小树经历数个春、夏、秋、冬会长成枝繁叶茂的大树,最终结出共情的"果实":引发患者知—信—行环节的反思和领悟,也促进医护人员共情能力的提高。

一、强化双方意识

首先,对于医护人员而言,在医患沟通时要有共情意识、把握共情时机。如中心案例 8 中,对于工作经验丰富的护理部主任而言,面对愤怒的家属,心里会想:"我要了解家属不满的原因,共情能帮助我缓和家属的负面情绪,走进家属的内心,帮我达到比较好的沟通效果。"这就体现了护理部主任愿意主动沟通、主动共情的意识。其次,医护人员应让患者感受到其愿意站在患方的角度去理解问题,并适当应用语言或者非语言方式表达患者的感受和处境,激发患者进一步沟通的意愿,双方愿意沟通、愿意坦诚相待,这是达成共情的钥匙。

二、扩展自我体验

人们通常可以感知到对方喜怒哀乐等基本情绪,但是对方较为复杂的情绪,则需要有丰富的人生阅历或相似的生活经历才能更深刻地理解。面对不同文化背景的患者,要做到真实体验到患者当时处境下的情感与想法,对于医护人员尤其是资历尚浅的医护人员而言是一个挑战。角色扮演和角色体验是医护人员扩展自身体验的有效途径。临床情境下的角色扮演或体验,让医护人员的心身都投入其中,给医护人员更大的想象空间,使其体验"作为患者"的经历,通过想象自己患病或面对家人患病时的情感体验,有助于在临床工作中与患者的情感产生更多的共鸣。如可自我体验身上携带引流管(或瓶)的生活、床上坐便盆的感受,还可以想象假如自己面对亲人病情危重或离去的心情、身体部分暴露的患者被推进手术室即将手术的感觉等,进而使医护人员即使没真正相同的经历,也能"仿真"体验患者的经历。医护人员对所体验情境进行反馈和思考,丰富自身情感和经历,才能更好地与患者达到共情共鸣,成为自身知识的一部分。

三、明确角色功能

忘记自己的职业角色,丧失客观、中立的立场是有效共情的障碍之一,医护人员是医疗护理措施的决策者、计划者、沟通者、管理者及协调者、促进康复者、教育者及咨询者、代言人及保护者等,角色把握在共情时意义重大。医护人员要做到进得去、出得来、出入自如,恰到好处,才能达到最佳境界。所谓"进得去",是指医护人员能够设身处地地体验患者的内心世界,能够理解"假如我是他,我在他所处的情境下是什么样的感受";所谓"出得来",是指医护人员能够根据具体情境的不同而转化自身的角色,帮助患者树立理性的认知,同时给予正确可行的意见和解决方案。"出入自如,恰到好处"是指医护人员做到了客观性与主观性的和谐统一。如在中心案例8中,护理部主任作为医院的管理者、护士与患者及其家属之间的协调者,在了解清楚事情的来龙去脉后,首先站在家属的立场上,维护家属及患者的利益,指责了科室护士的过失,要求护士和护士长为其道歉,同时对患者表示了关心,又要求护士长为患者重新安排责任护士。无论怎样,在整个治疗性沟通系统中,护理部主任不管执行何种角色功能,其终极目的都是解决现有问题,处理冲突,促进患者康复,最大限度地保障患者及其家属的正当利益。此外,在家属离开后,作为护理管理者,护理部主任也体恤自己的员工,并为护士长和护士以后与患者及其家属的相处提供可借鉴的意见。在此明确自身角色功能的基础上,不管面对何种复杂情境,只要坚守此原则,才有可能最大限度地避免冲突、缓解冲突。

四、尊重文化交融

在多元文化的社会体系下,跨文化交流越来越广泛,医疗卫生领域同样受到多元文化的影响。共情的表达要适当,要因人、因事(患者存在的问题)、因时、因地而宜,尤其不能忽略患者的社会文化背景,否则就会适得其反。当医护之间、护患之间等文化背景大相径庭时,做到关系的和谐、发展的有序,对医护人员来说是一项新挑战。在治疗性沟通系统中,当医护人员运用评估性沟通判断出医(护)患之间文化差异悬殊时,怎么运用治疗性沟通解决冲突,怎样将有用信息进行有效传递,这些问题仅靠共感情、共信息是难以解决的,另外还需要共文化。共情中的理解不仅包括对患者个体的理解,还应包括对其世界观、价值观、思维方式等文化背景的理解。如果不站在对方的文化背景下体会对方的情绪情感,则很难把握对方产生这种情绪情感的根源。医护人员要仔细评估患者的社会文化背景,并积极主动地与患者交流,发现彼此的文化交融区,有意识地匹配患者的文化背景,应用自己的专业知识和人文知识为患者服务。

五、认同终极价值

有效共情要求医护人员抛开自身的文化背景,主动进入患者的文化框架下思考患者的感受。然而实际临床工作中,医护人员很难做到完全抛开自身想法且完全进入患者的文化,同时医方和患方立场的差异也必然会导致双方的认知不可能完全一致。如何在众多差异中求同存异呢?在相互理解的基础上认同终极价值是可行的途径。比如中心案例 8 中,虽然护士长和护士认为那样的操作对病人没什么影响,没必要大惊小怪,但是护理部主任认为,这样违反了护理基础技能操作规定,要给家属道歉。虽然双方的想法有差异,但各自的终极价值观是趋同的,即都不希望伤害患者的权益,也不希望与患方有矛盾,想要给患者提供安全的治疗,想有和谐的护患关系。这当然也与家属的终极价值观是一致的。在三方认同终极价值的前提下,医护人员才能真正接纳并尊重家属,真诚对待家属,真正理解家属情绪激动的原因,实现共情。

六、积极感受倾听

倾听是对患者的一种尊重,是共情的基本前提。在倾听前,医护人员要淡化自我的评判标准,克服先入为主的心态;在倾听中要减轻或避免干扰患者的倾诉,避免以专家定论的姿态出现在患者面前。倾听不仅是关注患者语言所传达的信息,更要注意体会患者的非语言信息,比如一声叹息、一个眼神等,都承载着患者的情绪。医护人员只有"用心去体验,用心去想",才能与患者达到更高层次的共情。当医护人员带着理解的态度去倾听患者时,实际上是在给患者以心理"氧气",患者在感到自己被理解、被尊重的同时,还宣泄了自己的情绪。医护人员作为倾听者,要接纳患者,即使患者的观点或态度存在偏差,也要避免立即表现出反对或抑制对方的情绪,应让患者把话讲完。倾听的过程中,要让患者从医护人员的眼神、语气、态度中感受到医护人员在听自己的诉说,自己在被理解、被关注。如中心案例 8 中,护理部主任察觉到家属愤怒的情绪并能理解其情绪的重要原因之一是能够真诚地倾听患者的诉说,而不是中途打断。究竟如何做到积极倾听,将在本书第十章详细阐述,本章不再赘述。医护人员积极倾听患者表达的内容和隐含着的含意,才能完全理解患者,与其感受产生共鸣。

七、主动换位思考

"视他为我"即换位思考，既是一种理解，也是一种关爱，是走进患者内心世界达成共情的中介。首先，医护人员要站在患者及其家属的角度看问题。患者的层次不同决定了他们的人格、性格、情绪控制能力和社会地位等各不相同，医护人员应走出自己的文化框架而进入患者的参照框架，把自己放在患者的位置和处境上来尝试感受患者的喜怒哀乐。这种感受越准确、越深入，共情的层次就越高，共情的效果就越好。中心案例8中，护理部主任不仅"换位思考"理解家属的感受，也"换位思考"抚慰护士长和护士的情绪。其次，医护人员还要引导患者及其家属站在医护人员的角度看问题。目前，医疗卫生领域的人力资源不够充足，医疗资源也同样匮乏，现实中不可能满足所有患者的所有需求。如急诊科的就诊顺序为急危重症者优先，那么，对于病情相对较轻的患者，就需要医护人员适当沟通，使其理解这种抢救原则，从而避免不必要的冲突。

八、敏锐判断分析

在共情过程中与患者达到情感的共鸣需要感性思维去主导，而纯粹感性的共情并不能从真正意义上帮助患者。医护人员在进入患者的内心世界后，还需要回到自己的世界来，用理性思维来主导自己去判断和思考：患者刚刚提供的信息反映了患者在知—信—行哪个环节存在问题？是生理、心理问题，还是社会和环境问题？需要解决的问题中，哪个问题是患者最迫切需要解决的？例如，一位腹部剧烈疼痛的患者刚入急诊科就大叫："疼死了，疼死了，我要吃止痛药!"根据患者的语言及非语言信息，医生很能理解患者的感受和要求，但是医生不能盲目地因为"感患者所感，痛患者所痛"就顺从患者的要求而去提供止痛药，而是应该紧急进行相关检查，在疾病确诊后采取相应措施缓解症状和体征。因为医学专业知识告诉我们，在腹痛性质未明时禁止使用镇痛药物，否则会掩盖真实病情。Rogers也认为：治疗者应深入到别人最隐秘的世界，以至于他不仅能够认清来访者意识到的信息，甚至还能认出那些在意识层面之下的信息。为了扩展患者的参照系统以及引申问题的含义，医护人员要通过表明理解了患者所做的暗示或推断来连接或补充患者的信息。这种方法要运用逻辑思维、系统思维、辩证思维等多种思维方式辨认出线索，形成想法，并综合相关的信息。所以，医生需要感性思维和理性思维相结合，敏锐判断分析，才能在共情过程中更好地发挥主导的引领作用。

九、正确及时回应

正确及时回应是医护人员针对患者的想法、处境、困难和感受给予的反馈，包括患者本身意识到的、易被察觉的情绪情感，也包括患者未察觉到的、自己真实的情感感受。例如，面对刚被诊断为乳腺癌的患者，医生可表达"我能理解您对诊断结果很震惊，我可以感受到您此刻很担心、害怕"；护士对重症患者和家属表达"我能想象出您的处境有多难"等共情语言，患者的内心会感到慰藉。此外，护士对患者应尽可能使用第一人称，将"你""你们"转换成"我""我们"，比如"我们一起想办法""我们一起努力"等回应，可以使患者或家属感觉到被理解和尊重，能够轻松地拉近医护人员与患者间的心理距离，更多地增进安全感和亲切感。在倾听患者的过程中，医护人员善意的微笑、适时的眼神交流、安慰性的肢体语言等非语言信息，也是对患者一种很好的回应。除了以上最基本的共情回应外，医护人员还应注重讨论患者认为重要的事情，通过询问和陈述，向患者表达你很清楚对来访者而言最重要的事情是什么，医护人员的反应要与患者的最基本问题建立起联系。这一反应要简洁，直指患者的思想和情感，并关联到患者的问题与烦恼。此外，医护人员还应使用言语探究、澄清或补充患者表达不明确的信息，以更全面、更深入地了解患者，这些都有助于促进更有效的共情。

中心案例8

问题3参考答案

案例中的护士与护士长的共情技术不佳，说明临床医护人员还要重视培养自己的共情技术。具体可以从强化双方意识、扩展自我体验、明确角色功能、认同终极价值、尊重文化交融、积极感受倾听、主动换位思考、敏锐判断分析、正确及时回应、引发领悟成长等各个方面着眼培养自己的共情技术。

比如，案例中患者家属的文化背景中，具有医学中"无菌原则"的基本知识，尽管在加药时会去除加药针头，一般不会增加对加药的污染概率，但毕竟违背"无菌原则"，护士应该及时正确处理，这才是尊重文化交融的最佳选择。

案例中的护士与护士长还应注意克服情感预测偏差，主动跨越医患文化共情鸿沟。

十、引发领悟成长

引发领悟成长是医患双方的共同领悟成长，可以理解为医护人员与患者之间有效共情的"果实"。医护人员在与患者主动共情的过程中，唤醒患者的内心世界，帮助患者合理控制情绪，正视自己的认知和信念，找出存在的问题，给予患者信心,鼓励患者自我分析、自我感悟、自我认识、自我成长,提高患者的自护能力或促使患者养成健康的生活方式,最终促进患者的健康。而在此过程中,医护人员的共情水平、共情能力也在原有的基础上不断提高。

　　综上所述,医护人员与患者及其家属之间的共情是在医护人员主导下的互动双向共情。这里介绍的 10 种共情策略并不是机械地、一步一步地运用,而是在沟通过程中根据患者的表达及反馈,综合运用多种方法以实现最优效果。沟通中的医护人员不是把共情作为一种纯粹的技术与方法来使用,而是把自己作为一个有思想、有感情、有反应的人与患者交流的。总之,共情以共文化为基础,以投入倾听为前提,以医护人员主动换位思考和敏锐的思考为中介,以妥帖的表达为核心,以引发患者与医护人员的共同成长为目的。

第四节　共情鸿沟及情感预测偏差

　　近年来许多研究表明,个体在平静状态下,很难想象自己或很难评估他人在某一特定情绪状态下的感受和行为表现。对此,心理学家指出,个体的机体状态会影响接下来的自己或他人的行为动机或决策。也就是说,在共情过程中会出现共情鸿沟及情感预测偏差。

一、共情鸿沟

　　本书对共情概念的界定主要存在四种取向:道义取向、情感取向、认知取向和行为取向。从共情概念的认知取向中,哲学家、认知科学家 Trout 用"共情鸿沟"这样一个既形象又生动的词语来描述个体对他人共情的不准确性。共情鸿沟主要强调了共情的认知成分,又影响着共情的情感、道义和行为成分。

(一)共情鸿沟的渊源

　　1996 年,Loewenstein 就个体的机体状态如何影响人的动机、决策与行为给出了解释,并提出了"共情鸿沟"(empathy gap)一词。Loewenstein 研究的是个体内的共情鸿沟,他认为个体有两个自己:一个为"热"状态下,情绪化的自己;一个为"冷"状态下,非情绪化的自己,这两者之间好像陌生人,对彼此的偏好、决策和行为都很难理解。随着研究的深入,人们发现共情鸿沟不仅存在于个体内,也存在于个体间。

　　个体间的共情鸿沟在医(护)患关系中最为普遍,即处于相对健康、平静状态下的医护人员很难准确地想象和体验处于患病痛苦中的患者的真实感受,以致很难准确地提供最恰当的身心医疗护理措施。

(二)共情鸿沟的概念

共情鸿沟包含热—冷共情鸿沟(hot-to-cold-empathy gap)和冷—热共情鸿沟(cold-to-hot-empathy gap)两种基本形式。

热—冷共情鸿沟是指个体在"热"状态下(如饥饿、生气、痛苦或性兴奋等状态),会低估其决策或行为受情绪情感影响的程度,结果导致处在"热"状态下的个体高估此时此刻的行为偏好。例如,非常饥饿的人在餐厅点餐时,会点超出自己平时食量的饭菜。一旦饥饿感消除后,看着没吃完的食物就会后悔之前点了太多的饭菜。

冷—热共情鸿沟是指个体处于"冷"状态下(即情绪未唤醒状态)难以预测其在"热"状态下(即情绪唤醒状态)的感受和行为倾向。个体处在"冷"状态下常常低估其处在"热"状态下的感受和行为。例如,长期吸烟者在没有犯烟瘾时常常认为只要他们想戒烟随时都能戒掉,然而当他们犯烟瘾时,会觉得不抽烟就浑身难受,以至于忍受不了这种痛苦而继续抽烟。

(三)共情鸿沟的分类

1. 根据共情鸿沟的时间性分类　共情鸿沟可分为前瞻性共情鸿沟(prospective empathy gap)和追溯性共情鸿沟(retrospective empathy gap)。前者是指个体往往很难准确地预测其将来在某种情绪状态下的感受和行为表现;后者是指个体常常很难准确地回忆出在过去某种情绪状态下的感受和行为表现。

2. 从自我—他人的角度分类　共情鸿沟可分为个体内共情鸿沟(intrapersonal empathy gap)和个体间共情鸿沟(interpersonal empathy gap)。个体内共情鸿沟是指个体在某一种情绪状态下很难准确地预测其在另一种状态下的感受和行为动机,从而导致预测的偏差;个体间共情鸿沟是指个体处于"冷"或"热"的情绪状态下难以预测他人处在"热"或"冷"的情绪状态下的感受和行为倾向。如前文所述,个体间共情鸿沟在医患关系中最为普遍,个体间共情鸿沟的存在,影响医护人员对患者共情的准确性。

3. 根据共情鸿沟的存在形式分类　共情鸿沟可分为驱力状态的共情鸿沟(drive-based empathy gap)和情绪情感状态的共情鸿沟(emotion-based empathy gap)。驱力状态包括基本驱力状态(如饥饿、干渴、性唤醒等状态)与动机状态(如生理痛觉、烟瘾毒瘾等状态)。情绪情感状态包括尴尬、生气、社会痛觉等社会情绪状态。其中,社会痛觉(social pain)是情感性痛觉的一种重要形式,特指个体觉察到自己所渴望的社会联结面临威胁或社会关系贬损时产生的一种情绪情感反应。个体遭受社会性伤害时所体验的受伤感是社会性痛觉的主要来源,其产生往往与社会关系贬损有关,即个体觉察到自己未获得关系对象(比如朋友、恋人、主治医生或责任护士等)的重视。社会痛觉共情鸿沟是指个体没有处于社会痛觉状态下或正处于社会痛觉状态下,难以预测其正处于社会痛觉状态下或没有处于社会痛觉状态下的感受和行为倾向。并且只有当人们的社会痛觉情绪都被唤醒时,社会痛觉共情鸿沟才会减少。曾经经历过社会痛觉的人不能准确地评估社会痛觉的程度,人们只有处在唤醒的社会痛觉情绪下,才能准确地评估社会痛觉的程度与接下来的行为倾向。

二、情感预测偏差

人类的心理活动并不仅限于当前的刺激或情境,它还能够追溯过去的经历,预测事件的走向,并制定相应的计划和对策,研究者把这种能力称为心理时间旅行。在预期未来方面,人们并非只着眼于事件本身,事件所负载的情绪意义同样在考虑之列。这种对未来情绪感受的预测即所谓的情感预测(affective forecasting)或偏好预测(preference forecasting)。以往研究多考察人们对自己情绪的预测,但在社会生活中,人际情绪预测(interpersonal emotional forecasting)更为常见,人们预测他人的情绪同样会出现偏差,这在政府公职人员(预测公众情绪)、医护人员(预测患者情绪)、窗口服务人员(预测服务对象情绪)等职业群体中尤其普遍。准确预测他人情绪,会引发人与人之间更多的情绪理解,然而,人们在预测情感时常常出现各种各样的偏差,即会出现情感预测偏差。

(一)情感预测偏差的概念

情感预测研究最早源于决策领域,因为决策通常包含了对未来偏好的预计,即预期情绪(anticipated emotion)会在决策中起到至关重要的作用。近年来,研究者把这种预期情绪和先行情绪(anticipatory emotion)进行了区分。

先行情绪是指由于对未来事件的展望而现在所体验到的情绪(如希望、害怕等);而预期情绪则是指假如未来某一事件发生或者不发生,人们预计会体验到的情绪反应(如预期性后悔等),它是情感预测活动的对象。

尽管人类拥有情感预测的能力,但是这种能力并非尽善尽美,而是常常受制于各种各样的偏差。Wilson 和 Gilbert(2003 年)把情感预测分解成四种成分:①对未来的情绪感受效价的预测;②对将会体验到的具体情绪的预测;③对情绪强度的预测;④对情绪持续时间的预测。

大量研究表明,人们常常会高估他们对未来事件情绪反应的强度和持续时间。研究者把这种高估情绪反应强度和持续时间的偏差之和称为情感预测偏差

(emotional forecasting bias)。例如,癌症患者高估化疗所致的身体外观变化对自己的打击程度;对于未受到烟瘾唤醒的吸烟者来说,他们会低估受到烟瘾唤醒时渴望吸烟的程度。影响偏差可表现在消极事件上,也可表现在积极事件上。

(二)情绪预测偏差的影响因素

Wilson 和 Gilbert 于 2004 年率先提出了情绪预测偏差的影响因素,即来源模型。如图 8-3 所示,虚线的左边代表情绪预测发生的时间,虚线的右边则表示人们实际体验到的预测情绪。情绪预测是从事件呈现开始,经历评估情绪反应阶段、情绪预测阶段、初始的情绪体验阶段和一段时间后的情绪体验阶段。在这一段过程中,每一个环节都会有一些因素影响情绪预测的精确性,这使得情绪预测偏差的产生有很多来源。

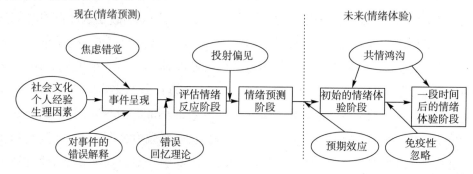

图 8-3　情感预测偏差来源图

1. 社会文化、个人经验和生理因素　Wilson(1998 年)指出,文化预期和个人的实践体验导致人们对未来特殊事件的情绪预测发生偏差。在某些特殊的情境下,社会文化和个人的经验不仅会给人们的感受和情绪带来强烈的影响,而且这些文化和经验在某种程度上能够指引人们如何去应对困境。不同文化背景及人生阅历的人,即使预测相同的事件也会伴随不同的情绪情感。情绪预测偏差几乎无所不在,人们身体内部的因素在某些情境下也会导致人们出现预测的偏差。这些因素主要包括饥饿、疼痛及其他动机和驱力,它们都对人们认知和行为产生重要的影响。因此,当人们处在生理和心理过程的不同阶段时,他们的情绪预测和实际体验是大不相同的。

2. 聚焦错觉　情绪预测出现偏差的最普遍和最直接的原因就是聚焦错觉。聚焦错觉是指人们在预测未来的情绪体验时,过于关注中心事件的影响力,从而忽视了与之伴随的偶然事件的影响。学者们对聚焦错觉的相关研究发现,人们倾向于高估中心事件的特有属性,而低估中心事件与其他可能事件的共有属性,人们对某一事件的过度关注,使得人们过高地估计这件事情对其情绪的影响,事实上,这些事情并不像人们所设想的那样会给他们带来极度的快乐或悲痛。

3.错误地理解事件 当人们设想某件事情即将发生的时候,他们首先会按照自己的理解对这件事情作出解释。如果这件事情是曾经经历过的,人们就能轻而易举地找到相应的原型去匹配;若要面对的是人们从未体验过的事件,人们就需要自己去建构一个假设的模型。然而事件的呈现会有不同的方式,而这些不同的方式又可能导致不同情绪反应的出现。大量研究表明,人们在考虑事件时倾向于只考虑一种情境,这就容易使得基于情境因素的情绪预测产生偏差。

4.错误回忆理论 罗宾逊经研究指出:出现回忆错误的原因是原始情绪记忆逐渐消退,使得人们对于回忆过去的情绪体验过度地依赖于人们的想象。这些想象通常是结合个人文化和经历形成的,人们通常采用这些想象去形成对事件的情绪感受。人们的心理时间旅行包括对过去经历的追溯和对未来事件的预测。当人们将事件的模型建立在这种有偏差的记忆上时,人们对未来事件的情绪预测也就无可避免地出现偏差。

5.投射偏见 人们对于预测未来情绪事件的反应并不总是在相同的情境下进行的,因此,人们必须忽略某些因素去评估他们的感受。投射偏见的本质在于我们当前的状态是否与想象中未来的状态相符,如果不相符(如现时的饥饿感与将来的饱胀感)的话,我们的情绪预测是很难精准的。人们会将现在的情绪状态投射于未来,却没有考虑到当未来真的实现时,自己的感受很可能会大不相同。

6.预期效应 人们的行为不是受这个行为直接结果的影响,而是受人们预期这个行为会导致什么样的结果所支配。当情绪的预测改变人们的实际情绪体验时,预期效应就产生了。Wilson 在对以往的研究进行回顾时发现:如果人们的预期与实际体验相符,将会加强预期的作用力和可信度;如果人们的预期没有实现,即人们对某件事的预期情绪与实际体验的情绪不符,那么人们不仅不能保持对事件原有的期待,还会降低他们对事件的感受度,从而导致在下一次类似事件发生前,人们对未来事件的情绪预测产生偏差。

7.共情鸿沟 如前文所述,共情鸿沟是指人们处于未唤醒的"冷"情绪状态下时,将很难预测他人处于被唤醒的"热"情绪状态下的感受和行为。共情鸿沟的产生是由于人们过于低估自身内部驱力的影响,从而产生一种认知偏差。热—冷和冷—热这两种形式的共情鸿沟经常导致对自己或他人情绪情感和行为的预测偏差。

8.差别偏差 人们对未来情绪体验作出预测时,会高估未来不同结果之间的差异性,并且会对这些结果进行对比。对比不同的选项要比单纯考虑一种情况要复杂得多,而这些不同的评估方式会导致人们产生不同的情绪预测模式。研究者指出,当人们预测未来事件时,他们通常会运用联合评估模式去综合比较不同的方案;但是他们的情绪体验则是处于单一独立的评估模式中,这是这两种评估模式的差别,使得人们的情绪预测易于出现系统偏差。因为人们预测未来情绪体验时运用的是联合评估模式,所以当人们真正做了决定之后,他们更倾向于用单一独立的评估模式去预测不同情境下单一的真实感。

共情鸿沟和情感预测偏差都会导致共情的不准确,从而阻碍不同群体之间的互动联系,阻碍成功的政策制定,甚至会引发人际冲突。因此,研究者强调,在包括健康医疗、教育和金融等大量社会情境中,都需要提高情绪预测的准确性,减小人际共情鸿沟、提高预测准确性对任何需要成功与他人互动的人,都极有价值。

人际情绪预测偏差或人际共情鸿沟为什么会发生呢?研究表明,人们通常运用自己的偏好作为基础去预测他人的偏好。Nickerson(1999 年)更直接指出,试图理解他人在某种特定情境下的情绪,一种最基本的方法是设想自己在那种情境下的感受。而每个人的社会文化背景都不相同,当人们以自己的偏好为基础预测他人情绪时,偏差就已经发生了。个体与他人社会背景、个人经历的相同或相似,是对他人反应预测的最好的、有时也是唯一的基础。可以说,共情锚点是客观存在的,有时还是必需的。

三、跨越共情鸿沟

何种共情策略更有利于共情鸿沟的跨越等方面的研究还有待深入。

从认知共情概念的角度看,研究者认为,认知共情既要求个体保持自我和他人表征的相对分离,又要求个体克服情绪预测偏差,从而理解他人的情绪和感受,个体要具备最基本的区分自我和他人的能力,才能产生真正的共情。

从观点采择概念的角度看,Eisenberg 和 Strayer(1987 年)认为,观点采择是个体在对他人所处情境准确认知的基础上,把自身置于他人情境中理解他人的能力。Galinsky,Ku 和 Wang(2005 年)指出,观点采择是个体从他人所处情境出发,想象他人观点与态度的心理过程。

从医患文化沟通的角度看,人们在预测他人情绪时,应首先将自己置身于对方的社会文化背景下,预测自己在同样情境中的情绪,作为参照锚点,并据此调整锚点,从而对他人情绪作出预测。按此模型,人际情绪预测的准确性依赖于两个条件,即自我预测准确性和自我—他人相似性判断准确性。其中,自我—他人相似性也可以理解为沟通双方文化背景的相似性。显然,这里共同强调的是"他人角度"。可见,站在他人角度或设身处地地共情,才是认知共情或观点采择的本质体现,才能更准确地对他人情绪作出预测,减小甚至跨越人际共情鸿沟。

(王维利　王晓灿)

练 习 题

一、名词解释

1. empathy

2. 文化共情与医患文化共情

3. emotional forecasting bias

二、填空题

1. 共情水平包括_____和_____两个层次。

2. 共情鸿沟分为_____和_____两种基本形式。

3. 情感预测包括四种成分,分别是_____、_____、_____和_____。

三、单项选择题

1. 共情的同义词不包括以下哪个( )

A. 同情　　　　B. 移情　　　　C. 同理心　　　　D. 同感

2. 初级共情者主要使用( )沟通技术。

A. 倾听　　　　B. 探究　　　　C. 提问　　　　D. 自我表露

四、简答题

1. 简述如何在医患文化沟通中践行共情。

2. 简述共情与同情的区别。

扫一扫,获取参考答案

参 考 文 献

1. 陈晶,史占彪,张建新. 共情概念的演变[J]. 中国临床心理学杂志,2007,15(6):664－667.

2. 姚婷,李勇,郭汉平. 临床共情研究进展[J]. 医学与哲学,2012,33(2B):4－6.

3. 刘均娥,莫孙淑冰,廖芳. 护患沟通技巧的核心概念"同感心"[J]. 继续医学教育,

2006,21(28):47—50.

4. 王晓灿,耿小平,王维利,等. 优化医患关系的策略——医护人员主导下的医患互动双向共情[J]. 医学与哲学,2016,37(1B):94—96.

5. 赵洪金. 共情的理论和发展[D]. 昆明:云南师范大学,2007.

6. 刘聪慧,王永梅,俞国良,等. 共情的相关理论评述及动态模型探新[J]. 心理科学进展,2009,17(5):964—972.

7. 杨琳. 共情鸿沟的研究综述[J]. 社会心理科学,2014(Z1):4—9,25.

8. 冉红琼. 大学生人格特质、情绪对情感预测偏差影响的实验研究[D]. 重庆:西南大学,2012.

9. 白延丽,闵连秋,张锦英. 临床共情与护理技术结合:人性化的护理[J]. 医学与哲学,2014,35(10B):88—90.

10. 郑日昌,李占宏. 共情研究的历史与现状[J]. 中国心理卫生杂志,2006,20(4):277—279.

11. 袁加锦,杨洁敏,汪宇,等. 从个体关系的角度看文化对社会脑功能的塑造[J]. 心理科学,2013,36(4):1014—1022.

12. 戚秀华,侯冬玉,谷晓丽,等. 手术室护士职业倦怠与共情能力的相关性研究[J]. 护理学杂志,2011,26(4):56—57.

13. 姚婷. 情绪认知神经机制研究对医患沟通的启示[J]. 医学与哲学(人文社会医学版),2011,32(12):33—34.

14. 王娟,李莉,林文娟,等. 共情——改善医患沟通的新视野[J]. 医学与哲学(人文社会医学版),2011,32(11):25—29.

15. 吕勤,左艳艳. 共情与饭店服务人员服务质量的关系[J]. 北京第二外国语学院学报,2006,1:779—784.

16. 彭司淼. 共情培训对新上岗护士共情、情绪智力及应对方式的影响[D]. 长沙:中南大学,2013.

17. 刘聪慧,张耀华,俞国良. 情感预测偏差的相关研究评述[J]. 心理科学进展,2010,18(8):1246—1254.

18. 李天莉. 情绪预测偏差的来源模型研究[J]. 科教导刊,2013(23):192—192.

19. 陈宁,卢家楣,汪海彬. 人际共情鸿沟可以跨越:以教师预测学生情绪为例[J]. 心理学报,2013,45(12):1368—1380.

20. 中国社会科学院语言研究所词典编辑室. 现代汉语词典[M]. 北京:商务印书馆,2016.

21. 王维利. 治疗性沟通系统[M]. 北京:人民卫生出版社,2013.

22. Mercer W, Reynolds J. Empathy and quality of care[J]. Brit J Gen Pract,2002,52:S9—S13.

23. Morse J M, Anderson G, Bottorff J L, et al. Exploring empathy: A conceptual fit for nursing practice[J]. Journal of Nursing Scholarship, 1992, 24(4): 273—280.

24. Watson J C,Steckley P L, McMullen E J. The role of empathy in promoting change[J]. Psychother Res, 2014, 24(3)：286—298.

25. Roter D L, Stewart M, Putman S M, et al. Communication paterns of primary care physician[J]. JAMA,1997,277(4)：350—356.

26. Preston S D, de Waal FBM. Empathy：Its ultimate and proximate bases[J]. Behavioural and Brain Sciences, 2002,(25)：1—20.

27. Levinson W, Roter D L,Mullolly J P, et al. Physician-patient communicaton：The relationship with malpractice claims among primary care physicians and surgeons[J]. JAMA, 1997, 277(7)：553—559.

28. Hojat M, Axelrod D, Mangione S. Enhancing and sustaining empathy in medical students[J]. Med Teach. 2013, 35(12)：996—1001.

29. Fabes R A, Eisenberg N, Miller P A. Maternal correlates of children's vicarious emotional responses[J]. Dev Psychol, 1990, 11(26)：639—648.

30. Titchener E. Elementary psychology of the thought processes[M]. New York：Macmillan, 1990.

31. Hoffman M L. Empathy and moral development[M]. NewYork：Cambridge University Press,2002.

推 荐 阅 读

1. 丹尼尔·戈尔曼著. 杨春晓译. 为什么情商比智商更重要[M]. 北京：中信出版社,2010.

2. 刘聪慧,王永梅,俞国良,等.共情的相关理论评述及动态模型探新[J].心理科学进展,2009,17(5):964—972.

第九章 信 任

本章目标

1. 掌握信任的概念、特点与分类。
2. 熟悉医患信任的意义及信任的"ENP"墙。
3. 了解预设性不信任。

关键词 信任 医患信任 预设性不信任

中心案例9

李先生,56岁,小学文化水平。因咳嗽、咳痰、发热、胸痛入院。查体:T 39.1 ℃,P 100次/分,R 24次/分,BP 125/74 mmHg;患者呼吸急促,鼻翼翕动;血液检查:白细胞总数及中性粒细胞增高,淋巴细胞正常,血沉82 mm/h;胸片示有大片均匀致密阴影,右侧明显。医生诊断为肺炎,医嘱给予头孢唑林钠静脉点滴。入院第四天,张护士欲为李先生进行静脉输液,来到患者床旁。

张护士:李先生,您好! 今天还是老样子,继续吊消炎药,我现在要给您进行静脉输液,请您配合我。

李先生:小叶护士呢? 今天没上班吗? (李先生看了一眼张护士,身体依旧躺着不动)

张护士:小叶今天休息,她的工作由我来代替。

李先生:这几天都是小叶给我扎针,她扎针技术好,一针见血,也不疼,动作仔细,人也喜欢笑,我们都挺喜欢她。我想等她来给我扎针……

思考问题

1. 案例中的患者信任张护士吗?
2. 张护士怎样才能得到患者的信任?

对于任何社会交往和社会人际关系来说,信任是其内在的基本要素之一。自20世纪初,信任一直是西方社会科学领域研究的热点话题之一,并扩展到经济学、政治学、人类学等学科。20 世纪 80 年代,我国开始介入对信任问题的研究。信任是建立良好医患关系的基石。

第一节　信任概述

信任一直在人类社会的发展过程中发挥着重要的作用。近几十年来,学术界对信任予以关注并进行系统研究,学者纷纷对信任提出了自己的理解,但至今有关信任尚没有统一的定义。

一、什么是信任

1.信任的定义　《词源》《辞海》对"信任"的解释是:相信并加以任用;《现代汉语词典》对"信任"的解释是:相信并敢于托付。

《牛津词典》给"信任"的定义是:对某人或某物的可靠性、真实性、能力或力量抱有强烈的信任感;有信心地期待;信任、信仰、依赖某人或某物的性格或行为;坚信某事会发生,或对某事的发生抱有信心或希望。

1958 年,美国心理学家多伊奇(M. Deutsch)指出:在人际关系中,信任其实是对情境的一种反应,是由情境刺激决定的个体心理和个人行为,信任双方的信任程度会随着情境的改变而改变。即一个人期待某件事的出现,并相应地采取一种行为,行为结果与他的预期相反时带来的负面心理影响大于与他的预期相符时所带来的正面心理影响,使信任度降低;反之,则有助于增加信任度。

罗特(J. Rotter,1967 年)和赖兹曼(L. Wrightsman,1974 年)等认为:信任是个人人格特质的表现,是可经过社会学习而逐渐形成的相对稳定的人格特点。

卢曼(Luhmann N,1979 年)突破了心理学对信任研究的局限,从宏观的社会关系结构角度去理解信任,他认为信任是对外部的风险条件所做的一种纯粹的内心估价,是基于风险和行动的循环关系。

巴伯(Barber B,1983 年)指出:信任是行动者在社会互动中彼此给予的期望,一方期望另一方履行其信用义务和责任。他同时提出信任有三个层面的含义,即对自然秩序和合乎道德的社会秩序会得到维持和实现的期望、对有技术能力的角色行为的期望、对信用义务和责任的期望。

萨贝尔(Sabel,1993 年)认为:信任是一种双向的、互动的关系,并具有一定的社会风险性。

总的来说,心理学家通常把信任理解为个人的心理特质的表达或人格特质,是对他人能自愿作出符合社会规范行为的持续性期待;信任就是对某一事物有信心,是交往双方对对方所持有的关于对方不会违背自己的意愿,作出不利于甚至有害自己行为的预期和判断,是对他人的主观预期。

而社会学家则将信任置于整个社会文化背景中进行研究,将信任理解为文化规范或社会制度的产物。信任是建立在理性的法规制度或者道德和习俗基础上的一种社会行为或社会现象,是一种以他人能作出符合社会规范的行为或举止的期待或期望为取向的社会行为,也是人际关系中的基于理性或情感决定的人际态度。

2.医患信任的定义　通过借鉴前人对信任的界定,从多学科角度理解信任,并结合医学领域的特殊性,对医患信任的概念进行阐述。

有的学者从患者主体的角度定义、从弱势的患方入手,"医患信任"主要指"患者信任",患者信任是指在缺乏监督和控制对方行为能力的条件下,信任方接受相对于被信任方处于弱势地位的主观意愿,期望被信任方能够采取有利于信任方的行为。

另有学者认为,医患信任是指医方或患方相信对方的行为或周围的秩序符合自己的愿望,并表现为三种期待,即对社会医疗秩序性的期待、对医生或患者承担的义务遵守的期待、对各自角色技术能力的期待。

也有学者将医患信任置于医患信任关系中进行理解,认为医患信任关系主要是指医患在诊疗过程中基于共同的诊疗目的(挽救患方的生命、恢复其健康)而表现出的诚信和认同;或是将医患信任定义为在医疗实践中,双方均信任对方的诚意、善意及可信性的普遍可靠性所具有的信念。这些界定均强调作为弱势一方的患者,相信医护人员的职业行为或医疗手段符合自己的愿望。

本书为有益于学习和研究,从行为学角度将"医患信任"定义为:在疾病诊疗与护理中,患者与医方之间设定并满足对彼此的需求与预期的过程。这一定义有三点解释:第一,医患双方明确提出对彼此的需求与预期;第二,医患双方准确评估其需求与预期的合理性;第三,医患双方适时满足其合理的需求与预期。

然而,无论如何,医患信任也是医护人员与患者之间对对方的主观信念。在疾病诊疗与护理中,医患双方提出合理化并得以满足的需求与期待的程度越高,彼此信任度越高;反之亦然。这里的信任具有医方信任和患方信任的双重主体结构。医方特指医务工作者,如医师、护士及医疗机构的管理人员等,患方则指患者及其亲属、监护人或代理人等利益相关者。医方相信患方会尊重自己并遵从治疗方案,患方相信医方具备良好的医疗技术能力、沟通能力和职业道德素养,最大限度地帮助患者恢复健康、减轻病痛,双方在交往过程中无故意设防或刁难的心态。

中心案例9 《《

问题 1、问题 2 参考答案

案例中的患者表现出对张护士的不信任,但他提出了对张护士的需要与预期,即"扎针技术好,一针见血,也不疼,动作仔细,人也喜欢笑……",这些应该是合理化的要求和期待,如果张护士能满足他的这些要求和期待,也会得到患者的信任。

当今医患关系不仅折射医方与患方之间的技术性关系,而且反映双方交互之间的文化关系。在社会文化背景下思考医患信任,提示医护人员应增强对不同个体文化差异的敏感性,评估患者的医疗护理行为预期,增强应对文化差异的能力,满足患者合理的医疗护理行为预期,更注意帮助患者合理化调整并管理医疗护理行为预期,使患者保持理性的医疗护理行为预期。此外,获得患者的信任,也是实施治疗性沟通的必要条件。

二、为什么需要信任

信任对治疗性沟通的顺利进行非常重要,信任也是建立良好医患关系的基石,其重要性具体表现在以下方面。

(一)信任是治疗性沟通的前提条件

治疗性沟通的第一个阶段——关系性沟通的目标就是医护人员与患者之间建立相互熟悉、相互信任的治疗性关系,为评估性沟通和治疗性沟通的顺利开展奠定基础。对医护人员的信任能够带给患者最基本的安全感和医患双方彼此的认同感。信任拉近了医患之间的距离,双方不再是拘束的陌生人的关系,而更像是朋友一样,可以自由、开放地沟通合作。一方面,患者愿意告诉医护人员更多的关于自己的信息,医护人员也有更强烈的责任去评估患者,进而帮助患者解决健康相关的问题,医护人员甚至更加愿意与患方一起承担风险,在医疗实践中检验医学理论。另一方面,由于患者对医护人员信任,因此,患者更容易接受且信服医护人员提供的医疗护理服务,从而有助于治疗性沟通的实施。

(二)信任是良好医患关系的基石

1. 从患方受益角度看信任　首先,医患间的信任促使患者积极参与、配合治疗、节约资源、降低医疗成本等,有助于提高患者对医疗护理服务的满意水平。患者在遭受病痛折磨时,表现得十分无助,在身体处于失控状态和在医患关系中处于"弱势"地位的情况下,在一定程度上依赖医方的建议和关爱照护。患者对医方越是信任,越愿意积极主动地提供自身疾病的信息,越能与医生有效地探讨病情,并提出合理化的需求与预期,对于患者自身越有帮助。

其次,良好的医患信任关系能够促使医护人员在治疗和处理中减少不必要的环节,提高效率。若患者不信任医方,医患双方在具体医疗行为中的自我保护行为往往使"过度医疗"成为现实的必然选择。医生在患者时时处处防范和取证的情况下,将患者的住院时间延长,使检查次数增多、档次增高,治疗方法和使用的药物过分注重安全性,这无疑增加了医疗成本,也加重患方的经济负担。面对患者的不信任,医方不得不以防范的心理对待患者,可能只重视"病"而不重视人,忽视与患者的沟通交流,医方对患者主动表达关怀的意愿降低,而存在问题的医患关系会使患者出现挑剔医生、不遵从医嘱、抱怨医方的情况。尤其在急危重症患者的抢救中,若患者家属对医方不信任,很可能会由于需要医方过多的解释和提供相关的证据而错失最佳抢救时间。

2. 从医方受益角度看信任　首先,作为一种职业本身,医疗行业自身的存在和发展也需要医患信任。医学的根本目的是帮助人类战胜疾病、减轻痛苦、增进人类健康。所有的医疗实践和诊疗服务都是以此为宗旨的,在最大程度上满足和实现与患者健康相关的利益。而这种利益最大化的实现,具体体现在日常的医疗决策的制定和医疗服务的提供方式是否有效地针对患者疾病的实际情况,且从医学角度和经济上来看是否采用适宜技术;同时,还包括患者能否在接受医疗服务的过程中享受心理和精神上的关爱与照护。所有这些都要求医患之间必须具有基本的信任关系。

其次,医患信任对于医疗护理服务高效、有序地进行及医生、护士等个体的身心健康和工作态度、工作行为等具有重要影响。患者若对医方十分信任,会把自己放心地交给医方并尊重医护人员,信任的存在有助于增强医患双方的向心力和协调性,双方共同探讨治疗方案,医患冲突较少发生,有助于提升医护人员的主观幸福感和职业价值感。医患信任不仅有助于医方与患者建立良好的医患关系,还能通过医患关系的积极作用提高医护人员对自己工作的满意度。

最后,和谐、美好的医患信任关系能有效降低医护人员的工作倦怠感,不仅有助于从业者的身心健康,还有利于提高医护人员的工作投入水平,完善其职业生涯规划。

(三)医患信任的社会作用

信任是重要的社会综合力量。信任危机是社会普遍存在的一个共性问题,也是社会服务行业重点关注的问题。信任问题的研究一直都是社会关系当中最基本、最直接的问题,牵涉社会的方方面面。

事关每一个公民切身利益的医疗行业领域,整个行业的信用情况是整个社会信用状况的缩影。医患间良好的信任关系会促进双方关系的和谐,和谐的医患关系也会促进社会的和谐。

然而,信任缺失则可能会出现"医者不敢行医、患者不敢就医"的情形,医患关系的紧张更容易导致医患纠纷的发生。

信任危机在当前的社会转型时期已成为一个社会问题,医患信任危机一直以来也都受到整个社会的广泛关注。因此,信任的医患关系既促进了医疗护理服务的正常、有序和高效进行,节省医疗成本(从长期和社会整体的角度看),为医学技术的不断发展提供了可能;又有利于医护人员的身心健康,提高其职业价值感以及对自我工作的满意度;还能更好地维护患者的利益,促进其健康快速恢复,节约医疗费用,同时保证患者作为一个完整的人的心理和精神上的完满;此外,从社会发展的层面看,信任的医患关系也对社会的稳定与和谐发展具有积极的意义。

三、信任的特点

信任具有易损伤性、有限性、不对称性和事件区分性。医护人员与患者之间建立的信任同样包括这些特点。

(一)易损伤性

因为医患关系多具有临时性,所以信任往往具有易损伤性和损伤后不可逆性。一方面,在医患交往过程中医患角色无法改变;另一方面,治疗结果与影响一旦形成,往往也难以更改。信任本身就是医护人员与患者之间的一种相互的主观信念。在医疗护理过程中,医护人员任何一次与患者预期不符的言行都有可能轻易导致对信任的破坏,而且当信任遭到破坏后,通常都很难修复或无法修复。

(二)有限性

信任的主体间具有交互主体性和单向度指向性。在医患信任主体间,患者所处的弱势地位以及患者对医方的认识和评价使单向度信任更为显著。在医疗护理过程中,患者的品性、道德状况等个体性特质并不特别影响医方对患者的信任和治疗,而医护人员的态度、知识、技能等是影响医患信任的主要因素。

患者某些特定的医疗服务需求可以被满足,如感冒好了就不需要再吃药,能够自然生产婴儿就不想再剖宫产等,这些需求一般来说很容易被满足,但附带于这些特定服务需求上的需求,如无副作用、无痛、无并发症等可能并不能完全满足患者。尤其是他们对某些抽象的医疗服务的需求是无限的,如增强体能、减少痛苦、延长寿命、总是耐心解释、态度良好等。然而由于医疗技术的有限性,医护人员的知识与技能不可能无限制地满足患者的过高期望和要求,医护人员技能的有限性也无法完全满足患者的全部需求。这些客观现实都决定了信任具有有限性。

(三)不对称性

首先,信任主体的非对称性存在于建立了信任关系的医护人员与患者之间。原因如下:①疾病本身的复杂性使医疗服务过程中的不确定性和风险性更高,患者及其家属承担着比医方更大的压力。②医患双方各自拥有的信息不对称。患方对医学知识和信息比较缺乏,他们很难对医疗服务的必要性和价格的合理性进行判断,只能盲目、被动地按照医师的要求或建议进行消费。③医疗护理服务的提供者即医方,既是患者利益的代理人,又是医疗服务的提供者,这种双重身份也决定了患者在接受医疗服务过程中始终处于被动地位。

其次,信任的产生和销毁过程也不对称。信任是在交往过程中逐渐产生的,需要很长时间,且来之不易;然而一句话、一个细小的行为或一次需求未得到满足,就可能将信任摧毁。

(四)事件区分性

医护人员与患者之间的信任是不稳定的,在疾病治疗的不同阶段、面对不同的事情时,患者对医护人员的信任情况可能不同。例如,一般来说,患者在治疗过程中更相信医生,在护理过程中更相信护士;需进行手术治疗的乳腺癌患者可能会更相信外科医生,在化疗阶段可能更相信内科医生。

四、信任的类型

有些人会非常公开且心甘情愿地将自己的信任给予别人,而有些人可能戒备心很强,需要更多的时间去与他们建立信任。也就是说,信任有不同的分类。医护人员了解信任的不同分类,对在临床工作中与各种患者怎样建立信任、建立哪类信任等有重要指导意义。

(一)根据与被信任对象的关系分类

1.特殊信任　韦伯在关于中国人信任的论述中表示,中国人的信任是"建立在血缘关系、社会关系等基础之上的",主要是一种凭借血缘共同体的家族优势和宗族纽带而得以形成和维续的特殊信任,呈网状分布。特殊信任是指以血缘、亲戚关系的亲疏远近决定信任度。在中国文化背景下,特殊信任具有重要的作用。

2.普遍信任　普遍信任也称系统信任、社会信任、公众信任、基于制度的信任等。普遍信任主要是面向社会的信任,是人际间信任之外的信任形式,是基于社会规则、制度约束或共同协议而建立的。

普遍信任与特殊信任的相互影响贯穿于医患关系的建立与维持过程之中。特殊信任建立的基础是患者对于医疗系统的普遍信任,这提示医护人员在医疗护理活动中,按照制度、规则去做可以提高患者对医方的信任度;随着特殊信任的建立,患者对于医疗系统的原有意向和信念可能会改变,这提示在医疗护理活动中,医护人员积极引导患者及家属参与到 TCS 活动和医疗护理实践中,往往会提高沟通效果,同时也有助于患者对医护人员的普遍信任转向特殊信任。

(二)根据被信任对象的认知和情感分类

1.认知型信任　Mcallister(1995 年)认为:认知型信任建立在个体对对方的充分了解和值得依赖的证据的掌握之上,是一种理性型信任。如因他人的专业技能、责任感等而产生的信任。

2.情感型信任　情感型信任主要以人们的感情为纽带,被信任者往往充分考虑信任者的目的和需求,关心信任者的利益。情感型信任是在依赖于良好的沟通和对双方误解排除的基础上建立的信任。医患交往中,患者在对医护人员专业知识、技术了解不多的情况下,对医护人员产生的信任更多的是情感型信任,随着治疗护理时间的推移,医护人员经常表达对患者的关爱,这种情感型信任会进一步加深。

认知型信任往往比情感型信任更具有稳定性。比如,某患者与某医生是曾经的朋友,彼此目前虽已不存在感情,但患者相信这位医生的医术,对其仍具有认知型信任。这提示医护人员要主动开放自己,这样有利于患者充分了解自己的医疗技术和水平,从而提高患者的认知型信任度。医护人员在掌握医学专业知识与技能的基础上还应重视对患者的人文关怀,增强患者对其的情感型信任。

(三)根据社会交换理论分类

1.计算型信任　计算型信任是最脆弱的信任关系,是指基于经济交易中的理性决策原则,一方对于保留关系、欺骗或破坏关系可能带来的收益与风险的计算。

2.了解型信任　了解型信任是指随着沟通互动的增加,建立在相互了解的基础之上,双方更好地了解彼此,一方掌握了另一方的需求、偏好及选择而形成的信任。

3.认同型信任　认同型信任是最高水平的信任,它是对两个个体情感关系的认同,相互理解彼此的企图、愿望、需求而使他们之间存在信任。

这三种信任也是医患信任发展的一般过程。医患信任在发展初期呈现计算型信任的特征。该阶段的主要心理机制在于收益感知与风险感知的计算过程,即患方通过比较收益感知与风险感知来决定是否遵医嘱,医方通过比较收益感知与风险感知来决定是否采取恰当的医疗措施而非防御性的医疗措施。双方积极的互动、相互依赖程度的加深都有利于加强计算型信任。

然而出现与预期不匹配的情况时,医患关系的发展可能就终止于计算型信任阶段;医患信任在发展中期呈现了解型信任的特征。沟通交流促进了医患彼此之间的了解,减少了医方防御性医疗行为的发生,医方强化了其采取恰当医疗措施的行为,而患方强化了其遵医嘱行为。

医患之间的信任类型提升为中期的了解型信任后,这种信任能够进一步强化患者的遵医嘱行为,甚至使患者承受治疗方案所引发的不适和痛苦;医患信任关系在发展成熟期呈现认同型信任的特征。

医疗护理行为结果与预期的比较过程形成医患个体满意的情感状态,而医方满意和患方满意共同促成了医患信任的维持。患方将医疗护理行为结果与预期比较之后形成患方满意,同时,医方也会将其心理契约(心理契约是医方对自身及患者责任义务的内隐期望与主观假设的总和,当心理契约的履行感知达到或超过了医方的内隐期望时,医方会获得个体满意感;相反,心理契约的违背感知会引发医方的负性情绪反应,甚至不信任)与心理契约的履行感知相比较,从而形成医方满意。

(四)根据社会行为发生分类

1.契约型信任　契约型信任是建立在契约基础之上的信任。契约越具体,内容越详尽,信任度就越高。契约型信任仅仅作用于某些情况下,如为了避免违背某项条款将承受相应的惩罚或付出一定的代价,而不得不选择信任另一方。这种信任较脆弱。例如,在进行某项手术前,患者本人或家属签署知情同意书。

2.能力型信任　能力型信任是指一方具有实现另一方的要求或预期结果的能力。能力型信任建立于对方的反复评价的过程中,所形成的信任相对较稳定。医护人员的能力,尤其是专业知识和技能,无疑是获得患者的信任的根本。

3.善意型信任　善意型信任是指交往双方出于善意而形成的信任,这种善意包括共同的信仰、友谊等。医护人员主动与患者沟通交流、耐心解释、面对微笑等容易获得患者的善意型信任。

(五)根据主体人格特征分类

1.盲目信任　通常来说,盲目信任是由于个体的个性使然的,患者的本性决定了他们没有经过仔细思考便相信他人,这些人往往能偶尔敞开心扉,接受变化,具有变通性、灵活性和求新性。然而,盲目信任的弊端在于,患者若对被信任者失望,同样可能会不加思索地从盲目信任变为绝对不信任。某些文化背景的患者刚入院时,会产生对医护人员的盲目信任,在 TCS 中的关系性沟通、评估性沟通、治疗性沟通中配合度较好,依从性较高。他们简单地认为,只要住院,医护人员就会使其疾病治愈,没有考虑过某些疾病诊断与治疗的复杂性。但医护人员要特别注意保持和维持患者对医护人员的信任,注意管理患者的期待和需求,不承诺做不到的事情,不夸大医疗护理的效果,同时帮助患者形成对疾病的理性认知,使患者形成健康的生活方式,而不是一味地盲目"跟风"。

2. 心存怀疑的信任 有些患者总是心存怀疑,在选择自己信任的人时戒备心强。虽然怀疑主义可能是消极的,但在某些情况下,持怀疑心态有其相对合理性。因为心存怀疑的人往往会更加细心地选择信任谁,并且清楚自己选择某人、某物、某医院及其服务而不选择另外一个的原因。他们了解自己的期待和需求,并且仔细分析别人对自己作出的承诺能够得到兑现的可能性。持怀疑心态也存在消极的一面,如果对事物过分怀疑,可能对做决定犹豫不决或做决定所需要的时间过长,因而很有可能丧失很多机会。尤其在危急情况下,很可能会延误治疗疾病的最佳时机。

3. 中间立场 中间立场属于盲目信任和心存怀疑的信任的折中情况,上述两种信任是极端现象,大部分患者在就医的某个阶段可能就是处于"中间立场"的人。

4. 场合性信任 场合性信任是指在一种情况下信任某人,在另一种情况下却不信任他了。但是,通常有这样的情况:人们觉得自己能够信任某人或某物后,便努力将这种信任扩展到其他的场合当中,这是场合性信任中消极的一面。因为这可能是对的,也可能是不对的,所以医护人员要充分考虑各种情况,避免让患者失望。

5. 推荐性信任 推荐性信任在中国特殊的人际关系网中是普遍存在的。例如,某糖尿病患者(甲)和另一位患者(乙)是邻居,有着相知的场合性信任,乙对治疗糖尿病的医生(丙)有着治疗体验,有着相知的场合性信任。乙把丙推荐给甲,这时,甲通过乙的牵线有了推荐性信任。如图 9-1 所示为场合性信任与推荐性信任间的作用关系。

推荐性信任在医疗领域非常普遍且常被使用。当一个人信任某人的时候,往往会以盲目信任的方式接受他说的话以及他推荐的人,即:甲信任乙,乙信任丙,甲信任丙。这是由于任何人都希望与自己信任的人打交道,通过自己信任的人的推荐继而产生对另一个不熟悉的人的信任,这节省了时间,省去了努力去寻找丙的麻烦,而且这样做会降低一些风险。但传播的信息往往需要甲与丙在交往的过程中进一步印证。若甲与丙接触后，发现丙并不是乙向自己描述的那样，那么甲就会有自己的判断和想法，这些判断和想法中的消极面会使甲对乙的信任度打上折扣，也不利于之后其他人对丙产生信任。

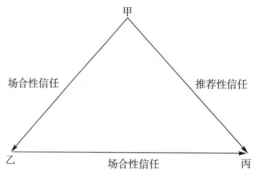

图9-1　场合性信任与推荐性信任间的作用关系

第二节　医疗护理工作中的信任

医患关系是一种复杂、多维的社会人际关系，信任是理想医患关系的核心价值，低信任使医患交往受限，医疗护理服务难以高效、顺利进行。因为信任具有易损性，因此，若患者的预期结果未出现，往往会怀疑医方不值得信任。医患间的不信任常常伴随着负面情绪的出现，影响彼此的主观感受，也影响医疗护理工作的正常进行。

一、信任是医疗护理质量的保证

医患间的信任是指医护人员和患者对医疗护理活动中各个环节所持有的信心。它不仅是一种心理活动，而且是一种行动；它不是盲目信任，而是医患双方在对疾病相关事件进行评估的基础上，共同承担理性的风险；它不是医疗护理活动中随意的行动，而是以患者为中心，为了医患双方的共同利益协调发展的、善意的、具有意向性的行动。

信任是医患之间的相互接受和相互认同，患者一方对医疗机构的信任程度决定了其医疗地点的选择、对医方配合的程度；而医护人员对患者的信任程度则决定了与患者沟通的信息量、是否采用高风险医疗手段、是否实施保护性医疗制度等。这些环节往往对疾病的转归产生重要甚至决定性作用。

在医疗护理活动中，医患信任包含以下基本含义：①医患信任存在于医疗活动中，包括作为个体和群体的医护人员与患者及其家属之间的信任。②信任主、客体间双向互动、协调发展。医疗活动中信任的建立依赖医护人员与患者及其家属双向互动、协调发展。③信任具有客观上的不确定性和风险性,机遇与挑战并存。医疗活动中的信任始终是构建医患之间良好关系和保持积极态度的基础。作为信任的主体,无论是医护人员还是患者及其家属,信任都将带来主观上的安全感和确定感。④信任具有期待与风险的双向性,医护人员应做符合事实的、恰当的正确引导。医疗活动中的信任应排除那些恶性的期待和风险,因为医疗与护理是一种向善的活动,医患信任也指向那些肯定、积极的愿望,而不包括那些否定、消极的愿望。然而,信任的善意并不能自动地造就令人满意的行为和结果,这使得付出信任者依然时刻处于风险状态。⑤不信任可以转变成信任。不信任并不是信任的反面,它可以是质疑,质疑是更深层次的认知活动,在质疑之项被澄清之后,仍然会选择给予信任,这便是一种更加稳固、更加长久的信任。因此,不信任是向信任过渡的一个中间阶段,在这个阶段,信任只是在某个方面暂时欠缺。而且,不信任也总是以另外一些方面的信任为前提条件的,如果没有另外一些方面的信任,信任双方不会相遇并发生关系。同理,信任亦可转变成不信任。

二、医疗护理活动中的信任危机

信任危机(trust crisis)是指一定社会或群体的道德原则和规范不被人们所遵守,人与人之间缺乏一种道德的联系和约束,彼此都无法相信对方的真诚和忠诚,不敢委以对方重任的现象。信任危机表示社会人际关系产生了大量虚伪和不诚实,人与人之间的关系发生了严重的危机。

对于目前的医患关系,公众普遍认为已到了比较紧张的程度,医患间普遍存在信任危机,如不改善,可能出现"医者不敢行医、患者不敢就医"的情形。首先,对于患者而言,患者到医院就医,是把自己的生命托付给医院及医护人员,但对医院和医生却又是不信任的。绝大多数医护人员是向善的,希望患者好的,然而,不可否认,有少数医者对患者缺乏心理上的关心,或由于自我保护等想法很难真正站在患者的立场上为患者考虑。

社会在快速发展的进程中,医疗技术的进步必然是医学所追求的,然而若医护人员缺乏人文精神的烛照,不重视与患者的沟通交流,将进一步加深医患信任危机。

医护人员与患者之间的信任是双向的、相互影响的,医患信任危机必然导致双方之间的关系紧张与隔阂,产生负面作用。在信任缺失的环境下,医患双方都是受害者。而要破除医患信任危机,必须高扬医学人文精神,重建医疗行业的公信力。

三、患者的预设性不信任

信任缺失是转型期我国社会中医患关系的特征之一,人际交往中的预设性不信任现象在社会各领域有蔓延现象,从传统商业领域到社会公共生活,也蔓延至有较高声誉的教育、医疗卫生领域。预设性信任是患者愿意主动建立医患信任的先决条件,若患者对医生普遍存在预设性不信任,则会导致医患信任危机,这种伦理行为方式造成一个恶性循环的关系模式。如医患之间采取防御保守的态度会直接影响双方处理医患关系的态度和方式,受损害的不仅是患者,医护人员也不能免受其难。

(一)预设性不信任的内涵

一般而言,在人际交往中,交往各方在交往关系确立前都对对方的可信任度非常敏感和重视,并会调动信息对对方的可能性诚信状况进行分析和判断,以推定对方是可信任的或是不可信任的。这说明人际交往中,客观存在预设性信任或不信任的现象。

人际交往中的不信任主要见于以下两种情况:一种发生在相互认识、熟悉了解的人或群体之间,这是交往者经直接交往实践过程的验证形成的对某一特殊交往对象的不信任;另一种发生在互不相识、互不熟悉和了解,且没有进行实质性交往的人或群体之间,这多半是人们基于对交往活动涉及的社会规则与制度的公平、正义及其约束力,交往对方或所属群体的社会身份与角色及可能性道德风险、社会声誉的认知和分析而产生的普遍的不信任。预设性不信任属于后者。

预设性不信任是指在人际交往中,交往各方未经实际有效沟通和信息互动,未经了解、认识和直接交往实践过程的验证,交往者即通过对交往对方的地域、家庭出身、教育背景、社会身份与地位、职业角色与职业伦理、利益关系和社会声誉等进行分析,先验性地推定对方是不可信任的,以至于在交往过程中有倍加防范的心理态度和行为取向。

根据预设性不信任的概念可知患者的预设性不信任即:在解决患者的疾病诊疗与护理问题前,由于对医护人员不正确的、固定的、类化的刻板印象或偏见,患者的预设性不信任先验性地置医生于不可信任的境地,以致就诊时处处心存疑虑,倍加防范。

(二)患者预设性不信任的表现

患者预设性不信任是医患交往前,患者对医护人员品性和行为先入为主的主观推定和预期,为医患后续交往埋下了不信任的种子,不管准确与否,都将对医患之间的交往产生"心理定势",导致患者对医生后续的诊疗行为采取相应的防御甚至抵制措施。主要表现在以下几点:①患者逃避就医行为。患者不相信医方,也就不放心把自己的健康问题交付给医护人员,以至于生病时不愿意就医。②刻意与医护人员"联络感情"。预设性不信任使就医的患者试图把"人情""利益"等因素注入医患关系中,期望把不相识的医护人员转为自己的熟人、朋友等,认为只有找熟悉的医生或找熟人帮忙打招呼才感到踏实放心,以换取医护人员更贴心的关怀和"特别照顾",以期避免可能存在的就医风险。这种信任实质上是"特殊关系"引发的信任,而不是患者对医护人员的普遍信任。③即使医护人员尽职尽责,提供科学、准确的诊疗结果,患者仍持诊断治疗处方找熟人或到多家医院反复验证才放心,或一旦发生医疗意外和损害结果,都会给脆弱无助的患者带来严重的恐慌和焦虑情绪,患方易倾向于认定是医方的过错和责任,可能会导致医疗纠纷。

(三)患者预设性不信任的主要原因

1. 医疗信息的不对称性 医患双方对疾病发病机制、诊断技术、治疗措施以及医疗服务的内容、质量、效果、价格等信息的了解存在不对称性和相应的差距。医疗工作高度的专业性、医护人员的专业知识和教育背景决定了医生处于信息优势地位,广大患者相对来说则是该专业的"外行",处于信息劣势地位。由此出现处于信息劣势方的患者委托处于信息优势地位的医方作为其"代理人"和"参谋",对服务种类、数量、方式等作出选择,并根据医方治疗方式和结果给予一定报酬。仅依靠患者的主观愿望和医护人员对不完全信息所进行的不完全理解性的选择,客观上具有风险性,这必然给医患关系带来严重的道德风险,少数医护人员有可能利用其信息优势谋取自身私利,损害患者的利益。信息不对称导致的医生道德风险是患者对医生的预设性不信任的重要原因。

2. 医患双方需求与满足的不协调性 随着我国社会的急剧转型和市场化改革,某些医护人员的传统职业价值观受到冲击,可能会出现"救死扶伤"的职业道德缺失及责任意识淡化的现象。另外,患者对医疗护理服务质量的要求越来越高,不仅希望医方解决其生理问题,同时还希望医护人员能够具有良好的态度,给予其心理上的抚慰,而目前我国医护人员的培养模式仍是注重技术,而相对忽视人文关怀。这些使医护人员的职业声望、社会信誉在一定程度上受损,导致社会公众对其诚信度亦愈发质疑,从而致使患者对医方的预设性不信任。

3. 医患双方利益的对立与冲突性 随着社会的变迁,医患"利益共同体"在少数医院的某些方面解体并演变为两个经济利益对立与冲突的主体,甚至出现极少数医护人员选择损害患者利益、诱导患者过度医疗和消费等不规范诊疗行为,加重了患者的经济负担,使医护人员面临丧失患者信任的境地。也有部分患者认为,从某种程度来说,医护人员不再是单一纯粹的医者,而是医院的创收者,兼有"救死扶伤"和"牟利商人"的双重身份。患者对医护人员的普遍预设性不信任由此产生。

4.医疗社会环境中的负性态　医疗生态环境既涉及医疗内部机制,也涉及医疗社会环境。医疗社会环境中的负性态,最突出表现在媒体的不当报道上。新闻媒体是公众了解医疗行业的重要途径之一。医疗行业的媒体舆论环境对于公众对该行业的认知起重要的导向作用。医疗事件已成为媒体关注的热点,有些媒体更倾向于大量报道医疗事故和医德失范案例。有些媒体以保护弱势患者为名进行不理性的报道和炒作,误导了社会公众。相对而言,媒体对医疗先进典型却较少关注,从而形成对医方极为不利的舆论环境。这些可能使得医护人员在公众心目中的职业神圣感、尊严感消失,医护人员的形象与社会声誉急剧下滑。患者对医方的戒备和不信任也随之日渐加剧。

第三节　信任的建立及其在医患文化沟通中的应用

信任对和谐的医患关系的重要性不言而喻,然而建立信任并不是一件容易的事情。医护人员如何在医患文化沟通中与患者建立并保持信任关系呢? 以下主要从信任的"ENP"墙和医护人员需具备的四个最核心、最基本的要素两个方面阐述建立和保持信任的途径。

一、信任"ENP"墙及其应用

信任既是人际关系的一种状态,也是一种沟通技能,医患间如何建立并保持信任关系呢? 根据信任的易损伤性,澳大利亚著名资深领导培训人瓦妮莎·霍尔(Vanessa Hall)提出的信任"ENP"墙模式给人们提供了可供借鉴的思路。

(一)信任"ENP"墙

信任"ENP"墙最初主要运用于企业管理和市场销售领域,后来也用于医疗卫生领域。瓦妮莎认为信任非常脆弱,轻易就能被破坏,且遭到破坏后通常很难修复。根据信任的易损伤性,她认为最能代表信任的就是鸡蛋。如果一枚鸡蛋掉落到地上,它就会破碎;如果敲击它,就会出现裂缝;信任的整个过程其实就是将这枚脆弱的"信任鸡蛋"放在人们的"期待(expectations)""需求(needs)"和"对方作出的承诺(promises)"三者之间的天平上,若一切都能够维持平衡,则信任将得以建立和保持。当人们的一些期待没有得到实现,一些需求没有得到满足,或者一些承诺没有得到兑现时,人们之间的信任——也就是这枚鸡蛋就会面临掉落并破碎的巨大危险。信任放在期待、需求、承诺这三个因素所产生的结果的结合点上,由此建立的这面墙就是信任"ENP"墙。人与人之间的所有信任关系和互动都包含这三个因素。医护人员与患方建立的信任"ENP"墙如图9-2所示。

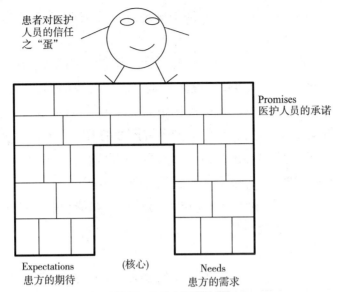

图 9-2 患者对医护人员的信任"ENP"墙

每位患者对医患关系或医疗护理服务都有期待,这些期待有的容易被意识到,有的却不容易被意识到。这些期待有的是合理的,有的可能并不合理;而需求是驱动患者进入医患关系,寻求医疗护理服务的始发点。这里有必要简要地阐述一下期待和需求的区别。相对而言,需求通常是急需解决的,如刚入急诊科的肾结石患者,当时的需求就是医护人员为其解除疼痛;期待相对于需求则并不那么具有急迫性,更倾向于满足患者需求的方式如何,是伴随医疗护理服务的对医护人员要求更高的一种期望。如肾结石治疗后没有并发症,医护人员的态度友好、有耐心等,均属于患者的期待。两者的侧重点稍有不同,两者之间并没有明确的界限。需求同期待一样,需要被评估、被管理。关键问题是,如果患者的期待和需求没有被满足,那么患者就会感到失望,影响医患信任的建立,尤其是重要的期待和需求,患者对医护人员的信任感可能会降低,还有可能完全丧失。

(二)信任"ENP"墙在 TCS 中的应用

"ENP"墙直观地体现了信任的特点,也直观解释了影响信任三因素的内在联系,这三个因素也是建立信任关系整个过程中的系统要素。然而,信任具有有限性。因为每位患者进入医院可能会抱有不同的期待和需求,而医护人员不可能无限制地满足患者的期望和需求,所以在了解患方文化背景的前提下,管理好"ENP墙",使得三因素之间能够匹配并保持各自的稳定性是建立医患信任的关键。

1. 评估患方的期待和需求 首先,医方需保持一定的文化敏锐性,医护人员在患方入院就诊时就应该进入患方的文化情景,初步评估患方的期待和需求是什么,并且随着医患双方交往时间的增加不断地进行评估,因为患方的期待和需求会随着时间的推移发生改变。

其次,可依据现代生物医学模式或马斯洛的基本需求层次理论评估患方的期待和需求,评估哪个环节存在问题,进而提炼出需要解决的问题。从建筑学的角度来看,若对"ENP"墙稳定性不起关键作用的砖块掉落,这面墙就出现裂缝,但整面墙不会立马倒塌,人们会得到信任可能会被摧毁的警告。若威胁整面墙稳定性的关键砖块掉落,则这面墙会出现毫无预警的倒塌,这是一种毁灭性的破坏。这就提示,患方的期待和需求有很多,但其重要性并不一样,医护人员应在评估的过程中根据轻重缓急及患方的诉求,与患方共同对其期待和需求的重要性进行排序,着重关注患方最需要解决的问题。这与 TCS 中评估性环节所遵循的原则也是一致的。

比如,一位因右上肢开放性骨折入院的患者,患方的期待是医护人员的专业技术好、态度好,自己能得到及时的治疗等;患方的需求是疼痛减轻、安全治疗、右上肢治疗后能恢复正常等。以马斯洛基本需求层次理论来分析,患者当前最需要解决的问题是生理问题,应立即检查伤口、止血并进行相应的治疗。若经治疗后患者的病情得以稳定,在住院休养期间,患者的需求更多的可能是安全的需要、爱与归属的需要、尊重的需要等,医护人员可主动与患者沟通,耐心倾听患者,同时鼓励家属对患者多加陪伴。

2.管理患方的期待和需求　由于医患双方信息不对称,患方会因担心疾病而产生非理性情绪等,其期待和需求在客观上并不总是合理的。医护人员有责任根据其原则性知识和技能,在合适的时间,以正确的方式与患方或其代理人解释清楚医院的规章制度和患者疾病的发生、发展及转归等,不断地帮助患方建立对疾病诊治的理性期待和需求。

比如,急诊室来了一位脚部受伤并长期受压继发细菌感染的患者,患者工友将其送到医院后要求以最快的速度进行手术,这是患方直接表达了其期待和需求。对于患方来说,这些期待和需求理所应当,然而由于疾病本身的复杂性,医生并不能马上采取明确的治疗方案,而是先进行一些必要的检查和准备工作,这些情况决定了患方的期待和需求在客观来说并不是理性的,因而医护人员需对患方的期待和需求进行管理。医生可采取患方熟悉的海上知识进行比喻:"假如我现在就让您出船打鱼,您能立马出船吗? 这是有很多程序要走的,要进行一些必须的准备工作。您要求现在就手术,也需要您给我们一些时间,我们一旦明确了患者的病情,就会立马采取相应的措施。"这样一个简单的沟通过程其实就是对患方的期待和需求进行管理的过程。

3.医护人员及时兑现承诺　针对患方合理的期待和需求,如果是医护人员有能力做到的事,应及时兑现承诺。承诺分为隐含的承诺和明确的承诺,也就是隐性承诺和显性承诺。

隐性承诺是指那些含糊不清的、模棱两可的承诺。如"您的健康就是人们的心愿""救死扶伤、尽职尽责""以我真心、关心、耐心,换您放心、安心、舒心"等,这些医院文化优质服务理念宣传语就属于隐性承诺。患方入院时看到这些宣传语无形之中会增加对医护人员的期待,若患方发现实际情况与预期不符,就会感到失望,这说明隐性承诺和兑现之间出现脱节。正因为隐性承诺不是明确作出的承诺,所以人们经常会忽视隐性承诺未兑现对信任带来的威胁。其实,当隐性承诺的不兑现积累到一定的程度时,信任之"墙"会毫无预警地倒塌。因此,医院在宣传这些医护服务理念时,应不仅重视宣传,还应注重真正营造和谐、关爱、周到、安全的就医环境。

显性承诺是指明确的承诺。明确的承诺是毫不含糊的承诺,一旦产生就应履行。医护人员的显性承诺会促进患者信任的产生,尤其是当承诺直接满足患方某种需求的时候。然而,没有兑现的承诺会在墙壁完全倒塌前使墙壁产生裂缝,即信任受到威胁,裂缝存在时间的长短及是否能够修复取决于医护人员兑现承诺行为的快慢。医护人员应意识到实现信任的关键是承诺的事一定要做到,不承诺任何做不到的事情。比如,医护人员不能轻易承诺糖尿病患者只要保持对饮食疗法、运动疗法、药物疗法、血糖监测及糖尿病教育"五驾马车"的依从性,就一定会彻底治愈等。

综上所述,在 TCS 的沟通活动中,医护人员应在了解患方的文化背景下,准确地评估患者的期待和需求是否合理。若有不合理的成分,则就此确定治疗性沟通的主题,在治疗性沟通中帮助患者管理好对疾病治疗与护理的期待和需求;另外,医护人员应根据实际情况,对患者"承诺"其合理的"期待"与"需求",并及时予以"兑现"。

二、通往信任之路

医患信任虽然是经双方互动形成的,互为主体,但由于医护人员在医患关系中居于主导地位,因此医患信任主要是指患者对医方的信任。医护人员的自身素质如何,影响医患信任的建立和保持。为建立并保持信任关系,医护人员需具备的四个核心的、最基本的要素中,诚实与动机涉及个人品德,能力与成果涉及个人才能。这四个核心要素对建立信任都是有必要的。

(一)诚实

诚实是医护人员与患者建立信任关系所需要的重要品质。诚实包括坦白,但其内涵远远超过坦白的范围。诚实体现在完善的人格，履行诺言，言行一致，表里如一。诚实要求医护人员要忠于职业的核心信念和价值观，且行为与"真我"一致。诚实使得双方坦诚相待，避免了故意的欺诈和谎言。不诚实的行为将使信任遭受破坏或无法形成。如果想让患者觉得医护人员是值得信任的，医护人员就应承诺患者可以依赖他们去实现其期待和需求，并采取积极的行为去努力做到。否则，就不要承诺，或者将某个能够真正给予患方帮助的医护人员推荐给患方，并向患方耐心解释无法满足其期待和需求的原因。

(二)动机

医患文化背景下的医患交往或治疗性沟通中，医方提供医疗护理服务的动机涉及其职业态度和出发点，医护人员应明确自己的动机：为患者着想，确保医疗实践始终以患者的健康利益为宗旨，从患方的利益出发，避免彼此的利益冲突，帮助患方就是帮助自己。同时要让患方感受到医护人员"纯净"的动机。医护人员真诚地关爱患者，同时患者感受到关爱，无疑会提高医护人员在患者心目中的信任度，促使患者主动提高依从性，形成医方与患方信任与沟通的良性循环，促进医患关系的和谐。

(三)能力

对于医护人员，精湛的技术水平是解除患者痛苦的前提和基础。能力是医护人员提升信任的方法和途径，是维持医患关系的润滑剂。每一位医护人员都应具备基本的原则性知识和技能，如医学专业知识、医疗护理操作技能、沟通技能等。患方就医的目的是寻求帮助，期待医方为其解决问题，否则即使医护人员具有诚实的品质、"纯净"的动机，但因缺乏专业知识、技术和能力，也很难保持患方对他的信任。如护士小王诚实肯干，对工作尽心尽责，对患者也是极其有耐心和爱心，如亲人一般，患者都很喜欢小王。然而连续三天，小王为同一患者进行静脉穿刺，均未成功。在这种情况下，小王满足不了患者生理方面的基本需要，患者容易对小王的专业能力产生怀疑，即使小王诚实且为患者着想，信任关系依旧难以维持。

(四)成果

这里的成果主要是指医护人员已取得的医疗护理成果。医院应注重宣传本医院的文化特色、医护人员的专业特长及已取得的成果等。比如，某医生在治疗肝胆疾病方面很有建树，治疗的效果很不错，那这位医生就更容易获得患者的信任。

人们把医患间的信任关系看作一棵树，这棵树即"信任之树"。"诚实"是地表以下的基础,是"信任之树"赖以生长的树根;"动机"是在根基上生长的树干;"能力"是树枝,可以创造果实;"成果"就是"信任之树"上的果实,"信任之果"可以被看见和评价。可以看出,不管何种情况下,以上四个要素对信任关系的形成都很关键,缺一不可。

根据以上内容,可提出医疗护理过程中医护人员获得患者信任的整合模型。该模型一方面描述患者对医护人员的信任度,信任度取决于患者主体因素与医护人员的客体因素在医患文化背景下的相互影响的整合作用;另一方面描述医护人员的能力、诚实、动机和成果与患者信任度、知觉风险、医疗护理结果系统调控的整合作用,如图 9-3 所示。

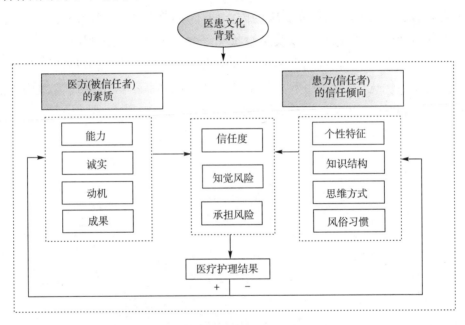

图 9-3　医疗护理过程中信任的整合模型

大多数人倾向于把信任看成一种素质或品德,以及一个人的人格品质、动机、对人的态度等。患者与医护人员接触后,一般会先直观地判断这位医生或护士是否值得信任,凭主观的感觉,去感知对方是不是一个好人、真挚的人、有道德和诚信且愿意为其服务的人。因此,品德是获取患者信任的最基本的条件。然而,想要这种信任得以建立和维持,不能忽略另外一个重要的因素——才能,包括专业知识与技能、资历等及其产生的成果。技能所包括的内容比较广泛,比如专业技能、沟通技能、管理技能等。医护人员在医患文化沟通中要管理好信任"ENP"墙,要获得患者的信任,最根本的还是要依靠过硬的专业知识与技能。

在医患关系中,主要是患者信任医护人员,医护人员的素质对于信任的建立和维持至关重要,患者及其家属的信任倾向也是重要影响因素之一。面对平时多疑的患者及其家属,医护人员更应注重发挥沟通技能的作用,以达到事半功倍的效果。

在医护人员居于主导地位的医患关系中,医患双方各自的文化特点相互作用,决定了双方的信任度如何、所知觉的风险如何及是否理性、双方能否一起承担风险等。若医疗护理结果在双方尤其是患方的预期内,则对医患双方信任的建立起到加强作用。若医疗护理结果在双方尤其是患方的预期之外,则对双方的信任起到负面作用。信任整合模型完整地阐述了信任过程的影响因素。

医患信任为医患间应有的关系描绘了一个理想的场景:医护人员严格履行道德自律并有着仁爱、慈善的美德,利用自身所学和先进的医学技术,坚守神圣的医学誓言,担负起拯救生命、传递健康的医学使命;而饱受疾病困苦的患者,尽管自身在医学专业知识、信息掌控以及身心状况等方面无法与医方保持同等的地位,但仍可以通过理智的判断,坚定地相信医护人员会以患者的最大利益为宗旨,尽其所能提供最优化诊疗;医患双方为了达到共同的目标——解除痛苦、增进健康而通力合作,共同积极参与医疗决策的制定、贯彻和执行。

(胡少华　王晓灿)

练 习 题

一、名词解释

1.医患信任

2.认知型信任

3.预设性不信任

二、填空题

1.信任的特点包括_____、_____、_____和_____。

2.根据对被信任对象的认知和情感分类,信任分为_____、_____。

三、单项选择题

1.身患癌症的患者,在手术治疗阶段更加信任外科医生,在化疗阶段更加信任内科医生,在护理过程中更加信任护士,这体现的是信任的(　　)特征。

　　A. 不对称性　　　　B. 事件区分性　　　　C. 易损伤性　　　　D. 有限性

2.王大爷觉得护士小李静脉输液技术好,每次输液时都点名要小李为其操作。请问护士小李获得的是患者哪种类型的信任(　　)

　　A. 盲目型信任　　　B. 情感型信任　　　　C.认知性信任　　　D. 普遍信任

四、简答题

1.简述"ENP"墙的组成要素及其对信任建立的启示。

2.简述医患信任关系中医护人员需具备的核心要素。

扫一扫，获取参考答案

参 考 文 献

1.张亮.医患信任危机问题研究[D].成都:西南财经大学,2012.

2.王敏，兰迎春，赵敏.患者预设性不信任与医患信任危机[J].医学与哲学，2015,
36(3A)：47－50.

3.王维利.治疗性沟通系统[M].北京：人民卫生出版社，2013.

4.瓦妮莎·霍尔.信任的真相[M].北京：东方出版社，2009.

5.杨阳.信任是医患关系的内在价值——中国与新西兰医患信任关系之比较研究[D].
大连：大连医科大学，2001.

6.汪新建，王丛，吕小康.人际医患信任的概念内涵、正向演变与影响因素[J].心理
科学，2016，39(5)：1093－1097.

7.张竞超，李顺民，杨曙东，等.从信任角度及信息不对称角度分析医患关系[J].
中国医药指南，2009，7(4)：44－46.

推 荐 阅 读

1.王敏，兰迎春，赵敏.患者预设性不信任与医患信任危机[J].医学与哲学，2015,
36(3A)：47－50.

2.瓦妮莎·霍尔.信任的真相[M].北京：东方出版社，2009.

第十章　倾　听

本章目标

1. 掌握倾听的定义、有效倾听的策略和方法。
2. 熟悉倾听的类型和过程。
3. 了解倾听在医患文化沟通中的作用。

关键词　倾听　反馈　主动倾听

中心案例10

在某医院内科门诊室内……

医生：你今天的空腹血糖有 10.57 mmol/L。

患者：嗯，我最近几次测的血糖都很高，不好降下来。

医生：你从来就不重视你的饮食管理。

患者：我已经注意饮食控制了呀，就是平时应酬比较多，晚上经常有饭局。

医生：如果你想得到好的治疗结果，你最好控制好饮食，才能控制你的血糖在正常水平。

患者：好的，我尽量控制。

医生：你的选择与我们无关，我只是告诉你病情。

患者：我再吃一段时间二甲双胍试试。

医生：你没有我们的临床经验丰富，还是听听我们的意见吧。

患者：听说胰岛素一旦用上，就要一直用下去了。

医生：你应该选择胰岛素注射，对于这个问题，就这么决定吧。你的血糖这么高，胰岛素比二甲双胍的效果好。

患者：我一直在吃二甲双胍，听说胰岛素用起来很麻烦。……

思考问题

1. 上述案例中医生体现出支持性沟通氛围吗？
2. 医护人员应如何营造有利于倾听的支持性沟通氛围？

　　沟通之道,贵在于先学会少说话。多听少说,做一位好听众。通过倾听,人们可了解对方要传达的消息,澄清不明之处,获取有用的信息。人只有一张嘴巴,却有两只耳朵,就是要人"多听少说"。医护人员需要实施以患者为中心的照护,而积极、有效的倾听是最为重要的一步。本章将讨论倾听的类型、倾听的过程、如何有效倾听等。

第一节　倾听概述

　　听是人类与生俱来的一种生理能力,人们常常通过听来接收各种声音信息。在人际沟通中,口头表达传递了 38% 的信息,面部表情传达了 55% 的信息,而言语仅传达了 7% 的信息。

一、倾听的定义

　　倾听(listening)是指接收口头及非语言信息、确定某含义和对此作出反应的过程。倾听必须有视觉和听觉器官的共同参与,听者通过视觉和听觉的作用,理解对方在语言之外的手势、面部表情,特别是眼神和感情的表达方式,接受、理解和思考对方的思想、信息和情感,并向对方作出必要的反馈。换句话说,倾听的过程是倾听者发挥主观能动性和选择有特定意义与概念的声音并将声音转换为意义和创造价值的过程。

　　古往今来,许多学者从哲学、心理学、人际关系学、教育学等多元化的角度研究倾听的相关概念、本质、作用和价值。Fiumara(1990 年)、Heidegger(1962 年)、Hyde(1994 年)等哲学家认为,倾听的过程是人类最基本的一个现象学过程,是人们在人际交往过程中存在的一种潜在能力。但是,很多人并没有意识到倾听在人际交往中的重要性,倾听的缺失常常导致人类生活的不幸。人本主义教育学家罗杰斯也强调倾听的价值,他指出:在对于自然之音的倾听中,在对于音乐之声的倾听中,以及在对于他人言语的倾听中,人们不断地学习与成长,人们也帮助他人学习与成长,并且认识到听是宝贵的,是人们所欣然接受的天赋。

　　倾听与听是两个互相联系而又有区别的概念,尽管都有"听"的意思,但却有细微的差别。听(hearing)通常表示"听到、听见"的意思,是人体听觉器官对声音的接受和捕捉,常常是个体对声音所产生的被动的生理反应,不一定是有意识的听。而倾听是一种特殊形态的听,它以听为基础,强调个体集中注意力和有意识的听。

二、倾听的类型

研究倾听的类型,在医患文化沟通中适时选择不同类型的倾听,对有效沟通是非常有意义的。

(一)辨别性倾听

辨别性倾听是理解性倾听、批判性倾听和治疗性倾听的基础。辨别性倾听可以区分来自听觉和视觉的刺激。听觉的辨别力对语言和非语言信息如语音的声音结构、口头暗示、环境声音、方言或口音的辨别具有重要作用。例如,在胎儿还没有出生的时候,他就能辨识出妈妈的声音并对其作出反应(胎动),出生后的几个月,他一听到妈妈的声音就会转头寻找声音的来源,紧接着便向声音处移动。在胎儿期所听到的音乐可以让他安静。儿童对各种声音的强度、音调、持续时间等更加具有辨别力,对自己的名字也非常敏感。

倾听的第一步是辨别区分每一条信息的各个部分,不包括评析和分析。确立信息中具体、独立的条目必须给予辨别性听力,这样才能成为完全意义上的听者。视觉的辨别力对非语言信息如姿势、身体行为、手势、面部表情、眼神、仪表、空间距离和环境因素的辨别具有重要作用。因此,医护人员首先要认识辨别力在倾听过程中的重要性,努力区别听觉与视觉的刺激,并能够对患者的语言与非语言信息的暗示非常敏感,还要区分患者的口头暗示和语言信息是否矛盾,或口头暗示是否加强了语言信息。当非语言行为与语言信息出现矛盾时,前者可能更为真实,更能决定信息的真实程度,从而决定了信息传播的情感与意义。

(二)理解性倾听

理解性倾听是倾听并理解信息,即倾听是为了理解信息。注意倾听别人说话,可以获得更多信息,使判断更为准确。所谓"兼听则明,偏听则暗",就是这个道理。理解性倾听超越了听觉和视觉的辨别范围,有更为全面的范畴,它可能包括所有的目的性倾听行为。在理解性倾听过程中,集中注意力对于理解性倾听是非常关键的。例如,孕妇在孕妇学校认真学习,通过理解老师的语言和非语言信息来获取孕期保健、分娩和母乳喂养的知识和技能等,她们接收到信息后并赋予其意义,如果这个意义和老师传达信息的意图比较接近,那么这位孕妇就是个成功的理解性倾听者。

作为倾听者,人们可以以每分钟 500 个字的速度进行思考,但正常说话的速度是每分钟 125～150 个字。因此,人们思考的速度比说话的速度快。倾听者存在着试图对信息进行"吸收"或"屏蔽"的现象,当他们"屏蔽"信息时,他们就可能把注意力转向其他的刺激物或刺激因素,无法把注意力集中在一个事无巨细都报告或交流技巧不佳的信息发出者身上。

有时,倾听者可能缺乏好奇心,他们常常"确信"知道对方将要说什么。有时,倾听者与诉说者的观点不一致,他们不愿意集中精力在他们所不知道或不理解的事情上。有时,倾听者会集中精力计划他们的回应,以自我为中心,过度关注自身在交流时的表现,而不是集中精力倾听诉说者完整的信息。以上这些都会导致倾听者注意力的缺失,而影响理解性倾听的效果。

(三)批判性倾听

批判性倾听是在理解性倾听的基础上对信息作出判断,在合理判断标准的基础上决定是接受还是拒绝信息。倾听者应保持一种开放的"批判精神",即寻求真理,避免作出武断的决定。批判性倾听中,倾听者应该识别主题思想和支持性观点,并对讲话者的观点和态度进行质疑。

批判性倾听者必须做到:①确定说话者的动机。要考虑:对方讲这句话的目的是什么? 真是这样的吗? 该患者是否有夸张的成分? 这些都是人们值得考虑的问题。②质疑与提问。要考虑:患者的信息源自什么地方? 这些来源可信吗? 可以核实吗? 患者坚持的观点正确吗? 质疑的目的不是为了否定,而是为了寻求证据以扩大、缩小或修正诉说者的观点或信念,是为了发现问题、解决问题。因为只有直面问题,往往才能更好地解决问题,使得问题的阐释更加清晰。③注意事实与观点的区别。理性的区别是批判性倾听的一大特征。④注重信息评价。评价本身就是一种反复推敲、不断批判的过程。人们必须学会在获得全部事实和其他证据之前,有机会去验证支持性材料或充分消化以后再作出判断,推迟确定自己的立场,防止产生偏移。

(四)治疗性倾听

治疗性倾听者给予遇到麻烦的信息发送者(患者)一个说出自己问题的机会,目的是帮助他从异常情绪中走出来。例如,医院和社区设置的母乳喂养热线电话和紧急避孕危机干预中心等,往往是治疗性倾听在医疗领域中的具体体现。当人们遇到麻烦或危机时,并非都是需要得到解决问题的方法,有时需要能倾听他们事件经历的人,这意味着给了遇到麻烦的人一个安全之所,他们可以把自己内心的想法表达出来。例如,癌症患者经常抱怨为什么上天对他不公平,似乎没有人愿意倾听他们的心声,有不少癌症患者存在着明显的负性情绪,如抑郁和焦虑,甚至出现自杀等行为。实际上,他们并不需要倾听者帮助解决什么,他们只是需要说出自己内心的想法。

除此之外，倾听还包括获取性倾听（感受性倾听）、欣赏性倾听等。

三、倾听的影响因素

美国著名心理学家罗杰斯说："聆听别人说话是一件非常困难的活动，它首先需要人们对说话者怀有敬意并由衷地关心……人们在聆听别人说话时不仅需要用耳朵，还需要用眼神、思想乃至想象。""站起来发言需要勇气，而坐下来倾听，需要的也是勇气。"

沟通最难的部分不在于如何把自己的意见、观念说出来，而是如何听出别人的心声，理解对方要表达的意思。虽然倾听看起来是很简单和理所当然的事，但研究表明，大多数医护人员并不是很好的倾听者。在医患沟通中，患者希望人们把他们当成一回事，期待着被倾听。然而，实际上，大多数患者并没有得到他们所预期的反馈，这也是医患沟通中的难题。临床工作中，患者常常有"我的话还没说完，某某医生或护士就走了"这样的抱怨，同时，也会听到医生、护士有"我用了那么多时间询问患者的病情，他居然还抱怨我没听他说话"这样的牢骚。造成这种矛盾的原因可能包括以下三个方面。

（一）医护人员方面

1. 对患者的心理社会文化背景不够重视　传统医学教育偏重培养医学生对患者生理症状和体征的评估，而忽略探究患者的心理社会问题和就医动机。随着生物医学模式向生物—心理—社会医学模式转变，要求医护人员不仅要重视患者的生理评估，还需要关注患者的心理、社会文化背景。但是，医护人员在与患者交流时常常忽略了评估患者的心理、社会文化背景。例如，刚晋升为部门经理的张先生，因为工作需要而经常到各分公司与同事进行经验交流，于是张先生开始出现声音沙哑的症状，一开始他并没有在意，后来严重到说不出话才到医院看耳鼻喉科，虽然接受了2个月的治疗，但仍不见效。接着，张先生又因腹泻看消化科，因肩膀酸痛看神经内科，这些症状也都没有得到明显好转。如果医生注意到张先生的这些身体不适可能与其近期的工作压力与容易紧张的个性有关，就不会出现各科医生只看自己专业的部分，陷入到头痛医头、脚痛医脚的处理中。

2. 对患者诉说不同观点的偏见　人类的全部活动都是由积累的经验和以前作用于人们大脑的环境所决定的。每一个个体由于文化背景、家庭环境、成长环境、性别、爱好等的差异，从自身的经历中早已建立了牢固的条件联系和基本联想，每个人心里都存在着固有的观点，思想中也都有意或无意地含有一定程度的偏见。

由于根深蒂固的心理定势和成见，个体很难接受别人的观点，尤其是不同的观点,导致个体很难以冷静、客观的态度接收说话者的信息,这会影响倾听的效果。这种拒绝倾听不同意见的人,不仅拒绝了许多通过交流获得信息的机会,而且在倾听的过程中不可能集中在讲逆耳之言的人身上,也不可能和任何人都交谈得愉快。例如,你对某个人产生了某种不好的看法,他和你说话时,你也不可能注意倾听。或者你和某个人之间由于某种原因产生了隔阂,如果他有什么异议,你就可能认为他所做的一切都是冲着你来的,无论他作出什么解释,你都认为是借口。

3. 对患者缺少倾听的兴趣 倾听者对倾听内容的兴趣在很大程度上影响着倾听效果。当倾听者对倾听内容感兴趣时,他的注意力高度集中,大脑会及时输入所听到的信息,同时进行解码,最终理解并接受信息。相反,当倾听者对倾听内容不感兴趣时,他可能会产生抵触情绪——反感、不信任,无法静下心来认真地进行倾听,并产生不正确的假设。

虽然每位医护人员都希望以最有效的方式解决患者的健康问题,但是他们也会产生职业麻痹而对患者缺乏足够的专注和耐心,尤其是遇到年长、年幼、语言表达能力差或思维缓慢的患者时,可能表现出不耐烦,不能认真倾听患者的表述。

4. 急于向患者表达 发言被视为主动的行为,有助于树立强有力的形象,人们都有喜欢自己发言的倾向。在这种思维习惯下,人们容易在他人还未说完的时候就迫不及待地打断对方,急于表达自己的观点;或心里不耐烦,没有把对方的意思听懂、听全,而把自己的观点强加于对方。

在医患沟通中,医护人员大多习惯了以自我为中心的问诊模式,在沟通中打断患者是希望这样能够节省时间,以便有时间完成其他的工作。如果医护人员过于关注自己的观点,按照自身立场实施沟通等,错过倾听患者观点的机会,就不能了解患者的真实情况,更不利于解决患者的问题和满足其照顾的需要。例如,护士没有对患者进行有效的倾听,而是基于她们自己想说的内容对患者进行健康教育,这些内容可能不是患者所需要的,这样的健康教育不仅会让患者感到不被重视,而且护士也会因健康教育的效果不佳而感到受挫,实际上也造成医疗资源的浪费。

5. 消极的身体语言 很多人习惯在听人说话时东张西望,双手交叉抱在胸前,跷起二郎腿,甚至用手不停地敲打桌面。还有很多人在倾听别人说话时,常常是"耳虽到,却听而不闻;眼虽到,却视而不见;心虽到,却荡漾于九霄云外;脑虽到,却神不守舍"。用心不专、三心二意、心不在焉就是典型写照。倾听的信息完全未进入或部分未进入倾听者的头脑中,这些消极的身体语言都会大大影响沟通的质量。

(二)患者方面

1.地位低下　在医患关系中,医护人员起着解除患者病痛和促进患者健康的重要作用,患者什么时候可以发言、有多长时间发言等都受到医护人员的控制。患者在与医护人员对话时,不能像与朋友或家人对话那样轻松自在、畅所欲言。位居下位的患者心情就如同学生面对老师那样紧张,说话时格外小心谨慎,唯恐自己在医护人员面前因为不恰当的言行而破坏了医患关系。

2.交浅不言深　患者在患病的状态下,不仅身体机制发生了变化,而且心理也随之产生了变化,尤其是慢性病患者。疾病不仅给患者带来了身体上的不适和痛苦,也会让患者变得敏感、情绪低落和烦躁等,同时也会让患者的家庭关系和社会关系充满压力。因此,患者需要一个渠道来缓解身体和心理的痛苦,这使得"倾听"这一环节必不可少。然而,在医患关系建立的初期,医患之间并没有形成良好的信任关系,患者在面对不熟悉的医护人员时通常不会轻易畅谈心事,也不会把关乎个人隐私及健康的问题毫无保留地说出来,更不会把难以启齿的心理问题说出来。

3.时间压力　当患者感受到时间压力时,他们会尽量配合医护人员的询问,减少自己认为的不必要的病情描述,无形中会压抑自己内心深处的很多话。最重要的事情总是放在最后处理,这也是人之常情。很多患者常常担心疾病对身体健康的影响超过自身所能忍受的程度,他们往往觉得自己担心过度而难以启齿。因此,这样会导致患者主诉时的第一个生理症状不一定是他最重要的问题,尤其是在患者感知到时间压力的情况下。心中仍有遗憾但比较勇敢的患者,会把握最后的时间,胆怯地说出他的真正问题。如果幸运,医护人员会与他继续交流;如果不幸,医护人员会因为赶时间而敷衍患者,患者会带着遗憾而结束交流。

(三)其他方面

1.距离　沟通双方之间的距离不仅会影响患者倾诉,还会影响护士倾听。一般来说,近距离的沟通容易营造亲密、融洽、合作的支持性气氛,有利于倾听;而远距离则易营造防御性的沟通氛围,甚至敌对气氛,不利于倾听。

2.外部环境　环境之所以影响倾听,是因为环境不仅会干扰信息的传递过程,使信息信号产生消减或歪曲,还会影响倾听者的心境,分散倾听者的注意力,从而导致倾听者漏听相关信息,甚至无法继续倾听下去。

第二节　倾听的过程

倾听的过程分为感知、选择、组织、理解或解释、反馈等五个环节,倾听过程的各要素组成及联系如图 10-1 所示。

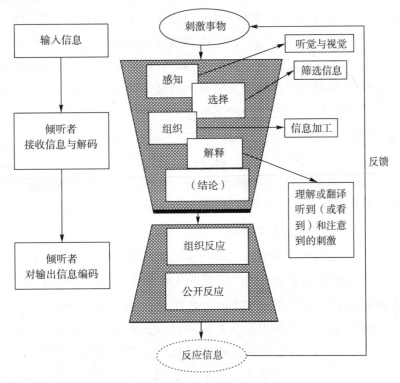

图 10-1　倾听过程的各要素组成及联系

一、感　知

客观事物通过感觉器官(包括耳朵、眼睛等)在人脑中直接反映,形成人体感知。倾听者借助听觉、视觉、触觉等感觉器官对外界事物进行感知是倾听的第一步。信息传递者传达给信息接收者的信息(包括语言、手势、面部表情、音调、衣着等)会在第一时间让信息接收者的大脑作出反应,但人的感知与其注意力有关,同样的环境下,不同的人由于其注意力集中在不同方面,感知到的东西也是不同的。当注意力集中于某一方面时,就会对其他方面视而不见、听而不闻。

心理学家 William Ittelson 提出,Egon Brunswick 和 James J. Gibson 合作研究的感知理论的重要贡献包括以下方面。

1. 从环境中获得信息　行动是最主要的。倾听并不是被动地接受信息的过程,而是主动利用身体的感觉器官对来自外界的信息进行充分分析与感知。这就意味着,倾听的前提是端正人们的态度,在倾听前就应该认识到行为的主动性,这是做一名合格倾听者的第一步。

2.搜寻信息是为了一定的目的　大量的信息在第一时间涌入到人们的头脑里,人们是不是要对所有的要素都进行反馈呢?倾听的感知是具有目的性的,这就意味着大脑只对能够进行倾听的要素进行感知,从而缩小感知范围,增强感知的敏感度。当一位患者出现在你的面前时,他可能将各种各样的信息传递给你,如身高、体重、发型、言谈举止等。但是在他没有开口之前,他一直处于保护性体位,即用双手按压在腹部的位置,这时你的脑海里闪现的第一个反应是——这位患者应该是腹痛,他想告诉我的信息应该也是有关腹痛的内容。之所以搜寻某些信息,是因为这些信息能够为以后的倾听打下基础。

3.对具体物体与对整体环境的感知是有区别的　同样以腹痛患者为例,在人们接受信息时,感知度最强的可能是患者的强迫性体位,但是,在患者主诉的过程中,他还有头晕等现象,他在双手护腹的同时,不时用手扶托自己的额头、蹙眉等。人们常常过度关注患者的腹痛和强迫性体位,而忽略了对患者细微表情的观察。一般情况下,对于独自前往就诊的腹痛患者,医护人员接待时倾听的主要对象是患者。但是,幼儿可能对身体疼痛的定位不是太清楚,医护人员除了从患儿家人那里获取疾病信息之外,还要注意观察患儿的客观体征,借助辅助检查结果,力求信息的准确性。对于由家属陪同的腹痛患者来讲,倾听的对象不仅仅是患者自身,家属提供的信息也具有参考意义。这就提示人们,感知的内容随着周围环境的变化而变化,倾听的对象并非固定的某一人,这些都要视具体情形而定。

由此可知,感知是进行倾听的第一个步骤,医护人员不仅要做好听觉的准备,还要做好视觉、触觉、嗅觉等的准备,充分开启身体的感觉器官功能,对患者进行全面感知。在感知的过程中,不仅要注重整体,也要注意局部的信息提示,适当扩大倾听的范围,争取全面、细致、准确地收集疾病感知信息。

二、选　择

由于倾听是一种有意识的主观活动,因此,倾听的过程会加入倾听者的判断、理解和选择。通常,人们对于信息“重要性”的理解取决于许多因素,既包括信息出现的情景和消息内容对个人的重要性(如你的名字),也涉及观察者的警觉水平。例如,当一位母亲处于酣睡状态时,只有婴儿的啼哭声等非常重要的信息才能引起她的注意;当婴儿生病时,这位母亲的警觉水平会增加,婴儿的一个翻身等不太重要的信息也能被这位母亲及时发现。

由此可知,倾听过程中信息是怎么样被注意和选择的,与信息本身的重要程度、周围的情境反应和人们所拥有的知识背景相关，这些决定了人们对信息的选择和过滤。

三、组　织

经过选择的信息仍然是凌乱无序的，需要倾听者对其进行组织和加工。对信息的组织就是对信息重新组合、认知的过程，主要依靠大脑神经中枢进行，包括识别、记忆、分析等。认知论是以人的认识本身为研究对象，以认识过程为理论建立的模式。如果外部的信息传入大脑后，只是被原封不动地存贮和输出，还不能构成认知。当人的认知系统接收到一条信息后，不会只是单纯地转录和输出，而是会调动记忆系统中的相关信息，结合一定的认知模式以及不同心理结构，对该信息进行综合分析、转换、抽象以及重新组合，以便创造出新的信息。

信息的加工系统有三个重要的组成部分：记忆系统、能执行特定操作的加工器和信息的输入—输出装置。认知就是信息的加工，对于人脑来说，信息加工就是思维。思维是通过对感知记忆的信息进行加工改造，并在此基础上创造出新的信息的过程。人的思维不仅能够产生再生信息，而且能够把初级形象的再生信息上升到高级抽象的再生信息，并能借助对各种再生信息进行逻辑推演进一步得出更高一级的再生信息。

人们可以从认知论的角度看信息如何在人脑中进行有效组织。首先，人们把各种信息分解成内容、原因、时间、地点、人物、方法、状况、途径等八个要素，按要素分成不同的组。其次，分析各组之间有无共同点，把具有共同点的信息抽出来，只用被抽出来的、具有共同点的信息要素构成信息形态。最后，把组成信息形态的要素分别同原信息进行比较，根据比较结果，对于被认为最有共同点的原信息做进一步调查检验，分析它与其他信息的相关程度。

由此可见，倾听者利用人体知觉系统对信息进行正确理解与识别，通过信息加工系统，对信息进行组织和加工，从而将相对凌乱的信息转化成有条理、易理解、易归纳的有效信息。

四、理解或解释

对于搜集、过滤、组织后的信息，人们会调动大脑存储的知识和经验，通过判断、推理，获得正确的理解或解释。美国心理学家林赛（P. H. Lindsay）和诺曼（D. A. Norman）把情绪唤醒理论转化为一个工作系统，即情绪唤醒模型。该模型包括以下几个动力分析系统：第一个是对环境输入信息的知觉分析；第二个是在长期的生活经验中建立的对外部影响的内部模式，即对过去、现在和将来的期望、需要或意向的认知加工；第三个是在情境事件的知觉分析与基于过去经验的认知加工之间进行比较的系统,称为认知比较器。这个情绪唤醒模型的核心部分是认知。当外部事件作用于人,当前知觉材料的加工引起过去经验中储存的记忆信息的再编码,这个认知过程就会产生人的预期或判断。当现实事件与预期、判断相一致时,事情将平稳地进行而没有情绪产生;若有出乎意料或违背愿望的事件出现,或无力应付、给人带来消极影响的事物产生时,认知比较器就会迅速发出信息,动员一系列神经过程,释放适当的化学物质,改变脑的神经激活状态,使身体适应当前情景的要求,这时情绪就被唤醒了。所以,人类所特有的认知过程同个体所拥有的生化机构形成一个反映活动的系统,该系统的工作就体现为情绪。

由此可见,大脑的生理结构决定了人们可以理解和分析信息;头脑中的固有信息是人们反应信息的基本元素;认知模式会引发不同的认知情感,不同的认知情感又会对人体意识、行为产生影响。

五、反　馈

倾听者对于听到的信息通过表情或动作作出一定的反应,是倾听中非常重要的一个步骤——反馈(feedback)。反馈又称回馈,是控制论的基本概念,指将系统的输出返回到输入端并以某种方式改变输入,进而影响系统功能的过程,即将输出量通过恰当的检测装置返回到输入端并与输入量进行比较的过程。从最宽广的范畴上说,反馈包括所有由信息发送者感知到的语言和非语言回应。

反馈的方法有很多,包括重复原来的信息、回答自己所理解的信息、用表情或身体语言来反馈等。对负面情境的有效反馈,可以减少不良行为出现的概率,乃至摒弃不良行为;而对于正面情境而言,有效的反馈起到激励的作用,会使好的行为方式被不断地重复。成功的信息发送者对于反馈都非常敏感,会通过反馈认识到所发生的错误表达,并根据反馈不断地调整和重新定义信息。

由此可见,反馈使得沟通成为一个双向的交互过程。沟通的一方都在通过语言或非语言的方式不断地将信息回馈给另一方,信息接收者会告诉信息发送者他所接收和理解的每一个信息。

第三节　倾听的意义及策略

医患文化沟通的目的是建立良好的医患关系、保证良好的治疗护理效果。而医护人员必须通过倾听及相关沟通技术,辅以各项检查来把握患者的全部身体、心理、社会文化信息。那么,研究有效倾听的策略也就显得非常重要。

一、倾听在医患文化沟通中的作用

医护人员通过倾听，根据已经发现的或可能出现的问题制定若干对应的方案。并且，在倾听的沟通过程中，根据患者的预期和需求来调整医疗护理方案。所以，倾听是医患文化沟通中必不可少的沟通技术，也是保证良好的治疗护理效果的前提条件之一。

(一)倾听有助于建立信任的医患关系

倾听是增进理解、加强信任、获得友谊、构建和谐医患关系的桥梁，也是缓解紧张医患关系的一种途径。当患者在人们面前说出自己心中所想，被人们听到、了解和接受时，他会觉得很轻松，仿佛自己因疾病导致的痛苦突然减轻了。患者那种渴望被了解的冲动是不可抵挡的。被倾听就是被认可，表达者的表达在倾听者身上得到反应，使表达的内容、思想、情感有了意义，能够较好地传递想法和表达情感，有利于增进医患之间的共情、信任与理解。

(二)倾听有助于准确收集患者的信息

医护人员从书上所学到的知识必须与临床实践相结合，而每个患者因其个人生理、生活、文化及疾病严重程度的不同等而有不同的个体化临床表现，这是造成医患跨文化沟通的一大障碍。患者的世界如同一个迷宫，没有经验的年轻医生和护士进入迷宫后很快就会迷失方向，而倾听是帮助医护人员走出患者这座迷宫的关键。倾听有两个目的：收集信息和作为某人经验的见证。在收集信息时，一般使用开放性问题，如"能介绍一下刚发病时的情况吗""能谈谈你的感受吗"等，尽可能地收集患者生理、心理、精神、社会文化等多层面的健康资料。医护人员通过倾听，可以准确获得患者信息，了解其真实想法，通过开放性问题启发对方提供更加完整的资料，澄清不明之处。

(三)倾听有助于帮助患者的身心得到康复

患者是疾病的直接体验者，最有资格对自己的疾病发表见解和看法，而患者是否愿意把真实的体会和感受倾诉出来，与医护人员的引导方式和沟通态度密切相关。医护人员认真倾听患者对自身疾病的发生、发展、自觉症状，曾经治疗的过程及其效果，以及对用药后效果、自觉症状的好转与恶化等的陈述，使患者从"求助者"转变为提供第一手资料和帮助医护人员顺利解决问题的"协助者"。通过倾听患者对疾病的叙述，医护人员不仅可以获取患者的疾病有关信息，发现说服患者的关键所在，还能避免主观判断，真正理解患者，从而更好地共情，在充分尊重患者的生活行为习惯和文化背景的基础上帮助患者更有效地实施自我管理,为患者提供有针对性的治疗与整体护理,真正体现以患者为中心的照护,提高健康照护质量和服务满意度。同时,医护人员通过倾听可以帮助患者宣泄,起到心理治疗或辅助治疗的作用,尤其当患者有心理社会问题时,让患者有机会倾诉问题,有助于做好患者的心理护理工作及满足患者的心理需要。

(四)倾听有助于减少医患冲突

表达和被认可是人际沟通中自身与他人互动、互惠的体现。患病的过程是一种不良刺激,患者会出现焦虑、情绪低落等负性情绪反应,对外界支持的需求明显增加,特别希望医务工作者能帮助其释疑解惑,渴望被医护人员重视和理解。如果医护人员只关注疾病本身,不能确切了解患者最希望解决的问题,就容易使患者产生误解和抵触情绪,甚至产生对医护人员的不信任而发生医患冲突。医护人员能够"把患者当回事"并针对不同年龄、不同文化层次、不同疾病的患者灵活运用倾听技术,不断提高其观察、理解和判断能力,在向患者提出建议前先听听患者怎么说,就会使患者的合理要求得到满足,从而减少纠纷、避免冲突、降低投诉率。

(五)倾听有助于开展临床研究

倾听在临床研究中的应用包括:①深入事实内部。用心倾听是了解他人的最好方式。个人深入访谈(in-depth interviews)是护理研究常用的一种定性研究技术,是理解人们对某些问题的经历、想法、感觉和行为的基本手段。在访谈过程中,一位掌握倾听技巧的研究员深入地访谈患者,以揭示患者对某一问题的潜在动机、信念、态度和情感,有助于临床人员构建更科学的干预方案。②医疗护理干预。研究表明,在肿瘤患者、老年患者、青少年患者中运用电话干预、随访、网络干预、在线答疑等手段进行主动倾听,能够提高他们的应对能力和自我管理能力,降低焦虑、抑郁、失眠、疼痛等身心问题。而且,临床人员运用动机式访谈(motivational interviewing)能够从患者不良行为背后的动机入手,从根本上消除患者有关改变的矛盾心态,消除抗拒改变的因素,帮助患者做出他们想要的改变。③医疗护理创新。如根据患者的建议改善护理用具;根据临终患者及其家属的建议,改善临终关怀的方式与方法。

二、有效倾听的策略

倾听的过程是医患双方思想、情感、信息兼收并蓄的双向互动过程。医护人员承担了沟通过程中的重要责任,而这份责任需要其积极投入,同时要善于运用各种沟通技巧,从而实现某一个目标。具体来说,有效倾听的策略包括听的策略和反应的策略。

(一)听的策略

听的策略包括以下几个方面。

1.营造良好的沟通环境　安静的环境是有效倾听的前提和实施有效倾听的关键。在安静的环境中,倾听者不易受到外界干扰,更容易集中注意力倾听对方的陈述。

2.重视患者的心理社会文化背景　根据患者职业、年龄、文化背景的不同,采用不同的交谈方式。比如,与文化层次较高、对医学知识有较深入了解的患者进行交谈时,医护人员可以适当使用医学术语;而与对医学知识了解较少尤其是农村患者交谈时,语言要通俗易懂。

3.摒弃个人偏见　打破习惯性思维的束缚,真正进入患者的内心世界,接受患者的所思所想,当患者提出与自己不同的意见时,能够虚心接受。

4.要有耐心　静下心来,听清全部的信息,不随便插嘴,不要听到一半就心不在焉,更不要匆匆忙忙下结论,要听完别人的话再发表自己的意见。倾听者要尽力确定整个信息的主题以及信息中心所表达的主要概念或中心思想,讲话者的主题可能在讲话的最前面或最后面,也可能在整个发言中不断重复出现,或者隐藏在整个对话中,只有在听完所有的发言后才能确定。

5.用心倾听　让患者感觉到你对他的讲话有兴趣,通过倾听,把患者想说出来的、不想说出来的、想说又说不出来的、这么想却又那么说出来的都听出来。集中注意力,听清患者说的每一句话,注意整理出一些关键点和细节,用心体会、确认、察觉、感动和欣赏,做到"说""听""思"并重。

6.重视非语言沟通的应用　注意听取语调和重音,注意语速的变化,注意谈话者的一些潜台词,能够听出对方的感情色彩和言外之意,完整地领会对方要表达的思想、情感等。在空间距离方面,医护人员可以坐在患者的对面并保持自己的眼睛和患者的眼睛在同一水平,这样既可以体现医患间的平等关系,同时也能表示出对患者的尊重。

(二)反应的策略

反应的策略包括以下几个方面。

1.恰当使用非语言反应　恰当使用非言语沟通,如仪表、姿势、步态、面部表情、目光和触摸等,并尽可能控制会给患者造成伤害的非语言沟通,如不喜欢、厌恶和敌意的面部表情等。面部表情和目光接触对患者的影响最大,表情要专注,态度要亲切和蔼。

2.语言反馈　倾听者需要对模糊不清的信息进行确认,对前后不一致的信息进行确认,必要时对重要语句进行复述。当面部表情不能够清楚地表现信息时,语言性反馈可以帮助倾听者寻找信息发出者想要表达的思想。

三、有效倾听的方法

(一)营造支持性的沟通氛围

有效的倾听者会提供一个支持性的沟通氛围,让信息发送者能够感觉到自由、安全和舒服。信息发送者在得知他们受到了无条件的尊重,并有人对其感兴趣时,他们会放下心里的防范,坦诚倾诉,形成一种开放式的沟通,为发展和维护积极的医患关系奠定基础。此时,倾听者通过提供一种友好的氛围与发送者建立起相互信任和认可的关系,鼓励发送者自我表露。只有当发送者能够自我表露的时候,倾听者才能够了解到更多关于发送者的信息,并能够更好地进入他们的内心世界。

中心案例10

问题1、问题2参考答案

中心案例10中体现了医生的角色是批评者、控制者、中立者、胜利者和权威人士,这种防御性的沟通氛围不利于实现有效倾听。

医生可以采用支持性氛围改变沟通的方式,比如:

描述——"我感觉到你对你的饮食管理很困惑。"

问题取向——"是否有什么办法可以让我帮助你克服饮食管理的困难?"

共情与平等——"我能理解你此时的焦虑和困惑,我想听一听你选择口服降糖药的理由。"

协商——"胰岛素注射的适用人群是……口服降糖药的适用人群是……我尊重你自己的判断,我很乐意听到你自己作出理性的选择。"

支持性氛围的内涵包含以下六个方面。

1.描述　从不强加判断于他人,善于描述想法和情感认知,通过提问获得信息。

2.问题取向　表达一种希望相互分享的愿望,并寻找解决问题的办法或允许他人自行解决。

3.自然　诚实,不欺骗,不隐藏动机。

4.共情　对于他人的问题能够感同身受,能接受和理解他人的情感。

5.平等　尊重每个人的价值观,认为别人有能力探究自己的问题并寻找到适合自身的解决办法,愿意参与解决问题的计划。

6.协商　乐意听取他人的观点,愿意考虑他人的行为、主意和态度,并且愿意一起解决问题。

(二)提高注意力和专注力

把注意力集中在他人所讲内容的最好方法是主动倾听(active listening)。主动倾听是一种投入式倾听,倾听者把主要的观点在头脑中进行勾画,并考虑提出问题或对提出的观点进行质疑。主动倾听的人在交往中往往能够带着一种主动、积极的心态去倾听,比较容易理解所听内容,进而理解讲述者,增进与讲述者之间的关系。相反,被动倾听的人往往由于个人的兴趣或对讲话者的偏见等因素,不能充分接受或理解所听内容,从而导致沟通失败或出现误解,出现"把我的话当作耳边风"或"左耳朵进,右耳朵出"等情况。

高效的倾听者知道什么时候倾听更有利于理解,知道什么变量与理解性倾听有直接关系;认识到沟通过程中所传播的信息都是转瞬即逝的,必须在信息传播者表达的时候避免干扰,忽略干扰信息,从那些不重要的想法中解脱出来,能够提高自己的注意力,专心倾听,全神贯注,让信息发出者所发出的信息进入大脑。他们会自我发问:我集中精力倾听了吗? 为什么集中精力了? 为什么没有集中精力? 我是在听我自己想听的还是在听患者所发出的信息? 有效的倾听者会把全部精力集中到患者身上,全神贯注地倾听对方的思想和情感;记录并赋予非语言信息含义,辨别语言和非语言信息的提示,寻找讲话者语言和非语言信息中更深层次的含义;谨慎、诚实、有耐心且信任患者,积极地思考患者的讲话目的,解释患者所说的内容;把所听到的信息与自己的直接或间接经验联系在一起,总结患者陈述的内容,找出并确认主要观点之间的联系,考虑患者所用的论据,并在倾听的过程中向患者提出一些深刻的问题。

(三)共情

良好倾听的要素有情感移入和同理心,它们会对医患沟通产生重要的影响。医护人员要做到情感移入式倾听,在思想上与患者融合到一起,暂时忘掉自我意识,使自己沉浸在患者的讲话之中,对患者的表达产生兴趣,避免厌烦情绪的产生,倾听患者的情感,站在患者的角度想问题,更好地理解患者的想法,给予患者情感支持。在一位高效的倾听者面前,患者更愿意分享自身的"人生经验"和"患病体验",他们会表达出内心深处许多没有被表达出来的感受,将自己的经历毫无保留地告诉倾听者,希望被医护人员理解和接受。同时,倾听者要厘清自己的想法,更好地聆听自己的声音。

当患者高兴的时候,医护人员要倾听快乐的理由,分享快乐的心情;当患者悲伤的时候,医护人员要倾听其痛苦和失意的缘由,理解患者内心的苦处;当患者处于工作矛盾、家庭矛盾和邻里矛盾之中时,医护人员要倾听矛盾的症结,帮助分析,为其分忧解难……通过倾听患者的讲话,推断其性格、工作经验、工作态度,为以后有针对性地进行沟通提供依据。医护人员需要辨别患者讲话内容的真正含义,例如,医护人员听到患者说"得了这个病,说不定会人财两空,我真恨不得死了!"如果医护人员的反应是"老人家,自杀是最蠢的行为了。"那么,医护人员将丧失患者对其倾诉的机会。在此,医护人员的反应不应是批评患者自杀行为的好坏,而是应该识别患者内心的真正想法。显然患者的意思不是想要自杀,他有自杀想法是因为怕"人财两空"。所以,医护人员在沟通时就应该探寻这种观点产生的原因,针对原因来解释疾病治疗的可能性,坚定患者对治疗的信心。

(四)有足够的包容心

史蒂芬·柯维在《高效能人士的第八个习惯》中说道:"真正意义上的倾听意味着要超越你自己的世界,走出你自己的参照系,走出你自己的价值观,走出你自己的历史和判断倾向,要深入对方的参照系或者世界观里。"实际上,优秀的领导人都非常善于从他人那里吸取智慧。例如,刘邦与项羽对决于垓下,刘邦多次催促韩信与彭越带兵南下,他们俩却迟迟不动,刘邦就问张良:"诸侯不从约,为之奈何?"张良回答:"君王能与共分天下,今可立致也。"于是,刘邦采纳张良的意见,将大片的土地封给韩信和彭越。他们俩随即挥师南下,与刘邦一起将项羽合围于垓下。有人曾问张良,为什么愿意帮助刘邦。张良说,我的意见,别人都不愿意接受,只有刘邦愿意接受,所以愿意帮助他。又如,松下幸之助遇到社会、政治、经济等方面的问题,他都会问别人:"你怎么认为?""这件事该怎么处理?"尤其是下属的话,他听得格外专注。而且在听别人说话时,他从未说过一句类似"你说得我以前听过""这个和我想的一样"的话,每次都是赞扬对方"你说得很好""你的建议对我很有帮助"。

"自己才是患者最好的医生",患者常常最了解自己的身体状况,他们会依据自身生活经验与知识来判断其是否该到医院,他们对自己身体的不适也有特殊的归因与解释,而患者独特的疾病归因就是他来医院就诊的真正需求。为了辨析这些"独特归因"的合理性,患者一定会提供一些他认为重要的相关信息。有效的倾听者不会带着"有色眼镜"对所要谈论的事情本身下定论,而会尝试听进患者的想法,会设身处地地从患者的角度看待问题。而且,有效的倾听者要善于包容与自己相左的观点,包容让自己讨厌的"坏消息"。只有这样,才能够让信息发送者感到一种信息:"我在这里,我关心你,尽管我可能不同意你的观点,但我很愿意听你讲,我对你的故事、思想和情感都很感兴趣。"

(五)合理推断和正确阐释

作为一位倾听者,人们要经常问自己:我理解得准确吗? 在沟通中要注重回顾和总结。

1.回顾　用较短时间在心里回顾患者的话,找出其中的关键词,透过关键词分析出患者感兴趣的话题和想法。如果人们在后续谈话中酌情加入患者说过的关键词,就会让患者感觉到人们对自己所说的感兴趣,使沟通进一步展开。

2.总结　倾听者对信息传达者所传达的信息以总结的形式或自己的话表达出来,提高其对信息传达者所表达的信息的领悟能力,能够帮助倾听者正确理解信息发出者所发出信息的含义。通过对患者语言的回顾,总结出重点,可帮助人们明白患者的真实想法。若这些想法和人们的观点不同,人们仍应尊重患者的想法,让患者坚持自己的观点或想法。只有接纳患者,医患双方才能建立融洽的沟通关系。

有效的倾听者不仅能够倾听明确清晰的信息,而且还能倾听含糊不清的信息,并能对这些信息进行合理的推断。他们会充分理解所陈述的观点,通过逻辑思维推断其中暗含的观点,确定暗含观点的公平性或公正性,以发言者的观点为基础进行推理,而不会受个人观点、情感、偏见、看起来合理但不是沟通者所陈述的信息所误导。人们对自己的偏见、需求和情感越了解,在推断信息所表达的意思时错误就越少。当人们希望发言者传达的观点更加清晰,需要收集更多的信息,或对某些内容感到好奇时,就需要通过提问的方式来帮助更好地理解,对传递的信息进行解释并通过反馈的机制核查其理解的正确性。那么什么时候提问? 提问的时间间隔如何? 提问的目的是什么呢? 关于如何提问,在本书第十二章会有详细介绍。

(六)恰当的回应

心理学家罗杰斯认为,每个人在进行自我阐述之前,要先准确地阐述他所听到的讲话者的观点,并且,这种重复能使讲话者感到"这个人正在努力想要弄清楚我想说的话",他们对这种反馈会感到非常满意。在医患沟通中,倾听者的恰当回应在有效倾听中是非常重要的。在倾听过程中,医护人员常常需要给患者恰当的回应,特别是在没听清楚、没有理解、想得到更多的信息、想澄清一些问题、想要对方使用其他的表述方法、想告诉对方你已经理解了他所讲的问题,希望他继续提出其他问题等情况下,医护人员要告诉患者他们的想法。这样做,一方面会使患者感到医护人员的确在听他的讲话,另一方面有利于医护人员更加有效地进行倾听。

医护人员在实施理解性倾听时,应当采用"同情"和"关切"两种积极的回应形式,也许在整个倾听期间,只需倾听对方的讲述,尽量把自己的注意力集中在患者所讲述的事情上。很多时候,患者并不希望医护人员打扰他的倾诉,他只是在为自己的情感找个发泄口,医护人员可以通过释义的方式把他们的反应表达出来,即用自己组织的语言来重新复述患者的思想和情感。另外,医护人员在实施治疗性倾听时,要让患者学会自我管理和找到解决自身问题的方法。例如,医护人员可以这样提问:"是啊,现在问题已经出来了,那么你觉得自己应该怎么办呢?"

(七)正确使用非语言信息

非语言信息的作用包括补充语言信息、取代语言信息、强调语言信息的一部分、重复语言信息等。倾听者在交流的过程中,身体向前倾;把脸转向对方,点头;观点与身体姿势相一致;保持放松的身体姿势;与对方保持平等;头部与身体保持一致;与对方保持合适的空间距离;保持开放的身体姿势;与对方保持适当的注视;双手放开,自由舒展,使用温柔的声音、低语速;微笑,表现出关心、认可、感兴趣、参与、尊重等面部表情;运用有声符号表明支持或关心,这些都有利于拉近双方的距离,让患者愿意向医护人员倾诉。

意大利艺术大师达·芬奇曾经说过:"眼睛是心灵的窗户。"很多时候患者更相信医护人员的眼神,而不是医护人员说了什么。高效的倾听者会保持一种恰当的、舒服的凝视,真心地关注患者,给患者以信任和鼓舞,让患者感到你对他所说的话感兴趣,他就会愿意把心里的话说给你听,这仅靠耳朵是做不到的。倾听者还可以运用身体的很多部位表现出专注的行为,如触摸,通过触摸减轻患者的紧张感与压力,这些都是表达关心的非语言行为,能够促进沟通双方的开放、忠诚和信任等。

高效的倾听者必须清楚患者在陈述主要观点时经常做出的非语言行为的改变,而且需要熟悉能够体现非语言暗示的过渡词。医护人员洞察并准确解释非语言信息的暗示,能够更好地根据患者的肢体动作及面部表情判断其是否在讲真话。口头暗示更能表明患者内心的真实想法,这种想法可能是一种态度,也可能是一种情感,或能够体现患者的个性、人生观、价值观等文化背景。高效的倾听者可以洞察发音者的音调、音量和语速的变化,由此体察患者的意图和判断其所表达话题的转变。

高效的倾听者应意识到非语言信息会受文化的影响而可能有多种含义,也会受一系列因素如文化、环境、交流双方的关系、信息的强度和持续时间、是有意还是无意等的影响而发生变化。因此,人们在运用视觉渠道解释患者的非语言信息时,应把非语言行为视为一种提示而非事实,并对其加以检验。要积极了解患者的文化,这有助于人们更准确地理解患者所表达的意思。由于一组非语言行为比单个非语言信号承载更多的意义,因此人们还要考察整个非语言行为,才能知道每一个非语言信号的完整含义。

（周利华　秦如梦）

练 习 题

一、名词解释

1. 理解性倾听

2. 批判性倾听

3. 治疗性倾听

二、填空题

1. 倾听的过程包括_____、_____、_____、_____和_____。

2. 有效倾听的策略包括_____和_____。

三、不定项选择题

1. 倾听的类型中不包括以下哪项(　　)

A. 获取性倾听　　B. 理解性倾听　　C. 共鸣性倾听　　D. 批判性倾听

2. 有效反馈的特征包括(　　)

A. 明确描述性　　　　　　　B. 针对可改变的行为

C. 对自己观点负责　　　　　D. 适时性

四、简答题

1. 简述倾听与听的区别。

2. 简述倾听在医患文化沟通中的作用。

扫一扫,获取参考答案

参 考 文 献

1. 李燕萍,张绍蓉,曾琴,等.医患沟通中有效倾听能力测评工具的研究进展[J].解放军护理杂志, 2013, 30(8):42—44.

2. 兰艳霞. 倾听技术在门诊内科护患沟通中的应用[J]. 安徽卫生职业技术学院学报, 2009, 8(3):101—102.

3. 王建军. 倾听在有效沟通中的重要性及其运用[J]. 天津农学院学报, 2011, 18(1):54—57.

4. 陈文. 试论护士在与患者沟通中如何倾听[J]. 卫生职业教育, 2012, 30(1):157—158.

5. 曲海英,冯卫红,张玉丽. 护生倾听技能的三层面解析与培养[J]. 中国护理管理, 2007, 7(12):59—60.

6. 王英. 掌握问诊 首先要学会倾听[J]. 首都医科大学学报(社会科学版), 2011(00):341—342.

7. 王革, 华南. 倾听:有效沟通的重要途径[J]. 江苏经贸职业技术学院学报, 2009(4):55—57.

8. Aliceaplanas J. Listening to the narratives of our patients as part of holistic nursing care[J]. Journal of Holistic Nursing, 2015,34(2):162—166.

9. Bewley S. Listening to patients with unexplained menstrual symptoms: What do they tell the gynaecologist[J]. Bjog An International Journal of Obstetrics & Gynaecology, 2003, 110(8):1335—1340.

10. Barr D A, Wanat S F. Listening to patients: Cultural and linguistic barriers to health care access[J]. Family Medicine, 2005, 37(3):199—205.

11. Begley A, Pritchardjones K, Biriotti M, et al. Listening to patients with cancer: Using a literary-based research method to understand patient-focused care[J]. Bmj Open, 2014, 4(10):1—6.

12. Bunkers S S. The power and possibility in listening [J]. Nursing Science Quarterly: Theory, Research, and Practice, 2010, 23(1):22—27.

13. Collins A, Vanderheide R, Mckenna L. Hearing, listening, action: Enhancing nursing practice through aural awareness education[J]. Contemporary Nurse, 2014, 47(1—2):108—118.

14. Diener I, Kargela M, Louw A. Listening is therapy: Patient interviewing from a pain science perspective[J]. Physiotherapy Theory & Practice, 2016, 32(5):1—12.

15. Emmison, Danby M, Butler S, et al. When listeners can't talk: Comparing active listening in opening sequences of telephone and online counselling [Paper in special issue: Ethnological Approaches to Communication. Butler, Carly W; Fitzgerald, Richard and Gardner, Rod (eds).][J]. 2009, 36(3):1—23.

16. Fradelos E, Staikos C. The contribution of active listening in developing therapeutic

relationship in mental health nursing[J]. Scientific Chronicles, 2013, 18(4):213—219.

17. Fletcher C. Listening and talking to patients：Ⅱ：The clinical interview[J]. British Medical Journal, 1980, 281(6245):931—933.

18. Gilbert D A. Coordination in nurses' listening activities and communication about patient-nurse relationships[J]. Research in Nursing & Health, 2004, 27(6):447—457.

19. Kagan P N. Listening：Selected perspectives in theory and research[J]. Nurs Sci Q, 2008, 21(2):105—110.

20. Lasalvia A, Bonetto C, Malchiodi F, et al. Listening to patients' needs to improve their subjective quality of life[J]. Psychological Medicine, 2005, 35(11):1655—1665.

21. Mazor K M, Rubin D L, Roblin D W, et al. Health literacy—listening skill and patient questions following cancer prevention and screening discussions [J]. Health Expectations, 2016, 19(4):920—934.

22. Nyatanga B. Communicating with dying patients：A time to listen more than talk[J]. British Journal of Community Nursing, 2012, 17(8):369.

23. Paula N. Kagan. Listening：Selected perspectives in theory and research[J]. Nursing Science Quarterly, 2008, 21(2):105—110.

24. Puapan S. A Path to Know a Patient：Listening to patient's illness narrative among undergraduate nursing students[C]. Burapha University International Conference, 2014, 6:1—10.

25. Ruusuvuori J. Looking means listening：coordinating displays of engagement in doctor-patient interaction[J]. Social Science & Medicine, 2001, 52(7):1093—1108.

26. 安德鲁·D·沃尔文,卡罗琳·格温·科克利著. 吴红雨译. 倾听的艺术(第5版)[M]. 上海:复旦大学出版社,2010.

推 荐 阅 读

1. 尼可斯著. 邱珍琬译. 倾听,让关系更美好[M]. 南京:译林出版社,2011.

2. 米尔顿·赖特著. 周智文译. 倾听和让人倾听[M]. 北京:新世界出版社,2006.

3. 孙启,江帆. 善于倾听,学会说话[M]. 北京:北京工业大学出版社,2016.

第十一章　自我表露

本章目标

1. 掌握自我表露的概念、分类及特性。
2. 熟悉自我表露在医患文化沟通中的应用。
3. 了解自我表露的相关理论及影响因素。

关键词　自我表露　正向自我表露　负向自我表露

>>> **中心案例11**

一个1岁的孩子因发热和咳嗽被父母带到儿科门诊。父母在面对静脉输液和口服药物两种给药方案时犹豫不决。

患儿家长:孩子血管这么细,肯定不容易一针见血,孩子出生到现在还没打过针呢。我在网上看到有一则新闻说静脉输液就等于慢性自杀,万一孩子出现输液反应,怎么办?

医生:我的孩子小时候身体不太好,经常生病,刚开始我也担心经常打针对孩子身体不好,抵抗力会下降,所以我很少给他打针。有一次,孩子咳嗽得厉害,开始我只给他喝了止咳药,但没有控制住,最后得了肺炎,我后悔没早点听医生的建议给孩子进行静脉输液,后来孩子在医院住了一个多星期,多遭罪啊!所以啊,打针不一定是坏事,要看具体情况,检查结果显示你们孩子的白细胞总数和单核细胞比例都很高……

思考问题

1. 医生的回答体现了哪种类型的自我表露?
2. 医生的自我表露可能对患儿家长产生怎样的影响?

自我表露不仅关系到个体的身心健康和社会适应性,也关系到个体与他人关系的亲疏,是各种人际关系的黏合剂。医护人员在病史采集、医患关系构建、治疗与护理等医患交往中常常需要使用自我表露。本章就自我表露的概念、自我表露在医患文化沟通中的意义和如何在医患文化沟通中进行自我表露进行讨论。

第一节　自我表露概述

Jourard 认为,自我表露是一种人格特质,或是个体的一种意愿或能力,是健康人格的前提和表现。Cline(2000 年)认为,自我表露是个体的一种意愿或能力,也是一种信息传递行为或事件。Yalom(1999 年)认为,自我表露是一种人际交互过程,在这个过程中重要的不是表露给对方什么,而是在这个关系情境下进行表露。总之,自我表露是人际沟通的技术之一,在医患文化沟通中起到非常重要的作用。

一、自我表露的定义

自我表露(self-disclosure)由人本主义心理学家 Jourard(1958 年)提出,是指告诉另外一个人关于自己的信息,真诚地与他人分享自己的秘密的想法与感觉的过程。中国学者李林英认为,自我表露是个体与他人交往时,自愿在他人面前将自己内心的感觉和信息真实地表现出来的过程。这一概念强调双方存在交往关系,体现了个体真实表达自身感受和信息的主观意愿。

多数研究者认为,自我表露的概念可以概括为个体在交往过程中将个人信息(包括年龄、职业、教育背景等)和对非个人信息的感受(包括对他人或事件的评价、感受、想法等)以语言和非语言形式直接表露给目标人的行为过程。也就是说,自我表露必须有两个限定条件:一是表露者表露的是个人经验的信息而不是陈述他人的经历或事件;二是表露者必须在具体的情境和人际交往中把这些信息传递给目标人。

二、自我表露的分类

(一)描述性自我表露和评价性自我表露

自我表露是个体自愿表达的,它传达的是有关个体的信息,表露的是个体真实的自我。描述性自我表露主要指对事实性信息的表露,包括有关个人的思想、经历等;评价性自我表露是指个人对自己的感受、评价或判断的自我表露,包括自我评价、内心感受等。

中心案例11 ◀◀◀

问题 1 参考答案

案例中，医生描述了自己孩子患病和治疗的经历，体现的是描述性自我表露。

(二)正向自我表露和负向自我表露

正向自我表露(positive self-disclosure)是指表露的内容是积极正向的，不会对自己或他人产生不良影响。正向的自我表露会帮助表露者形成更大的吸引力，尤其在医患关系发展的初始阶段。例如，当患者怀疑护士的静脉输液操作技术不好时，护士向患者表达自己已从事护理职业多年，并已经熟练掌握这项护理操作，患者很可能会对其由不信任转为信任。

负向自我表露(negative self-disclosure)是指表露的内容是个人试图隐瞒或不愿表露的，可能会对自己的形象产生不良影响。恰当的负性自我暴露可能会为你营造一个相对和谐、友好的交际环境。只要能把握好分寸，负向自我表露不仅不会将表露者置于危险的境地，反而会使其在沟通中更受欢迎。

但是，不恰当的负向自我表露也有可能导致医患关系恶化或中断。例如，当患者听护士说自己今天运气差，好几个静脉输液没有一针见血，此时患者可能对该护士产生不信任或抵触情绪，不愿让她给自己进行静脉输液操作。

(三)卷入型、暴露型、保证型及挑战型自我表露

卷入型自我表露是指在此时此刻的情态下与目标人直接交流自己对目标人或事件的感觉和想法，如中心案例11中医生的自我表露。

中心案例11 ◀◀◀

问题 2 参考答案

中心案例中，虽然医生描述的是一次自己孩子患病和治疗的负性治疗经历，但是这种负性自我表露会对患儿家长产生一定的告诫效果，有利于患儿家长作出正确的判断。

暴露型自我表露是指表露能够揭露关于自己或自己生活中的事，但是与目标人和沟通没有直接的关系，可理解为"为暴露而暴露"。

保证型自我表露是指表露能够支持、加强或证明目标人的观点、感受或行为是正确的。

挑战型自我表露是指表露使目标人受到挫折的话语，这无疑对目标人是一种毁灭性的打击，可能随时中断沟通。一般来说，卷入型和保证型自我表露对沟通的进行及问题的解决比较有益。

三、自我表露的特性

自我表露往往因个体的文化背景差异而有所不同，具体表现为互惠性、可接受性、性别差异性和文化差异性。

(一)互惠性

Jourard(1971年)最早提出自我表露具有互惠性，他使用"双向影响"来描述"表露引起表露"的观点。第一种解释基于信任—喜爱观点，认为从表露者那里获得的亲密表露信息会增加对表露者的喜爱和信任；第二种解释强调社会规范的影响，认为社会规范与公平理论相似，在人们获得他人的表露信息时要反馈相当的信息。虽然自我表露具有互惠性，但并不是说双方表露的程度和表露的内容总是处在同一水平。例如，恋爱和婚姻中自我表露的数量是感情美满和婚姻幸福的重要指标，夫妻之间自我表露越多，他们对婚姻的感觉就越良好；如果夫妻中的一方过多表露婚前的异性交往史，则可能会适得其反。

(二)可接受性

在人际交往中，当沟通双方的信任感、熟悉性和亲密程度达到一定水平后，其中一方就会根据对方的可接受程度和可理解水平进行自我表露。有效的自我表露必须明确为何表露、何时表露、何地表露、对谁表露、表露什么、如何表露等，使自我表露更加具有可接受性。以表露的形式为例，自我表露的形式可以是面对面的表露，也可以是非面对面的表露（如 QQ、微信等）。匿名性能增加个体自我表露的程度，个体在匿名情况下可能会透露更多的私人信息，这在热线电话、网络聊天等人际交流方式中表现得最为明显。

(三)性别差异性

自我表露在男女两性之间常常存在差异。男性和女性只有在适合自己社会性别角色范围内的自我表露才会被接受。一般情况下，女性自我表露的数量和亲密性要比男性高，这可能与社会要求男性要有"男子汉气概"，男人要学会忍耐和承受，过多地表达真实情感会被别人耻笑等有关，即所谓的"男儿有泪不轻弹"。

另外,男女两性自我表露的可接受程度与自我表露的内容有关,当涉及家庭生活和个人情感等"女性话题"时,高自我表露的女性容易被别人接受和喜欢;而当涉及事业、社会等"男性话题"时,高自我表露的男性则容易被别人接受。

(四)文化差异性

文化是影响人们的认知、情绪、动机、行为和生活方式的一个重要因素,它对于个体的自我表露也有重要的影响。在不同的文化背景中,人们进行自我表露的内容和方式可能各具特色,即使是在同一文化背景下,区域的文化差异也会对个体的自我表露产生较大影响,包括表露的话题、表露的时间、表露的深度、表露的方式等。一般来说,西方国家的文化较外向,人们也更倾向于对外表露;而东方国家的文化多含蓄内敛,人们常常不太善于自我表露。中国文化中有诸多关于尊重他人隐私的顾虑,强调对谁说、何时说、何地说、说多少的恰当性。例如,对中国人而言,年龄、经济状况、性生活等话题轻易不可触碰。与德国人相比,美国人表现得更开朗和自我表露,但这只是停留于表层;德国人不轻易表露自己,但到真正需要的时候,他们更倾向于表露自己内在的秘密。另外,自我表露也受个体教育背景的影响,受教育程度越高的人可能越不善于自我表露。

四、自我表露在医患文化沟通中的作用

研究者认为,医患之间的治疗性沟通过程始于信任关系的建立。自我表露有助于互不相识的个体,根据自我表露和自我呈现出的信息进行人际认知,从而产生不同的人际印象和人际交往态度,正面的印象和态度会使医方与患方之间相互吸引,形成良好的医患关系。此外,自我表露也可以帮助患者自我评估、自我实现、心理健康和文化适应。

(一)有助于建立医患信任关系

沟通是人与人之间分享信息以相互影响的过程,自我表露就是人们常说的"敞开心扉"。医患关系的建立和维持是一个双向互动的交流过程,双方各自承担着不同的角色,而信任是构建良好医患关系的基石。社会心理学家认为,良好的人际关系正是在沟通双方的自我表露中发展起来的。当个体开始向另一个人做出一定水平的自我表露时,通常会引发另一个人做出相同水平的自我表露,信任的纽带开始建立,交往双方会以同样亲密的自我表露作为接受信任的信号。伴随着沟通双方自我表露的逐渐深入,双方的关系会越来越密切。

医患关系中传递的是对医学信息的理解,在不同的医疗情境中,由于医患双方专业分工、知识背景和各自权益的不同,医患双方的地位存在差异,因此对同一

个医疗行为的理解和解释也必然存在差异。医护人员恰当地表露自己的某些经历、经验、思想和情感，会使自己"帮助者"的角色更具人性，使患者从内心体会到医护人员的坦率、真诚与亲切，有利于促进患者和家属对治疗和护理过程的理解，并在信任的基础上向医护人员表露自己的思想、袒露心声，促进双方深入了解，拉近医患之间的心理距离，有助于建立和加强医患信任关系。临床工作中，善于进行自我表露的医护人员常常更容易得到患者的信任。

(二)有助于促进患者自我实现

马斯洛的自我实现理论把自我实现作为人格发展的最高境界。他认为，自我实现就是人对本真自我的认识和内在属性的承认，是自我不断显现的过程。罗杰斯(1961年)认为，在一个值得信任的关系背景中把自己公开表露给另一个人，是逐渐认识并理解自我的重要一步。

Jourard(1971年)认为，自我表露既是健康人格的表现，又是成功的自我调节方法。他指出，"人们隐藏他们真实的情感和观念于一堵否认和扭曲的墙后是很容易的"。很多时候，人们会尽力避免别人发现自己身上不被人喜欢的人格特征或习惯，害怕自己陷入难堪的境地或失去别人的尊重，害怕别人发现真正的自己。例如，艾滋病患者向他人透露自己感染HIV的事实，其实在情感上来说对他是一件困难的事情，因为它会引出很多隐私问题、个人家庭的脆弱性、歧视和增加别人的情感负担等。但是，当一个人总是隐藏和压抑自我时，他就会变成一个套中之人，在面对困难或挫折时不是积极地解决问题，而是用各种心理防卫机制以维持不真实的自我，因而就无法实现自我。

个体的成长过程就是不断地远离自我防御，使真实自我和理想自我逐渐融合的过程。一个自我实现的人的显著特征就是对经验保持开放，有一种存在主义的生活方式，能自由体验所有的情感和态度，并不断开辟新的感知现实和表现自我的途径。个体在比较信任的环境下把自己的思想表露给另一个人，使个体能公开、透明地看待自己，是自我认识的开始，也是了解自己的重要步骤。

自我表露是观察自我的窗户，意味着诚实和承担责任，自我表露的途径越多，表露的内容越丰富，就会发现更多自己尚未意识到的品质、特征和特色，个体也会越来越靠近真实的自己，这是仅仅在头脑中想象所远远达不到的。个体要找出自我的真实愿望和特征，使自己的行为和语言成为内在感受真实而自发地表现出来，在向对方表露自己的观点、想法、态度和感受的同时，使自己感到明了和获得自我澄清，通过自我表露更清晰地谛听自己的内在声音，更自由地探索自己的真实情感，向奥秘、真实、隐藏着的自我靠近，真正地认识自己，这是个体迈向自我实现的必经步骤。

（三）有助于全面评估患者信息

医护人员在评估患者的身心状况时，应做到全面、客观、及时、准确。然而，现实情况是，医生或护士常常假设自己很了解患者，把自己的价值观凌驾于患者之上，在收集患者的信息时对患者存在着不同程度的成见、偏见，甚至是歧视，导致对患者的信息采集不准确或不全面。当患者的价值观和信仰受到挑战时，他们会在这种跨文化的沟通中产生紧张情绪，导致不能对医护人员产生信任。因此，医护人员应在沟通中更多地关注对方，尽量站在患者的角度看待问题，尝试使用共情、倾听等沟通技巧，并适当地通过自我表露使患者感到亲切和不陌生，只有这样，患者才会真正放下心中的"盾牌"，向医护人员袒露心声。

自我表露是双向的、交互的，当一个人在交谈中向对方表露自我信息时，对方几乎总是给予同样的回报。患者在就医诊疗的过程中往往由于缺乏医学知识或沟通能力有限，可能遗漏或隐瞒了一些对诊断、治疗有意义的病情症状和内心感受。医护人员恰当的自我表露会给患者一个强有力的信号——"我信任你"，并创造支持进一步沟通的气氛，消除了患者可能存在的防范心理。在医护人员自我表露的引导、鼓励下，患者能够真诚、坦率地表达自己的思想、感情及愿望，医护人员才可以从患者的表露中更具体、更深入地了解患者对疾病与治疗的体验和感受，分析情绪、性格、家庭、社会及文化等因素对患者的影响，为全面认识疾病的发生、发展和预后提供更全面的资料，以便针对不同患者制定合理的个体化治疗和康复计划。

（四）有助于促进患者心理健康

弗洛伊德认为，人过去的不幸被压抑在潜意识中，是造成个体心理焦虑的深层根源，将过去受到的挫折与不幸表露出来才能帮助个体重新恢复心灵的健康与安宁。压抑理论的核心观点也认为，压抑思想、感受和行为是一个消耗生理能量的主动过程，当个体隐藏自己真实的想法和感受，长期压抑自己谈论或思考创伤性经历的意愿时，烦恼与秘密藏在心中会令人感到苦闷，长期累积的压力会导致个体无法保持心理的平衡，对心理疾病的易感性增加，如精神病患者常常是低自我表露的个体。因此，压抑理论的一个重要结论是：与过去创伤性经历相关的自我表露可以降低不良健康结果发生的可能性。当人们把对创伤性事件的感受和想法表达出来时，模糊不清的情感意向会转化成对事件的顿悟性解释，从而有利于个体走出情绪困扰，应对创伤性事件的影响，改善健康状况。

自我表露之所以成为各心理学研究领域的焦点，是因为它能对个体的心理产生影响，即具有一定的心理功能。心理学家研究表明，展示个人信息的行为对个体的心理成长、社会适应、人际关系和身心健康等都有重要的作用。一个健康和社会适应能力强的人是相对高自我表露的,当个体的感受充分表达并被接受之后,亲密感及积极的感受就会发生。在信任的医患关系基础上,医护人员可以通过引导患者自我表露,降低其心理压力,维护身心健康。医护人员可以主动与患者分享自己相同或类似的经验或情感体验,而这些体验也可以是针对当前谈话的理解和评价,这样能减少患者的焦虑,缓解其应对疾病与治疗的压力。另外,自我表露的个体是主动地表达自己的想法和感受,而且强调表露的信息是真实的,可以帮助个体从孤独感中脱离出来。

(五)有助于促进医患文化适应

在相互作用的沟通中,所有的沟通都有过去、现在和未来。在医患沟通中,医患双方均有各自不同的人生经历、价值观、社会与政治关系、情绪和期望、个性特质等,沟通双方在医患关系的发生发展过程中扮演着各自不同的角色,存在着持续性的双方共同参与的沟通。由于双方存在文化差异,医患沟通中不可避免地存在着沟通障碍,这些障碍是"过去"的一部分,但却会影响"现在"和"未来"的沟通。医护人员的自我表露能较好地表明他们对患者的理解,也可以让患者更好地理解医护人员,对医患沟通的"现在"和"未来"大有益处。

自我表露能有效地提高一个人在不同文化中的适应性。沟通双方通过自我表露将自己的兴趣、志向、感受等方面的信息透露给对方,使对方更加了解自己,同时也从对方的表露中探寻其个性和心理倾向等。只有通过这一途径,医护人员才能了解患者的志向、兴趣等是否与自己的吻合,双方的世界观、价值观有没有存在分歧和冲突的地方,对原则性的事情的态度与立场是否相似或相同。通过这一途径所得出的结论将直接影响是否继续发展医患双方关系的决策,并影响当前医患关系的维持,包括广度、深度、牢固程度等。

第二节 自我表露的相关理论

自我表露的理论研究并不是很深入,以下会讨论社会渗透、社会交换理论等,其中"约哈里之窗"是比较方便医护人员实际应用的有关自我表露的理论。

一、社会渗透理论

(一)社会渗透理论概述

社会渗透理论(social penetration theory,SPT)是指个体之间从表面化的沟通到亲密的沟通而经历的关系发展过程。该理论由社会心理学家奥尔特曼和泰勒(Altman & Taylor,1973 年)提出,它主要描述了亲密关系的形成、保持和结束,认为自我表露是一种社会交换的基本形式,是亲密关系形成和发展的必要条件,随着关系的发展,这种交换会变得越来越广泛和深入。该理论也阐述了怎样通过自我表露来营造亲密关系,也就是随着关系的发展,交流怎样从相对浅层、非亲密水平发展到更深层、更个体化水平的过程。社会渗透理论把人格结构比作洋葱,外部的特征是公开和显而易见的,如外貌、服饰等;内部的特征是个人的独特之处,是个人价值和情感认同所在。个体的每一个观点、信念、偏见和困扰都围绕着外部和内部,每一层都有宽度(指一系列关于生活的话题)和深度(指每一个话题的信息量)。

社会渗透需要关系双方相互了解,它会导致关系向亲密的方向发展。社会渗透理论最重要的观点是把亲密关系发展的过程分为四个阶段:①摸索期。双方彼此采取小心翼翼且带试探性质的互动,而这些互动又受限于社会常规,因此,在这个阶段中,信息很少会被分享。沟通双方进行简单的谈话,表现为点头之交,谈话符合一般社会标准并遵守适当的规则。②情感试探期。个体开始放松戒备,展现自我,针对一般事件开始告白,对中性话题表达个人态度。这可能不是全部真实的自我,因为个体还没有适应把自己展现给别人,他感到还需要向前试探。③情感期。沟通双方彼此开始交换思想与观点,开始谈论私人话题,会出现批评和争论。④稳定期。沟通双方存在持续稳定而丰富的互动,彼此深入认识,交流也时常以非语言的方式发生,双方可以分享个人的事情,并且每个人都可以预测对方的情感反应。

(二)自我表露与社会渗透理论

社会渗透理论认为,人际交往主要包括两个维度:一是交往的广度,即谈话内容的多样性;二是交往的深度,即亲密水平。自我表露是一种社会渗透过程,这个过程包括语言行为、非语言行为和环境导向行为。自我表露的广度和深度如图11-1 所示。关系发展的过程是由较窄范围的表层交往,向较宽范围的亲密交往发展。随着交往的深入和关系的发展,自我表露不仅在内容上会经历广度和深度增加的过程,形式也会随着双方关系的发展而改变。因此,这种渗透式的自我表露能够使人们避免由于表露太快或太慢而引起的消极反应。

自我表露内容的深度大致可分为四层水平:第一层是情趣爱好,如饮食习惯、兴趣爱好、日常娱乐活动等;第二层是态度,如对人物、事件的看法和评价;第三层是对自己的真实评价或与他人的人际关系状况,如自己的情绪、和家人的关系等,此阶段表露以高度信任为前提;第四层是隐私,如个人的感情经历、连自身都不接受的经验或行为等。自我表露的深度是指自我表露的亲密程度,两个人的关系愈深入,谈论的话题会愈渗透到核心层,自我表露愈深,愈会与对方产生亲密感。

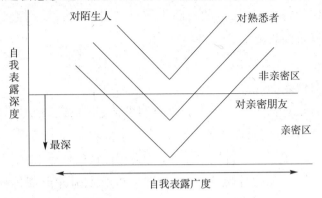

图 11-1　自我表露的广度和深度

二、社会交换理论

(一)社会交换理论概述

社会交换理论在社会学理论中占有相当的地位,代表人物有哈佛大学的霍曼斯教授、哥伦比亚大学的布劳教授及蒂博特、凯利等,其理论背景主要源自人类学、经济学及行为心理学。该理论从微观的角度去探讨人类的社会行为,研究人与人之间的社会交换关系。该理论认为,人与人之间的社会互动是一种理性的、会计算得失的资源交换,公平分配和互惠是该理论的主要规范及发展。公平分配是指成本与酬赏的平衡,即个人付出的成本或代价与所获得的酬赏利益应是相等的,付出越多,酬赏也该越多。酬赏包括具体的物品,也包括抽象的声望、喜爱、协助、赞同等,其价值因人而异。互惠则是指个人在人际互动中所期望的礼尚往来的回馈。

(二)自我表露与社会交换理论

由于人际关系的建立需要一定的基础,因此,人们不仅要了解别人,还需要给别人了解自己的机会,这就需要自我表露。自我表露是一个双向互惠的过程,是沟通双方相互了解的基础,通过自我表露将双方的个人信息、兴趣爱好、行为习惯等透露给对方,逐渐打开自己的内心,同时认识对方的心理特征。自我表露会产生吸引力、信任感和亲密性,当沟通一方在交谈中向对方展示有关自己的信息时,对方会被吸引并形成信任感,也就会将个人信息进行表露,作为对对方的回应,这样就产生了互惠效应。

自我表露渗透着社会交换理论,主要体现在以下方面。

1. 自我表露的发生原则　自我表露作为某人对本身以往强化事件的表现形式,受到操作条件的制约。如果一个人的自我表露常常得到比较理想的回报,他就会不断重复这一行为;如果他的自我表露没有得到回报反而遭到讽刺或惩罚,他就不会再进行自我表露。

2. 自我表露的广告效应　自我表露相当于一种"关系广告",通过表露自己的独特之处来吸引他人的注意。

3. 自我表露的对象选择　当人们评估自我表露的对象是可以信赖的或有能力提供新见解者时,他们可能更愿意选择此对象来表露心中的想法、感受或秘密。

4. 自我表露的互惠性　自我表露会产生吸引力、信任感和亲密性。当个体把自己的信息展示给他人的时候,他人就会被个体所吸引并形成信任感,作为对对方的回应,他人也就把自己的信息展示给个体,从而促进双方的信任和了解。

5. 自我表露的公平性　自我表露和其他行为一样遵循公平原理。人们在谋取自己利益的同时,也会注意双方关系中利益的公平分配。

三、约哈里之窗

(一)约哈里之窗概述

约哈里之窗(Johari Window)由美国心理学家约瑟夫·勒夫(Joseph Luft)和哈里·英格拉姆(Harry Ingram)于 20 世纪 50 年代提出。他们认为,对每个人来说,都存在着自己知道别人也知道的关于自己的"开放区";自己不知道而别人知道的关于自己的"盲目区";自己知道而别人不知道的关于自己的"隐秘区";自己不知道别人也不知道的关于自己的"未知区"。这四个区域就是"约哈里之窗",如图 11-2 所示。

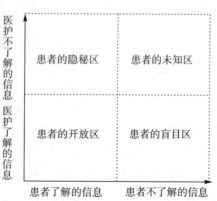

图 11-2　约哈里之窗

第一象限:开放区。开放区包含本人和其他人都知道的有关本人的信息,如姓名、身高、体重、血压等。虽然并非所有的朋友都知道这些内容,但至少自己以及所认识的部分人知道。那些易被他人获悉的信息都属于这一区域。人与人之间交往的目的就是扩大开放区,而实现这一目的的主要做法是提高个人信息的曝光率。

第二象限:盲目区。盲目区包含其他人了解而本人却没有意识到(或不了解)的有关本人的信息,如处事方式、隐私、心理障碍、别人对自己的感受等。例如,自己平时喜欢皱眉,虽然你不知道自己有这个小动作,但是你的家人和老师都看在眼里。这就是当局者迷、旁观者清。一般情况下,自己不愿意与他人分享这些信息,因为这些信息的暴露,可能会让你觉得难堪,甚至受到伤害。

第三象限:隐秘区。隐秘区包含本人了解而其他人不了解的有关本人的信息,如自己的秘密、希望、心愿、好恶等。这些信息有的是知识性或经验性的,有的是创造性思维的结果。例如,公交车上,一位中年男士旁边站了一位白发苍苍的老婆婆,全公交车的人都指责这位男士不主动让座,但只有这位男士知道他自己因为刚刚做了手术而身体比较虚弱,需要坐着休息。

第四象限:未知区。未知区包含本人不了解、其他人也不了解的有关本人的信息。例如,一位朋友平时是一个很胆小的人,有一天他走在街上看到有位老太太的钱包被抢劫,他迅速跑去帮忙,并从抢劫者手里勇敢地夺回了老太太的钱包。事后,不仅他的一些朋友想不到他会这么做,而且他自己也觉得他的行为有点反常。由此可见,个体在特殊的情况下可以触发其新的意识和个人成长,发现个体的潜能。

(二)自我表露与约哈里之窗

约哈里之窗是一个介绍自我和相互了解的模型,包含的交流信息有情感、经验、观点、态度、技能、目的、动机等,能够用来展现和提高个人的自我意识,也被称为"自我意识的发现—反馈模型"。约哈里之窗是动态的,人们可以通过人际沟通来改变个体约哈里之窗四个区域的分布,从而提高人际沟通的成效。实际上,人际沟通就是不断扩大开放区、开发未知区、缩小盲目区和隐秘区的过程。

1.认真关注开放区 个体的开放区不仅包含年龄、性别等自然属性,还包含形象气质、性格脾气、兴趣爱好、学识才华等人格魅力。心理学研究表明,人际交往的效果在很大程度上决定于交往双方"自我展示"的程度。在人际沟通之初,沟通双方因为缺少时间和机会进行信息交流,个体的开放区较小,双方应尽量扩大开放区,使其成为信息交流的主要窗口,不断增加信息的透明度、公开度和诚信度,多向对方袒露心扉,才能获得对方的好感。公开的区域越大,他人对你的了解就更多。当你开诚布公的时候,对方也可能会为你打开心扉。

2.适当暴露隐秘区　在通常情况下,人们习惯于展示自己的长处,隐藏自己的劣势和不足。在沟通的策略上,可以在隐藏区内选择一个能够被沟通双方接受的点进行交流,这个点称为策略资讯开放点。当双方的交流进展到一定阶段时,策略资讯开放点会慢慢向公开区延伸,从而使公开区被逐渐放大。例如,肿瘤患者在患病后常常会经历一些心理创伤,继而导致出现焦虑、抑郁等负性情绪。当患者遭遇困境、无法独自排解负性情绪的时候,不妨向医护人员敞开心扉,诉说自己的困惑。有时候,只要说出来,个体内心的压力就能得到极大缓解。如果医护人员有心理学知识背景或有同样的创伤后经历,就能帮助患者及早走出困境,医患双方之间的关系也将变得更加亲密。这个过程既是患者在情感上有所成长、心智上更加成熟的过程,也是医护人员帮助患者保持心理健康的过程。

3.虚心认清盲目区　每个人都会有各种各样的认知偏差。有时候,你会因为过于自卑而低估了自己;有时候,你又会因为过于骄傲而高估了自己。"我是谁?"这是一个需要经常自问的问题,也是一个很难正确回答的问题。因为没人能完全了解自己,所以,人们需要真诚地征求他人的见解和观点,并学会耐心地倾听他人的诉说,从他人的视角来审视自己。如果你所信任的人对你作出了一致性的评价,哪怕这些评价让你感觉难以接受,你也要重视这些评价,认真反省自己。

4.大胆揭示未知区　从心理层面来讲,每个人都有"本我、自我、超我"三重人格结构。本我,是最原始的、具有动物本能的我,本我天生热爱眼下的满足;自我,是现实生活中那个理性的我,它接受外部世界的现实要求;超我,是自我的典范,是自我心目中那个最为理想的我。许多人的"超我"是沉睡的,如果你想找寻更好的自己,就必须唤醒内心深处的"超我"。

第三节　自我表露在医患文化沟通中的应用

医患关系是一种社会角色关系,医护人员应强化对自我表露重要性的认识,明确自我表露对于建立良好医患关系、收集相关信息、对患者进行评估和诊断、维持和促进患者的身心健康、解决患者现存的主要问题等具有重要作用,从而在医患文化沟通的过程中自觉使用自我表露的沟通技术。

一、自我表露的影响因素

自我表露具有三个基本特征:内容上的选择性,即表露的信息是经过选择后告诉别人的;行为上的自愿性,即在他人面前谈及自己是完全出于自愿的,而不是因为受他人诱导或迫于外界压力;目的上的明确性,即在自我表露时应说明什么问题、达到什么目的,在表露前都有所准备。需要注意的是,自我表露是一种能力,并非所有的医护人员在医患沟通中都能够自如、有效地运用自我表露。

因此,医护人员在实施自我表露时应具有正确的表露目的,选择合适的表露对象和表露内容,找到恰当的表露时机,科学地评价表露效果,充分发挥其对临床工作的积极意义。以下对自我表露的影响因素进行具体讨论。

(一)明确目的

对于大多数人来说,向他人表露自己是很难做到的。他们通常会选择"沉默是金"并把自己隐藏起来。个体在决定是否表露个人信息时会考虑个人危险和关系危险。在个人危险方面,最重要的危险就是被对方拒绝,他们有时会回避自我表露;关系危险包括被拒绝、发现对方对建立亲密关系不感兴趣、表露的信息被对方用来在关系中获得控制或权力、对方将表露的信息传播出去、混淆个人界限、信息互惠失衡等。自我表露个人隐私可能使人感到脆弱,个体可以通过构建沟通隐私界限来控制表露隐私后可能带来的危险,权衡隐私界限,并在隐私和公开、距离和亲密、自主和独立之间寻找到一种平衡。

在进行自我表露前,医护人员必须作出决定要向患者表露什么,认真思考"我打算表露的内容是否能体现我对患者的理解和感同身受"和"我打算表露的内容是否会让我感到难堪"。并且,医护人员应遵循相应的行为规范,通过与患者分享有关医疗、情感的个人经历和体验,取得患者信任,收集患者信息,解除患者心理压力,指导患者正确认识和对待疾病,与患者建立相互信任和相互理解的医患关系,提高医疗工作质量。

(二)扩展体验

对于年轻的医护人员,人生经历有限,可以通过阅读、观察、提问或参加培训等途径扩展体验,为自己储备更多的经历、情感感受,还可以通过与亲友、同事、患者及其家属等具有不同文化背景的人交流来扩展和积累生活体验,也可以通过角色扮演、角色体验以及对电影、小说等的观赏与分析来体验人与人之间的情感。例如,医护人员参加乳腺癌病友联盟或粉红丝带活动,通过与乳腺癌患者、家属友人、专业医务人员、志愿者等进行交流,从而帮助和鼓励乳腺癌患者和家属树立积极的治疗态度、治疗意愿及信心。并在与他们交流的过程中获得患者的患病后体验,了解患者的疾病应对方式和社会支持需求等。

(三)把握时机

何时进行自我表露绝非率性而为,医护人员应因事、因人而异,因地制宜,选择恰当的时机进行自我表露。当医患双方的信任感达到一定水平后,其中一方就会根据对方的可接受程度和可理解水平进行自我表露。当医护人员感觉到患者有所顾虑,不能畅所欲言时,或在谈到某个患者关注的话题,而医护人员又有相同的经验或情感体会时,都可以自然地进行自我表露。

深层次的自我表露更要特别注意选择适宜的时机。例如,一位大肠癌术后化疗的大爷在病房总是坐立不安,并抱怨病程长、费用高,急于结束治疗。在医护人员与其进行一定的交流、建立了初步关系的基础上,患者表示:"我不想再治疗了,隔三差五要来医院,都花了这么多钱了……我还要回家带外孙呢。"当医护人员在捕捉到"外孙"这个控制点时,就可以把握时机,回应说:"我小孩和您外孙差不多大,公公婆婆也是天天都抢着带,就是怕年轻人上班太忙。不过啊,其实他们年轻人更怕你们累着……只有你们身体好了,他们才能放心工作。您能具体谈谈您为什么这么着急呢?"医生通过表露自身的情感体验,拉近与患者的距离,从而引导患者自我表达、释放情绪。

(四)分享体验

在指导—合作型和共同参与型的医患关系中,强调患者在疾病诊治中的自主性和参与性,因此,对医护人员的沟通能力要求较高。依据社会交换理论,医护人员在引导患者自我表露从而维持和促进其身心健康之前,自身应首先进行一定程度的自我表露。医护人员的自我表露有利于调动患者的积极性,使者配合或参与到医疗活动中来,保证医疗活动的效果。在中心案例 11 中,医生的自我表露不仅让家长意识到孩子生病是正常情况,不用太过担心,安抚了患儿家长的焦虑情绪,而且还澄清了患儿家长对静脉注射的误解,引导其作出有利于孩子疾病治疗的选择。

医护人员作为帮助者,通过自我表露以暗示或建议的方式向患者提供参考信息,帮助患者进行分析、评估和决策,引导患者以科学、合理的方式进行决策,有利于患者早日康复。例如,一位下肢骨折术后感染的高中生多次提出要提前出院,一个有类似经历的医生可以适时表露:"我儿子也在上高中,平时也不愿意耽误学习时间,有次病毒性感冒高烧不退,硬是不去医院,后来我跟他班主任请假,强行让他来医院治疗。他后来跟我说他发烧的时候虽然在看书,其实什么也没有看进去,越看不进去,越想用更长的时间去看,效率就越低,最后心情很差,学习效果也不理想。所以,你要安心配合治疗,把感染控制住再出院。"医生的自我表露不仅表达了对患者的关注和理解,也让患者明白"磨刀不误砍柴工"的道理,有利于提高其治疗的依从性。再比如,对一位患有呼吸系统疾病而又难以戒除吸烟嗜好的患者,护士可以这样说:"我丈夫曾有 20 多年的烟龄,晚上睡觉经常咳嗽,平时痰也很多。5年前,他看到他同一个办公室的同事因长期大量吸烟患肺癌去世,他终于认识到吸烟对健康的危害,也下决心戒了烟。现在,他感到精力比过去更充沛,咳嗽和痰量也少多了。"

(五)掌控程度

自我表露并非越多越好,医护人员应注意掌控自我表露的程度,思考对谁说、何时说、何地说、说多少的恰当性。对于不同的患者,在不同的关系阶段,自我表露的范围和深度也应当有所不同。医护人员要针对患者的心理需要,视患者的接受程度,力争自我表露的内容简短扼要且表达准确。对医疗知识和信息不对称的患者进行自我表露时,要避免使用患者不熟悉的医学术语,力求语言通俗易懂。同时,表露的广度和深度要适时、适量、循序渐进。表露程度过低,易给患者以笼统、敷衍的错觉;表露程度过高,容易使患者成为医护人员自我宣泄的对象,让患者感到厌烦,加重患者的心理负担,不利于解决患者现存的问题。医护人员要把握自我表露的深度和个人隐私暴露与医患沟通需求之间的适度平衡,避免唐突、牵强的自我表露,尤其在进行比较深层次的自我表露时,更要注意双方是否已经有了较好的交流基础,患者是否有了一定的心理准备。

正向自我表露在医患关系构建的初期更合适使用。例如,当患者对即将进行的手术有焦虑和恐惧情绪时,医生可以向患者介绍自己已从业多年,对这类手术有比较丰富的经验,从而有利于患者消除紧张和焦虑的情绪。再比如,护士对一位担心术后不能经受化疗副作用的肿瘤患者说:"我母亲60岁的时候也得过乳腺癌,术后化疗这一关老太太的反应也不小,确实遭罪。可是她坚持进食,吐了再吃,还是坚持了下来,现在恢复得相当好。"针对患者对治疗的担心,护士可用自己、家人或以前护理过的类似成功个案,帮助患者树立战胜疾病的信心,提高患者治疗的依从性。但是,正向自我表露也要注意掌控程度,过分地自夸会使患者产生过高的期望值。负向自我表露对关系建立并非一定有害,坦诚的表露也能够增加患者的信任,可以在良好医患关系的基础上适时使用来巩固信任关系。评价性的自我表露在医患关系建立初期要谨慎选择,以免出现价值冲突,影响关系的建立。另外,医护人员要充分考虑文化对医患双方自我表露的影响,如经济状况、性生活等话题不可轻易触碰。

(六)引发表露

医护人员运用自我表露的主旨在于帮助患者,在医护人员进行了适当程度的自我表露之后,他们就会询问患者对该现象、该事件的看法、感受或决策等,引发患者进行自我表露,鼓励其表达内心想法。例如,当询问一位女性患者的末次月经时间时,患者一时想不起来,这时候护士可能会说:"我有时候也会忘记自己的月经是什么时候来的,但是您目前的身体状况可能与月经的异常有关系,请您再仔细想一想……"因为双方都有过类似的经历,而此时这位护士的自我表露表达了她能够真诚地理解患者,实现了共情,又使患者认识到回忆起最后一次月经的时间对于疾病的诊断和治疗非常重要。

医护人员在向患者表露的过程中可以适时地通过提问等方式,使患者的关注转移到对其自身的探索上,询问患者对该现象、该事件的看法、感受或决策等,引发患者进行自我表露。例如,当护士了解患者没有定期进行乳房自检时,可能会说:"有时候太忙了,我也记不得定期自查一下。不过这没事还好,要有什么问题,咱们就后悔都来不及了,您说是吧?"护士既表达了对患者的理解,同时也让患者意识到自己的行为需要改进。

(七)积极倾听

积极倾听传递的是医护人员有足够的诚意接收患者的语言和非语言信息。在交流过程中,医护人员应集中注意力,不打断患者讲话,不急于作判断,努力体验患者的感受,思考对方想要表达什么,关注对方的语言和非语言信息,并有适当的反应,如点头、眼神示意或使用"嗯""然后呢"等鼓励性话语,使患者感受到被尊重与理解,感到自己的苦恼、担忧有了很好的宣泄出口,从而加强患者自我表露的积极性。关于如何有效倾听,详见本书第十章。

(八)采择信息

医护人员应注意文化多元性对自我表露的影响。医护人员在向患者做自我表露之前,应尽量掌握影响有效沟通的文化信息,使自己表露的内容不与患者的世界观、价值观、应对方式等发生冲突,避免出现因文化差异而导致的尴尬局面。同时,由于每一个患者在性别、年龄、民族、职业、生活环境、文化背景、人格特质等方面有差异,因此他们自我表露的内容和深度也千差万别。患者在进行自我表露的过程中会给出大量的信息,医护人员应对这些信息进行筛选,找出患者存在的最主要问题及原因。例如,一位结肠癌化疗的患者说:"哎,小李啊,你是不知道啊,我女儿去年离婚了,现在一个人带着小孩,还要上班,不容易啊……"此时,医务人员了解了患者的"症结"后,就可以正确引导:"大爷,您想想看,您这样在这里担心,还不如好好配合治疗,身体很快好起来了,才有精力和时间照顾您外孙啊,您觉得我说的对不对?"

(九)正确反馈

反馈的英文单词 feedback 包括 feed 和 back 两个部分,前者的意思是"养育或满足对方的需求"，后者的意思是"将某事物返给对方"。反馈的意思是把有意义的东西送给对方，包括一方对另一方行为的想法和感受。在医患沟通中，医护人员用语言和非语言行为对患者进行反馈，可以帮助医护人员了解他人对自己行为的看法，评价与对方沟通的效果，进而判断沟通的方式和内容是否需要改变。因此，在沟通中进行反馈是医护人员自我成长的重要途径，体现了医患沟通是真正意义上的双向沟通。

(十)合理评价

医护人员评价自我表露的效果要从患者是否受益的角度出发。对自我表露的评价主要包括表露的质、表露的量和表露的影响因素等三个方面。具体评价内容包括表露情境(表露场合、双方心理状态等)、患者的个性特质(真诚、尊重、共情、保密等)、患者的反应(语言反应、非语言反应等)、表露的内容(具有积极意义还是消极意义等)、双方的关系(亲密程度、信任程度、双方是否都有表露的意愿等)和后果评估(是否解决问题、是否造成不良后果等)。

二、自我表露的临床研究

自我表露在临床医学、应用心理学、家庭关系学、人际沟通学等多个学科和领域中均有较多的研究。有关自我表露的早期研究主要集中在基础理论方面，如自我表露的互惠性、自我表露的性别差异、自我表露与亲密关系和孤独感的关系等。近年来，自我表露在医学领域受到越来越多的关注，如癌症患者创伤后表露、HIV患者的表露、儿童性侵犯后的表露等。

(一)观察性研究

在观察法中，利用社会关系分析技术，研究者可考查表露者、目标人和自我表露过程中双方的关系效应，可以得出在自我表露过程中不受对方和情境影响的变量数量，评估自我表露中分别有多少变量归于表露者、目标人及双方关系，以评价自我表露的互惠性。个体自我表露的测量主要采用自我报告法，主要的测量方法包括问卷法、访谈法、日志和交互作用法。其中，常用的测量工具包括自我表露问卷(self-disclosure questionnaire，SDQ)、自我表露情景问卷(self-disclosure situation survey，SDSS)、自我表露指数(self-disclosure index，SDI)、一般自我表露量表(general self-disclosure，GSD)和 Miller 表露话题量表(Miller topics inventory，MTI)。

SDQ 包括态度、兴趣、工作或学习、金钱、性格和身体六个主题，用于评估个体向父亲、母亲、同性朋友、异性朋友的自我表露程度。每个主题含 10 个项目，采用 4 级评分。SDSS 设置了 20 个不同情境的问题，要求被试者想象自己在特定的情境下对特定目标人表露意愿的程度，采用 5 级评分。SDI 包含 10 个项目，要求被试者对 4 种目标人（父亲、母亲、最好的同性朋友以及最好的异性朋友）分别回答自己的表露程度，采用 5 级评分。GSD 根据自我表露的 5 个维度（自我表露的意识性、数量、正负向、深度控制和诚实）编制，主要测查个体在不同情境中的一般表露模式，共 21 个项目，采用 5 级评分。这个量表的优点在于它可以测量个体在不同情境中的表露模式，可以从多个角度宏观测查自我表露；局限在于对表露对象和表露话题不能详细测量和区分。MTI 要求被试者报告对同性朋友在"我的个人习惯""我做的自己感到羞愧的事情""我最深的情感"等 8 个项目上表露的程度，采用 7 级评分。

（二）试验性研究

创伤性事件对个体健康有消极影响，消极情绪的压抑或回避会提高生理唤醒水平，诱发不良心境的产生和损害认知功能。自我表露有宣泄情绪、消除烦恼、维持心理平衡等功用，良好的自我表露有助于个体应对压力或创伤。在试验性研究中，医护人员运用自我表露的技巧对患者进行心理护理或通过对患者开展适当的自我表露训练，帮助患者通过写作、谈心、认罪、祷告、网络书写、接受心理治疗等途径，把自己的不幸或痛苦经历以不同的方式向医护人员、家人或朋友诉说；或通过记录患病日记等方式将创伤性经历表露出来；帮助患者扩大自我信息的开放区，缩小盲目区，引导和支持患者表露自己的思想、开放心灵、袒露心声，使患者的情绪得以改善，减少由压力导致的生理变化、心理变化和负面影响，帮助患者解除焦虑，增强其治疗康复的自信心，促进其身心康复。研究表明，自我表露能够使前列腺癌、乳腺癌患者的创伤后成长水平明显增高，降低 HIV 感染者及患者的负性情绪，使患者感知到更多的情感和社会支持。当患者表达了他们对患病的想法和感觉后，他们的内心会获得顿悟，免疫力也会有所增强，并努力尝试使自己坚强面对疾病，寻求各种社会支持，克服疾病给自己带来的影响。

在试验性研究中，为了使干预方案更加科学、有效，课题设计人员必须清楚自我表露训练对患者的意义。在哪些方面可以自我表露？怎样进行自我表露？对哪些人进行自我表露？这些问题都需要在研究设计中有所体现，并在研究过程中不断改善。实施自我表露干预的过程也可以是一项行动研究。医患双方如何在某种文化的生态下建立恰当的自我表露系统，如何参考有关自我文化价值观的跨文化研究，是对自我表露试验性研究的一个挑战。

（周利华　秦如梦）

练 习 题

一、名词解释

1.自我表露

2.正向自我表露

3.负向自我表露

二、填空题

1.自我表露的特性包括互惠性、_____、_____和_____。

2.自我表露的分类类型包括描述性自我表露和_____；正向自我表露和负向自我表露；卷入型自我表露、_____、_____和_____。

三、单项选择题

1.通常在某一时刻情况下对目标人直接交流自己对目标人或事物的感觉和想法,属于下列哪种自我表露( )

A. 卷入型 　　 B. 暴露型 　　 C. 保证型 　　 D. 挑战型

2.支持、加强或证明目标人的观点、感受或行为是正确的,属于下列哪种自我表露( )

A. 卷入型 　　 B. 暴露型 　　 C. 保证型 　　 D. 挑战型

3.根据社会渗透理论,下列哪一项不属于亲密关系发展的过程( )

A. 摸索期 　　 B. 警戒期 　　 C. 情感试探期 　 D. 稳定期

四、简答题

1.简述自我表露在医患文化沟通中的作用。

2.简述如何在医患文化沟通中实施自我表露。

扫一扫,获取参考答案

参 考 文 献

1.张璟,王维利.医患沟通新视角:论自我表露的临床应用[J].医学与哲学,2013,34(4A):46－49.

2.陈端颖,王茜.心理学视域下的自我表露在临床中的作用研究[J].医学与哲学,

2016,37(6B):67—69.

3. 蒋索,邹泓,胡茜. 国外自我表露研究述评[J]. 心理科学进展,2008,16(1):114—123.

4. 孙咏莉,朱晓虎,汪宁. "差序格局"视野下的 HIV 感染者及病人自我表露研究[J]. 中国艾滋病性病,2011,17(1):8—10.

5. 孙悦亮,王贵林. 自我表露在心理咨询中的价值及启示[J]. 韩山师范学院学报,2006,27(1):76—81.

6. 豆宏健. 自我表露及其作用[J]. 甘肃联合大学学报(社会科学版),2007,23(3):1—4.

7. 卞素芹,刘丽梅,刘洪庄. 中外"自我表露"研究现状概述[J]. 石家庄学院学报,2010,12(6):125—128.

8. 唐女,Elaine Hatfield. 文化差异与性的自我表露[J]. 心理科学进展,2014,22(1):171—180.

9. 王志红. 论自我表露的心理意义[J]. 吕梁教育学院学报,2012,29(2):42—44.

10. 刘纯艳. 护患沟通过程中的恰当自我表露[J]. 中华护理教育,2007,4(5):237—239.

11. 佘瑞琴. 自我表露的研究现状及启示[D]. 济南:山东师范大学,2006.

12. Farber B A. Patient self-disclosure: A review of the research[J]. Journal of Clinical Psychology, 2003, 59(5):589—600.

13. Antaki C, Barnes R, Leudar I. Self-disclosure as a situated interactional practice[J]. British Journal of Social Psychology, 2005, 44(2):181—199.

14. Beach M C, Roter D, Rubin H, et al. Is physician self-disclosure related to patient evaluation of office visits[J]. Journal of General Internal Medicine, 2004, 19(9):905—910.

15. Curran K A. Too much information—the ethics of self-disclosure[J]. New England Journal of Medicine, 2014, 371(1):8—9.

16. Dong C, Gong S, Jiang L, et al. Posttraumatic growth within the first three months after accidental injury in China: The role of self-disclosure, cognitive processing, and psychosocial resources[J]. Psychology, Health & Medicine, 2015, 20(2):1—11.

17. Horne R M, Johnson M D. Gender role attitudes, relationship efficacy, and self-disclosure in intimate relationships[J]. J Soc Psychol, 2017:1—14.

18. Henretty J R, Levitt H M. The role of therapist self-disclosure in psychotherapy: a qualitative review[J]. Clin Psychol Rev, 2010, 30(1):63—77.

19. Hamilton R A, Del Castillo D M, Stiles W B. Review of self-disclosure in psychotherapy[J]. 2007, 44(3):361—362.

20. Jourard S M, Lasakow P. Some factors in self-disclosure[J]. Journal of Abnormal and Social Psychology,1958,56:91—98.

21. Magsamen-Conrad K. Managing "private" information in primary-care visits: What is self-disclosure? [C]. International Conference of Journalism & MASS Communications,2013.

22. Choudhury M D, De s. Mental health discourse on reddit: Self-disclosure, social support and anonymity[C]. 2014.

23. Macculloch T. Reflections on trust and self-disclosure[J]. Issues in Mental Health Nursing, 2012, 33(1):59—60.

24. Zink K, Perry M, London K, et al. "Let me tell you about my…" Provider self-disclosure in the emergency department builds patient rapport[J]. Western Journal of Emergency Medicine, 2017, 18(1):43—49.

25. Zolowere D, Manda K, Jr P B, et al. Experiences of self-disclosure among tuberculosis patients in rural Southern Malawi[J]. Rural & Remote Health, 2008, 8(4):1037—1046.

推 荐 阅 读

1. 李林英. 自我表露与心理健康[M]. 北京:北京理工大学出版社,2008.

2. 莫斯奇里著. 陈侃译. 绘画心理治疗——对困难来访者的艺术治疗[M]. 北京:中国轻工业出版社,2012.

3. 西华德著. 许燕等译. 压力管理策略:健康和幸福之道[M]. 北京:中国轻工业出版社,2008.

4. 罗伯特·泰比著. 黄静等译. 如何做家庭治疗:临床实践中的技巧[M]. 北京:中国轻工业出版社,2012.

5. 奥马尔·马涅瓦拉著. 郑炜翔译. 与自我和解:超越强迫、成瘾和自毁行为的治愈之旅[M]. 北京:人民邮电出版社,2015.

6. 西格蒙德·弗洛伊德著. 林尘译. 自我与本我[M]. 上海:上海译文出版社,2011.

第十二章 提 问

📚 **本章目标**

1. 掌握提问的概念、苏格拉底式提问的程式。
2. 熟悉提问的作用和类型。
3. 了解如何实现有效的提问。

关键词 提问 苏格拉底式提问

>>> **中心案例12**

患者,男,44岁,直肠癌术后一年半,发现肝脏及右侧腹壁多发转移6月余。患者内向,情绪低落,不善与医护人员交流。住院化疗期间,妻子经常陪伴在身边,与患者沟通时患者表情沉重。以下是护士与患者及其家属的对话内容。(注:N-护士;W-患者妻子;P-患者)

N:药水还没有吊完吗?

W:没有,这是最后一瓶了。(患者坐在床上,低着头,沉默)

N:那也快了,吊完就可以休息一会了。哪里不舒服吗?

P:(患者摸着颈部)脖子淋巴变大了。

N:您能不能告诉我,您怎么知道淋巴变大了?

P:(一直摸着)感觉变大了。

N:您自己觉得变大了,那检查结果出来了吗?

P:恩,出来了,医生说没有大。

N:是什么原因让您觉得淋巴变大了?

P:本来前几天该来第二次化疗的,但是医生说没有床,就在家等了几天。

N:所以您是觉得住院的时间推迟了几天,就认为淋巴变大了吗?

P:是的。

N:叔叔,不会的,疾病变化是循序渐进的,而且您之前已经在坚持治疗,哪能这么快。

P:不会这么快的?

N:哪能这么快,就像两天吃得比较多也不可能马上吃成胖子。再说,检查结果都显示没有变化,您更没必要担心了。

P:恩,那就放心了。

N:这样才对嘛。(双方微笑)看您平时都不怎么说话,就在床上待着,也不跟其他病友交流,您生病前话也比较少吗?

W:他以前话也少,比较内向。(患者低头沉默)

N:噢,现在在家一般做什么?

W:哪也不去,就待在家里。(患者沉默)

N:生病之前在家经常做什么?

W:以前不这样,经常和朋友一起打牌,现在人家找他去打牌,他都不愿意去。(患者沉默)

N:那您为什么不去呢?

P:我想去,但是现在跟正常人不一样(沉默),怕别人介意。

N:您是担心朋友介意您是病人,所以不和他们一起打牌?

P:恩。(点头)

N:您觉得如果朋友嫌弃或者介意某人生病的话,他们还会主动找这个人吗?(妻子流泪)

P:不会的。

N:那现在您还觉得您的朋友介意您是病人吗?

P:不觉得了。

N:这就对了。更何况癌症就像糖尿病、高血压一样,都属于慢性病,不会传染的,您不要担心。

P:好。(点头)

思考问题

1.双方的对话中运用了哪些提问的类型?

2.护士如何运用苏格拉底式提问?

提问在医护人员的日常工作中随处可见,本章将详细阐述提问的概念、类型和苏格拉底式提问等。然而,提问不仅是一种技巧,更是一种艺术,提问的艺术境界不同,结果也便不同。为提高医护人员的提问艺术,本章还将介绍如何有效提问。

第一节 提问概述

医患沟通中,医护人员时刻面临着形形色色的患者,出于对职业的责任感、人道利他主义的价值观、治疗护理工作的有序展开、工作安全等各种考虑，医护人员经常需要迅速向患者打开话题，赢得患者的信任和理解，改善双方的关系，让对话回归正确的话题等，这些都离不开提问。

一、提问的概念

（一）从心理学角度定义

提出问题是意识到并确认有一个疑问并意识到解决这个疑问的困难，这是对心理活动的一个刺激，可以促进认知的发展。比如，医护人员意识到患者存在某些问题，但是不知详情，就会产生疑问等，这会刺激医护人员的心理活动，促进其认知的发展。

同时，提问是一种学习的方法，通过提问可以获取知识和技术。比如，医护人员通过提问，可以了解更多的课堂和书本里没有介绍的、有关患者个体患病的真实体验和症状反应，久而久之会更准确地预测患者的身体疾病的转归、心理活动轨迹和社会资源的开发与利用。

（二）从行为学角度定义

可以从外在和内在两个方面解释提问的概念。从外在方面，提问是言语活动的一种形式，是用来与其他人交际的，通过它可以实现人的个体需要和社会需要。个体需要是指通过提问满足自己对他人某方面的需要；社会需要是指将社会作为一个整体或以整个社会为单位而提出的需要。比如，遇到医患关系紧张时，人们可以提出如何缓解医患关系紧张的问题，这就是提出对社会的需要。从内在方面，任何外显的行为都是内在思维活动的体现。因此，提问作为一种思维活动，是用来获得新知识的非常好的途径。

（三）从医患文化沟通角度定义

学者对提问的定义众说纷纭，各执一词，各有侧重，有的强调外在行为表现，有的强调提问过程中伴随的情绪情感，有的关注内在心理状态，有的强调提问的目的或者提问本身带来的效果等。综合各定义的精髓，在医患文化沟通中将"提问"定义为：从已有情境或经验中创造新问题，并用语言表达出新发现的问题。比如，护士在急诊室看到患者的表情极度痛苦，询问患者"您哪里不舒服吗"。一般妇科病房空调的温度会很高，婴儿穿的衣服太多会导致身上长痘痘。护士常告知家属给他们少穿点，但是工作中发现，一般婴儿的婆婆都比较坚持自己的做法，给婴儿穿很多衣服。根据这些经验，护士提出问题"为什么婆婆不容易接受建议，如何避免这种情况的发生"。这就是分别从已有情境和经验中创造出新问题,并且护士通过语言表达出这一新发现的问题。

二、提问的作用

在医患文化沟通的过程中,提问的沟通技术具有治疗和辅助治疗的作用。

(一)基本作用

生活中经常离不开提问,提问在人际交流中起到举足轻重的作用。访谈类节目主持人杨澜认为:"提问可以走进别人的世界,别人的心灵。"从这一句话中,就可以看出提问的重要性。提问可以让人与人之间多一些心灵上的接触(touch),让人与人之间的情感少一些鸿沟。

在医患沟通中,医护人员运用提问,可以引起患者的注意力,能够有效地开启一个主题相关的话题;医护人员通过向患者提问可以获取患者的个人信息和疾病相关的信息,充分了解患者的文化,为针对性地评估和诊疗护理提供基础;医护人员主动向患者进行提问,可以在这种互动的过程中增加彼此的了解,利于信任的形成,促进良好的医患关系等。

(二)辅助治疗作用

通常,患者不会顽固地坚持对某事的某种看法和信念,他们一般只会抱有一种飘摇不定、十分随便的态度。或者,很多时候患者并不会关注一些事情,比如不良的生活习惯、药物的副作用等。所以,当医护人员以提问的形式向其提及后,患者才会回过头来看看自己,而在此之前根本不会去想这些事情。正因为如此,医护人员有意识的提问促使他们态度和行为的改变也并不稀奇。这时提问就对患者起到治疗或者辅助治疗的作用。

当然,并不排除患者对一些事情拥有自己的清晰看法和态度。例如,某些肿瘤患者认为,鸡蛋是发物,不能吃。此时,若患者存在非理性的认知或者态度,则会影响其作出明智的决策,不利于患者疾病的康复。对此,医护人员运用专业知识和人际沟通知识等,使用合理的提问方式,可以适当引导患者进行思考,有望调整或者修饰其认知和态度,进而改变其行为。这时提问就会对患者起到治疗或者辅助治疗的作用。国外研究表明,医生使用陈述性疑问句可以提高患者的配合度和治疗依从性。

值得一提的是,语言是一把双刃剑,沟通技术亦是如此,医护人员如果不能合理地运用提问,反而会适得其反,如使患者产生反感、不信任等。

（三）治疗作用

在治疗性沟通中，提问具有治疗作用，主要体现在苏格拉底式提问过程中。详见本章第二节。

三、提问的类型

研究者从不同角度进行分析，认为提问具有不同类型。以下从提问可能产生的效果的角度，将提问分为正性与负性两种类型并进行讨论。研究者建议在医患文化沟通的过程中，更多并更好地使用正性提问的沟通技术。

（一）正性提问类型

1. 限制性提问　限制性提问（closed question）又称封闭性提问，是一种将患者的应答限制在特定范围之内的提问。因为一个问题只有一个确定的答案，所以这种提问的特点是患者回答问题的选择性很小，有时甚至只能回答"是"或者"不是"。

限制性提问的优点：方便问和答。患者能够直接对问题给出回答，使医护人员在短时间内获取准确的信息，效率高。

限制性提问的缺点：患者处于被动地位，医护人员处于主动地位，患者缺乏主动性，不能充分解释自己的想法和情感等，回答比较机械死板，医护人员难以得到提问范围以外的信息。

例如，直接询问患者"您吃过饭了吗""您当了多少年教师"，或者使用陈述疑问句"明天要手术，您是不是有点紧张"和选择疑问句"您想明天上午做检查还是下午做"。这种提问类型主要适用于治疗性沟通系统的关系性沟通阶段，用于医护人员刚与患者接触阶段的互通信息交谈，特别是收集患者的资料。

2. 开放性提问　开放性提问又称非限制性提问，一个问题可以有多个答案，提问的问题范围较广，问题的回答非常灵活，不限制患者的回答，可引导其开阔思路。开放性提问可用于了解患者的知识、信仰、态度和感受等，鼓励其说出自己的观点、意见、想法和感觉。

开放性提问的优点：没有暗示性，有利于患者敞开心扉，发泄和表达被抑制的感情，说出更真实的情况；患者自己选择讲话的方式及内容，有较多的自主权；医护人员可获得有关患者较多的信息。

开放性提问的缺点：需要较长的交谈时间。

例如，询问胃癌术后的患者"现在感觉如何"。这种提问类型主要用于治疗性沟通系统的评估性沟通阶段，尤其在心理评估中应用广泛。

3.追问性提问　这种提问类型一般是接着谈话者的陈述进行追问。这样的问题可以扩大线索，了解问题的根本原因，有时还能发掘潜在的问题或危险的趋势。

追问性提问的优点：扩大线索，弄清主要问题和想法。

追问性提问的缺点：患者处于被动角色，使用不当会侵犯对方的隐私，闯入患者约哈里之窗的隐蔽区。

例如，对于急诊主诉腹痛的患者，医护人员需要询问疼痛的部位、时间、性质、强度等。这种提问类型主要用于治疗性沟通系统的评估性沟通阶段。

4.重点性提问　重点性提问是指对一个特定信息区域的反应的限制性提问，但是回答的内容要比回答"是"和"否"多些。护理人员可以使用重点性提问获得一些具体的数据。

重点性提问的优点：可以获得有用信息。

重点性提问的缺点：患者处于被动角色。

例如，患者主诉睡眠不好、腹胀等，询问"腹胀跟吃什么东西有关吗"。这种提问类型主要用于治疗性沟通系统的评估性沟通阶段。

中心案例 12

问题 1 参考答案

N：药水还没有吊完吗？（限制性提问）

N：那也快了，吊完就可以休息一会了。哪里不舒服吗？（开放性提问）

N：您能不能告诉我，您怎么知道淋巴变大了？（追问性提问）

N：您自己觉得变大了，那检查结果出来了吗？（追问性提问）

N：是什么原因让您觉得淋巴变大了？（追问性提问）

N：您生病前话也比较少吗？（限制性提问）

N：噢，现在在家一般做什么？（开放性提问）

N：生病之前在家经常做什么？（追问性提问）

5.引导性提问　这种提问好像有一个回答的范围，但也好像设置了一个圈子，让回答者自觉或者不自觉地按照提问者的思路走进这个圈子。引导性提问往往以虚拟语气或者反问语气提问。

引导性提问的优点：患者按照医护人员的思路走。

引导性提问的缺点：若使用不当，则无法与患者共情，患者会把真实的想法隐藏起来。

例如，某初产妇拒绝母乳喂养，护士讲到"您不觉得应该用母乳吗"。这种提问类型主要用于治疗性沟通系统的治疗性沟通阶段。

6.启示性提问　启示性提问是指通过提问引起对方思考,从而明白某种道理的提问方式。这种提问类型可以采用声东击西、欲擒故纵、借古喻今等方法。启示性提问可使人的主体性得到发挥与培养,激发患者思维的能动性,并使患者对沟通产生兴趣,同时可以作为评价患者掌握知识多少的方法。

启示性提问的优点:启示患者自助或他助。

启示性提问的缺点:不了解患者则无法有的放矢。

例如,某三甲医院肿瘤化疗科的一位老奶奶病情恶化,心情低落,但是由于怕耽误儿子工作,因此住院期间都是老伴陪着她。护士长做主联系老奶奶的长子,让其陪护老奶奶,并对其说"您觉得挣钱重要还是母亲重要"。这种提问类型主要用于治疗性沟通系统的治疗性沟通阶段。

中心案例 12 中,从护士与患者及其家属的对话中可以看出,提问虽有不同的类型,但彼此无主次之分,都有其价值:限制性提问主要用于关系性沟通中;开放性提问、追问性提问和重点性提问主要用于评估性沟通中;引导性提问和启示性提问主要用于治疗性沟通中。护士通过提问可以起到治疗或辅助治疗的作用。

(二)负性提问类型

虽然提问的类型很多,但是并不是每种提问类型都能起到良好的沟通效果。在医患沟通中,医护人员要避免使用以下几种往往产生负性结果的提问类型。

1.争辩性提问　争辩性提问是一种仅给予患者信息,而不加以询问信息的提问。例如,医护人员对家属说:"如果你选择不让你女儿做手术,难道不会让你成为不负责任的父母吗?"这种提问没有表现出医护人员对家属的共情,没有考虑或理解家属的难处,仅仅是让家属知道不做手术是忽视孩子治疗疾病的表现。这在一定程度上形成一种变相的指控行为。

2.抱怨性提问　除争辩性提问外,另一种仅给予患者信息,而不加以询问信息的提问是抱怨性提问。例如,医护人员说:"你就没看见人家正在忙吗? 不是说等忙好了就给你换床单吗?"这种提问形式本质上是一种抱怨,往往会让患者觉得自己做错了什么。

3.责备性提问　这种提问也是一种仅仅给予患者信息,而不加以询问信息的提问。例如,"你不觉得应该先去做检查再打针吗? 这样子,做检查比较方便。"虽然这种提问的背后是建议,但是却会给患者一种责备的感觉。医护人员在给予患者信息时没有顾及患者的感受。

第二节 苏格拉底式提问

苏格拉底认为一切知识均从疑难中产生,愈求进步疑难愈多,疑难愈多进步愈大。苏格拉底承认他自己本来没有知识,而他又要教授别人知识。怎样解决这个矛盾呢? 他认为他并没有灌输给别人知识,而是人们原来已经具有基础知识或观点(就如人们已在心上怀了"胎"),不过自己还不知道,苏格拉底像一个"助产婆",帮助别人产生("分娩")知识。苏格拉底的助产术,集中表现在他经常采用"提问式"的形式,以提问的方式明确对方提出的各种命题、学说中的矛盾,以动摇对方论证的基础,指明对方的无知或认知缺陷。在提问中,苏格拉底自己并不给予正面的、积极的回答,而是帮助对方自己产生新的知识或观点。

一、苏格拉底式提问概述

研究苏格拉底式提问对在临床中实施治疗性沟通系统非常重要,因为苏格拉底式提问对患者而言是启发式学习,而不是灌输式学习,患者能体会到主动学习、发现真理的乐趣,这对于患者持续改善疾病相关的知、信、行是非常有益的。

(一)苏格拉底式提问的目的及作用

苏格拉底式提问的目的是教人学会逻辑思考,引导人们形成正确的思想,使人得到具有普遍性的知识。提问者起到"助产"的作用,帮助交谈对象"分娩"出新观点、新思想。在治疗性沟通系统中,医护人员通过苏格拉底式提问修正患者非理性的认知和行为,具有治疗或者辅助治疗的作用。

(二)苏格拉底式提问的程式

研究者归纳出治疗性沟通中苏格拉底式提问的程式,即"定义1(患者)—反问(医者)—定义2(患者)……助产术",如图12-1所示。例如,住院期间,患方对应该采取何种治疗措施会持有一定的观点,此为定义1。医护人员不直接告知患方合理的观点,而是通过反问的方式启发患方对该问题进行思考,引导患方去怀疑他们之前的认识,此为反问,目的是使患方改变之前的观点,形成新观点,此为定义2。一般而言,医护人员很难通过一次反问就可以使患方产生合理的观点,即定义2可能并非医方期待的观点,因为患方可以选择如何回答,甚至可以作出各种不同的偶然回答,并迫使医护人员转向对偶然回答的反问。这时,需要医护人员有敏捷的思维能力,控制话题的方向,进一步提问(反问),使患方产生定义

3、定义 4 等。最终,帮助患者得出理性的新观点,即分娩出新观点(助产术)。

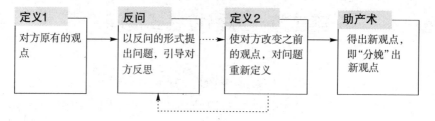

图 12-1　治疗性沟通中的苏格拉底式提问程式

(三)苏格拉底式提问的特点

医患沟通中,医护人员用苏格拉底式提问与患者进行沟通时,具有以下特点:抓住患者思维过程中的矛盾,启发诱导、层层分析、步步深入,最后导出正确的结论。

中心案例 12

问题 2 参考答案

N:那您为什么不去呢?(追问性提问)

P:我想去,但是现在跟正常人不一样(沉默),怕别人介意。(定义 1)

N:您是担心朋友介意您是病人,所以不和他们一起打牌?(重点性提问)

P:恩。(点头)

N:您觉得如果朋友嫌弃或者介意某人生病的话,他们还会主动找这个人吗?(反问)

P:不会的。(定义 2)

N:那现在您还觉得您的朋友介意您是病人吗?(反问)

P:不觉得了。(分娩出新观点)

根据以上对话可见,护士采用苏格拉底式提问,帮助患者修正"别人介意"的观点,这是回归社会的起点。

二、苏格拉底式提问在医患文化沟通中的应用

(一)苏格拉底式提问的应用分析

苏格拉底式提问的程式,即"定义 1—反问—定义 2……助产术",对临床工作具有一定的指导意义。中心案例 12 中,患者认为朋友介意自己是病人(定义 1);

护士问到"那您觉得如果朋友嫌弃或者介意某人生病的话,他们还会主动找这个人吗"(通过反问,引导患者思考);患者不觉得朋友介意自己是病人(定义 2 以及"分娩"出新观点)。护士通过恰当地运用苏格拉底式提问,成功地说服患者,改变之前不合理的认知,至于是否会改变患者的行为,需要后续的追踪与监督。

(二)苏格拉底式提问的影响因素

医患沟通中影响苏格拉底式提问效果的因素有很多。以下介绍几种影响苏格拉底式提问效果的主要因素。

1.医护人员的因素　当医护人员运用苏格拉底式提问的方式与患者进行交流时,患者可能会作出很多偶然的回答。如果医护人员作为说服者没有敏捷的思维能力,如批判性思维、辩证思维、逻辑思维、系统思维等,很可能会被患者牵着鼻子走,走进患者的思维区域,从而影响提问的效果。当然,完善的思维方式离不开勤奋的实践和原则性知识的积累与应用等,这就要求医护人员要注重以专业知识为主的自然科学知识以及人文社会科学知识的积累,并积极付诸行动。当医护人员使用苏格拉底式提问与患者交流时,若能真正地吸收苏格拉底式提问的精髓,则每一次交流的风格都会与众不同。

此外,沟通期间,医护人员应留给患者充分思考的时间,注意持续观察患者的反应。医护人员的语气应尽可能温和轻柔,不可以过于强硬,避免给患者不平等或被责备的感觉。

2.患者的因素　患者作为苏格拉底式提问的共同参与者,本身也会对提问的效果产生影响。如果患者对待某一问题的思考动机不足,双方就很难展开讨论;如果患者对某一问题原有的认知结构比较差,想要取得理想的互动与讨论无疑存在一定的难度;患者的思维方式是否灵活多样,表达是否清晰等,也在一定程度上限制苏格拉底式提问的进行。

3.沟通的情境　沟通时选择安静的环境,以减少噪音对双方思考的影响,避免影响提问的效果。

第三节　怎样实现有效提问

提问本是一把双刃剑。问得不理性,如突然问到对方的约哈里之窗的隐蔽区,或让对方感到是一种责备性提问、抱怨性提问或争辩性提问,会使医患双方进入紧张的局面,而不利于医疗与护理工作的开展。以下着重讨论怎样实现有效提问。

一、重视提问的艺术

提问是一种沟通技术，更是一种沟通艺术。合理运用提问的类型、遵循提问的原则等，可以提高提问的效果。

(一)合理运用提问类型

通常在与患者沟通的过程中，首先通过限制性提问打开话题，避免冷场，接着使用非限制性提问来了解患者的观点、意见、想法和感受，之后针对感兴趣或有意义的内容进行追问，寻求更多的线索，然后针对患者某一个特定信息区域的反应进行重点性提问，获得具体的数据。在此基础上，通过引导性提问和启发性提问起到治疗或者辅助治疗的作用。

在与患者沟通的过程中，要避免使用诱导性提问、争辩性提问、抱怨性提问和责备性提问。没有考虑到患者自尊心的提问，会影响患者表达真实的内心感受和想法，甚至会影响护患关系的建立，产生负面作用。

此外，在使用不同提问类型与患者沟通时，均有可能涉及患者内心世界约哈里之窗的四个区域，即开放区、盲目区、隐蔽区和未知区。医护人员进行提问本身就是希望能够明确问题，了解患者的内心世界，最终明确问题所在，这就要求医护人员通过提问达到扩大开放区、缩小盲目区和隐蔽区、揭示未知区的目的。一般来说，医护人员要注意以下问题：①可以通过非限制提问进入患者的开放区，了解患者应对疾病的信息、知识、信念和态度等。②采用启示性提问进入患者的盲目区和未知区，比如询问患者"您知道您对家人的重要性吗？您怎么做更有利于疾病的康复呢"。③在提问时避免闯入患者的隐蔽区，要注意保护患者的隐私。④在对患者进行提问时要注意环境，安静、隐蔽的环境更有利于患者表达自己的想法。比如医护人员与患者进行质性访谈时，要选择安静的办公室，从而有利于通过对患者的提问获取信息。

(二)遵循提问的原则

在护患沟通中掌握了一定的提问技巧，将会有助于沟通的进行，但是在提问时还应该遵循一些原则，这样将会更有利于提问的进行。提问时应该遵循以下原则。

1. 中心性原则　提问应围绕交谈的主要目的来进行，如对一个胃病患者，护士应围绕饮食、疼痛的情况及相关的社会心理因素来提问。若询问太多，杂乱无章，则会使他人思路繁杂，难以准备。

2. 关爱性原则　提问也可以说是询问，不应是冰冷的、突如其来的。如在护患沟通中询问:"还有哪些地方不舒服?""你想吃点什么?"就让人感到温暖。相反,"你是不是感到很痛,那是没有办法的",这种提问会让病人感觉不好。

(三)恰当运用二段式提问法

二段式提问法是先问"理想状态",再问"现实情况",从而得到真实的答案。例如,评估慢性疾病患者的生活习惯,医护人员可以先问"你觉得理想的利于健康的生活习惯是什么样子的",等得到患者的答案后再追问"那实际的生活习惯是什么样子的",如此,就有助于得出真实的答案。但是在医疗情境下,了解患者的真实情况只是第一步,医护人员要顺势使患者认识到现在的不足,以及如何朝向理想状态发展,从而利于疾病的恢复,促进患者的身心健康。

(四)提问的其他艺术

1.提问的数量与内容 提问数量要少而精,太多的问题会打断讲话者的思路,干扰他的情绪,尤其是当讲话者的讲话内容是即兴发挥时,他往往不能完全、清楚地记得自己刚才所说的话。恰当的提问往往有助于双方的交流。一般最好一次提一个问题,同时提问的内容要紧紧围绕谈话内容。

2.提问的节奏 在提问时应掌握速度,提问时话说得太快,容易使对方感到咄咄逼人,引起负效应;话说得太慢,会影响对方的耐性。提问时要使对方能够理解提问的内容,同时让对方有思考的时间。

3.掌握提问时机 在医患沟通时,提问的时机十分重要,交谈中如果遇到某种问题未能解决,应在双方充分表达的基础上再提出问题。及时提问往往有利于问题的及时解决。在沟通中要善于识别患者语言中真实的情感流露与表面的情绪,只对真诚的情感进行提问。

4.语言通俗易懂 医护人员需要使用通俗易懂的言语进行提问,根据患者的文化背景调整语言的表达方式。

5.慎用边问边记方式 一般不要边提问边记录。

二、提问与其他沟通技术的有效联合

与提问联合使用的沟通技术常常是倾听与反馈。

(一)提问与倾听

打岔、抢话或插话也是说话技术,在谈判或者商谈时,如果对方没有按照你的节奏进行,这种谈话技术就可以发挥作用。在医患沟通中,如果患者的谈话明显偏离主题,医护人员可以适当插话,控制话题的走向,但是不能频繁地插话、提问。

如果等患者说完一段话或者谈话告一段落后询问"关于前面这段谈话,我能问个问题吗",如此,患者就不会觉得被干扰,这也是正确的提问方式。

当别人说话时要静静地听,这种倾听不仅能够表示对对方的尊重,还利于充分理解对方的想法和行为,以及帮助提出合理、有建设性的问题等。

(二)提问与反馈

沟通过程是信息传递和反馈的过程,提问是沟通中获取信息的重要方法。然而如果没有信息的反馈,就不能获得信息,没有反馈的提问是无效的提问。提问的有效性是指能够获得对方的及时反馈。因此,在医患沟通中,需要患者对信息作出及时的反馈,如果患者不能对医护人员发出的信息作出回应,那么沟通就会出现中断。

（张　玲　朱　宇）

练 习 题

一、名词解释

1.提问

2.限制性提问

3.启示性提问

二、填空题

1.在提问的类型中,_____和_____主要用于治疗性沟通阶段,以起到治疗或者辅助治疗的作用。

2.消极提问的类型包括_____、_____和_____。

三、单项选择题

1.关于"您儿女的心愿是什么"这类提问类型的说法不恰当的是(　　　)

A.通过提问引起对方思考,从而明白某种道理

B.是限制性提问

C.常见于评估性沟通阶段

D.是开放性提问

2.实现有效提问的途径包括(　　　)

A.以开放式提问开始　　　　　　B.频繁使用诱惑性提问

C.语言多使用专业性词汇　　　　D.一次提一个问题

四、简答题

1. 简述苏格拉底式提问的特点。

扫一扫，获取参考答案

2. 简述正性提问的常见类型。

参 考 文 献

1. Froján-Parga M X, Calero-Elvira A, Montaño-Fidalgo M. Study of the Socratic method during cognitive restructuring[J]. Clin Psychol Psychother, 2011, 18(2): 110−123.

2. Oyler D R, Romanelli F. The fact of ignorance: Revisiting the Socratic method as a tool for teaching critical thinking[J]. Am J Pharm Educ, 2014, 78(7): 144.

3. Thompson L, Howes C, McCabe R, et al. Effect of questions used by psychiatrists on therapeutic alliance and adherence[J]. Br J Psychiatry, 2016, 209(1): 40−47.

4. 安德鲁·索贝尔, 杰罗德·帕纳斯著. 陈艳译. 提问的艺术: 为什么你该这样问[M]. 北京: 中国人民大学出版社, 2014.

5. 尼尔·布朗, 斯图尔特·基利著. 吴礼敬译. 学会提问(第 10 版)[M]. 北京: 机械工业出版社, 2015.

推 荐 阅 读

尼尔·布朗, 斯图尔特·基利著. 吴礼敬译. 学会提问(第 10 版)[M]. 北京: 机械工业出版社, 2015.

第十三章　说　服

本章目标

1. 掌握说服的概念、说服的两种途径。
2. 熟悉说服的理论。
3. 了解如何将说服应用于临床工作中。

关键词　说服　苏格拉底式提问　态度改变—说服模型

》》》中心案例13

某医院产科,夜班收入一名产妇,王某,女,35岁,疤痕子宫,先兆临产,情况危急。医生拟行紧急手术,患者家属已经签署知情同意书,然而产妇拒绝术前准备。

情景1:年轻值班医生与患者的丈夫情绪激烈地告诉产妇,"自己生孩子很危险,必须要手术",不但没有效果,还激起产妇的抵触情绪(大吵)。

情景2:随后,一名资深医生与产妇单独交流,最终成功说服其接受术前准备。以下是医生与产妇在病床前的对话。

医生全面评估患者的文化背景:35岁,专科文化,经产妇,有剖宫产史,认知结构存在缺陷(认为手术对婴儿不利,手术对自身有风险,故坚持自然分娩等)。随后,医生告知患者丈夫、婆婆暂时离开病房,独自来到病房前。

医生:(微笑)我看了你的病例,你现在是不是很不舒服?

产妇:嗯。(患者露出痛苦的表情)

医生:怀孕的时候吃的怎么样?

产妇:挺好的,我挺注意饮食的。

医生:之前是不是一直准备自己生孩子的?

产妇:我做了很多准备,就想自己生,不想剖宫产。(情绪较之前有所缓和)

医生:可以跟我说说为什么不想做手术吗?

产妇:我要对孩子负责,手术对婴儿有影响。

医生:我知道你是为孩子着想,可是假如为了避免孩子死亡的危险,而孩子可能受到小的创伤,能说这是对孩子不负责任吗?

产妇:(思考)这不是不负责任。

医生:假如母亲为了不让孩子受一点儿伤,而让自己和孩子承受巨大的生命风险,你能说这是对孩子负责吗?

产妇:这不是对孩子负责。(眼眶红润)

医生:我工作这么多年,见过不少像你这种情况的产妇,妊娠晚期或临产后,由于子宫腔内压力增大,妊娠子宫的机械性牵拉可使肌纤维拉长,发生断裂,导致瘢痕处破裂或者子宫瘢痕处内膜受损,胎盘植入,穿透性胎盘导致子宫自发破裂。子宫破裂后,会迅猛地发生羊水栓塞,羊水突然进入母体血液循环引起产妇发生急性肺栓塞、过敏性休克、弥散性血管内凝血、肾功能衰竭或猝死等严重的分娩期并发症,严重者甚至会在发病一个小时内迅速死亡。若发病时胎儿尚未娩出,则可能因产妇血压过低、子宫灌注不足与缺氧,使胎儿因缺氧、窒息而出现胎心音异常(心跳过慢或迟发性心跳减速),最终可导致胎儿死亡。

产妇:这么严重啊,之前他们说很危险,我以为是吓唬我的。(表情惊讶)

医生:确实是这样子的。你看,这些都是羊水栓塞、子宫破裂的照片。

产妇:我听你们的,同意行剖宫产术。

思考问题

1.案例中,医生主要应用了哪些沟通技术?

2.哪些因素影响了说服的效果?

纵观其他沟通技术,说服具有其独特的优势。医护人员采取适宜的措施说服患方,期望取得立竿见影的效果,即改善患方的知—信—行,使患方把握原则性的知识、态度和相应的行为。显然,说服对于临床医护人员提高患方治疗的依从性、促进工作的开展、减少医患纠纷、促进患者康复等至关重要。

第一节　说服概述

说服强调对方能够自由选择,而不是被迫接受观点。在医疗体系中,医护人员说服患方有着特殊的含义。

一、什么是说服

根据沟通学理论,说服是指通过接受他人的信息而产生知识结构和态度的改变。有学者认为,说服是一种非暴力的人类传播活动,通过参与者之间的交互式信息传递,促使个人或群体自愿改变观点或行为。

研究者认为,在医患沟通过程中,说服是指医护人员以良好的职业态度,运用专业性知识和技术,与患方进行交流讨论;医护人员有责任提供专业知识的理论框架和临床证据,帮助患方积极理清思路、作出决策、应对疾病。

事实上,医护人员使用说服技术的终极目标是帮助患方调整非理性或错误的动机、信念、态度、认知等,并期望最终能够产生相应行为的变化。基于知—信—行理论,当患方自愿依从治疗方案后,医护人员需要在不同时刻反复评估患方的知、信、行状态,以使说服真正产生持久的效应,最终促进诊疗工作的开展,促进疾病的恢复,降低医患纠纷的发生率等。

二、说服的特点

相对其他沟通技术,说服具有单向性和可信任性等特点。

(一)说服是一种相对的单向沟通行为

尽管不同的沟通技术(如共情、倾听、自我表露、信任、探究、说服等)有其特定的内涵和运作程序,但是医护人员运用沟通技术的终极目标是为患方提供更佳的医疗服务,提高患者的治疗依从性,促进患者康复等。然而,相比其他沟通技术,说服倾向于是一种单向的行为。尽管医护人员依托双向互动的医患沟通氛围,但还是以专业的视角,综合运用思维、语言和情感等因素,以期同化患方的意见、信念或价值判断等。这就需要医护人员重视自身的表达方式,增加与患方接受之间的协调性。而其他的沟通技术更倾向于强调医患双方的双向行为,如医护人员与患方共情的同时需引导其与自身共情,倾听和自我表露等亦然。

(二)说服的有效性基于信任性

说服作为非权力性的目的性活动,其本质在于信任。医护人员提供的无可指责的客观证据,不足以构成获得患方认可及付诸行动的必要条件,患方必须信赖医护人员,才能最终接受医护人员的建议与治疗。可见,若无信任,说服则无立足之地。因此,医护人员需要主动构建医患双方信任的人际关系,以保障说服的有效性。

三、说服的途径

Petty 和 Cacioppo 的精细加工可能性模型（elaboration likelihood model, ELM）基于对信息的深思熟虑程度和个体主观推敲信息的需求，从中心途径和外周途径解释个体态度的改变。研究者认为，在治疗性沟通系统活动中，医护人员可以结合中心途径和外周途径实现对患者的说服。

(一)中心途径

如果患者具有全面系统思考问题的能力，并有探索症状缓解、疾病恢复的动机，这类患者就会更加关注证据。医护人员提供的信息的论据越充分，越容易令人信服，比如详细告知患者疾病发生、治疗的机理等。这就是运用中心途径说服患者。这种说服途径的适应条件是：医护人员掌握大量的论据，患者具有系统思考和分析问题的能力等。

在治疗性沟通中，医护人员在职业价值动机的引导下，对具有全面系统思考和分析问题能力的患者运用中心途径进行说服时，如果医护人员未掌握大量的医学专业论据和经验等，思维缜密的患者就会很快注意到这一问题，并进行反驳。反之，患者很容易被说服。

(二)外周途径

当患者没有足够思考问题的动机，缺乏系统思考问题的能力，更多地关注那些不假思索就可以接受的外周线索时，医护人员可以通过一些直观的、通俗易懂的表达方式来进行说服，比如采用经验、榜样的作用等，这就是说服的外周途径。这种说服途径的适应条件是：患者忙于其他的信息，或者专注于其他事情，缺乏足够的思考问题的动机和能力等，医护人员提供外周线索、经验或者榜样等。

中心案例 13 ◀◀◀

问题 1、问题 2 部分参考答案

医生：我工作这么多年，见过不少像你这种情况的产妇，妊娠晚期或临产后，由于子宫腔内压力增大，妊娠子宫的机械性牵拉可使肌纤维拉长，发生断裂，导致瘢痕处破裂或者子宫瘢痕处内膜受损，胎盘植入，穿透性胎盘导致子宫自发破裂。子宫破裂后，会迅猛地发生羊水栓塞，羊水突然进入母体血液循环引起产妇发生急性肺栓塞、过敏性休克、弥散性血管内凝血、肾功能衰竭或猝死等严重的分娩期并发症，严重者甚至会在发病一个小时内迅速死亡。若发病时胎儿尚未娩出，则可能因产妇血压过低、子宫灌注不足与缺氧,使胎儿因缺氧、窒息而出现胎心音异常(心跳过慢或迟发性心跳减速),最终可导致胎儿死亡。

以上是医生采用中心途径进行说服。

医生:确实是这样子的。你看,这些都是羊水栓塞、子宫破裂的照片。

以上是医生采用外周途径进行说服。

那么,上述两种说服途径究竟有哪些区别呢?人们根据系统论的观点,从医护人员、患者、加工过程和患者的反应等方面对这两种说服途径进行比较,如图13-1所示。

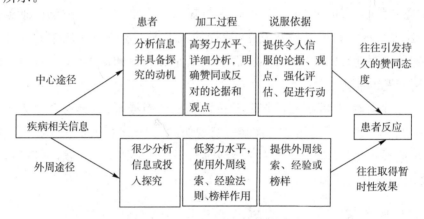

图 13-1　医护人员说服患者的中心途径和外周途径比较

在医患沟通中,医护人员具体应该使用何种说服途径与患者进行交流呢?显然,医护人员要因人、因地、因时而异,可以使用一种途径进行说服,也可以联合两种途径进行说服。

四、说服过程中主体双方的角色作用

人与人之间利用语言作为工具进行的彼此之间的联系和交往,是人际交往的一种最重要的形式。言语行为的双方或者多方围绕寻求个体态度的认同而展开活动,其结果体现在人的需要或者得到满足,或者没有得到满足,或者得到某种程度上的满足。说服的目的是说服他人改变态度或者说服他人使之实施某种具体行为。

在人们"说服"言语交际过程中,主体双方的文化背景和角色因素深刻影响着说服效果。而这种角色因素既有呈现为显性的话语角色,也有呈现为隐性的主体双方各自的社会角色和家庭角色,这些角色包括交际个体的年龄、修养、学历、经历、经验以及双方在工作单位、社会、家庭中的关系等。正是在这种主体角色的显性因素和隐性因素的作用下,说服言语交际展现出部分说服、全部说服和未说服等多种效果。那么,在医患沟通的信息传递中,交际主体显性角色是如何作用于说服过程并对说服效果产生影响的呢?人们可以通过三个层次来阐释人类说服过程中言语行为主体的作用关系及其作用过程。

首先,在说服过程中,交际双方的显性角色即话语角色可视为第一层次,这包括主体双方选择展示的社会关系、职业等,它们使交际双方在交际内容、语码、语言形式等方面的选择上受到一定制约,双方在编码和解码过程中所凭借的语用规则也同样受到一定制约。比如,青年男性医护人员与青年女性患者这样的交际双方在交际内容、语码、语言形式等方面的选择上受到社会文化中约定俗成的制约。

其次,主体双方的隐性角色分析和说服信息内容交流可视为第二层次,包括言语说服意图、说者与听者的推断和反应等,它们主要以双方的语言和社会知识为依据。比如,医护人员告知初诊乳腺癌症患者需要做手术。

最后,交际双方在语境下的语篇实现可视为第三层次,也就是双方沟通的语言符号。比如,医护人员用言语配合图片和肢体语言告知患者如何做手术。

如图 13-2 所示,说服言语交际是按照说者的编码到听者的解码顺序进行的,1→2→3 是说者的编码过程,4→5→6 是听者的解码过程。1→6 代表说服过程中主体显性角色关系的展示,2→5 代表主体隐性角色分析和说服内容的交流,3→4 代表语境下的语篇交流。比如,医护人员说:医护人员我(1)→这样手术……(2)→为您(3);患者理解为:医护人员您(4)→这样手术……(5)→为患者我(6)。

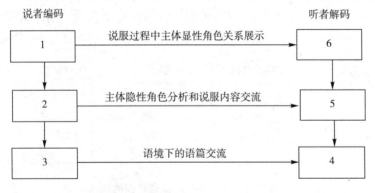

图 13-2　说服言语交际立体图

如此看来,医患交际双方的社会关系不仅是医患关系,还可以是青年与青年、男人与女人、长辈与晚辈、高级知识分子与初级知识分子等诸多关系的集合。因此,双方主体复杂的显性角色关系,对于医护人员说服过程中信息内容的合理编码有很高的要求。这就要求医护人员主动对患者文化进行识别、调整和重建,不可能千篇一律地用同样的语言、方法或途径说服不同的患者接受某种合理的治疗方案。

第二节 说服的相关理论

Petty 和 Cacioppo 的精细加工可能性模型从中心途径和外周途径解释个体态度的改变,是非常重要的说服相关理论。此外,态度改变—说服模型也是解释个体态度改变的重要理论之一,这里主要讨论这两个理论的内涵。

一、态度改变理论

态度改变理论是在研究态度形成的基础上,对人们如何改变个体态度这一问题进行深入研究后,形成的一套系统的理论体系。态度的改变是指主体在对事物已有态度的基础上发生一定的变化。通常,态度的改变分为两种,分别为:①改变原有态度的强度,但方向不变,此为一致性改变,即量变。②以新的态度取代原有的态度,即发生方向改变,此为不一致改变,即质变。主要的、较有影响的态度改变理论有认知失调理论、认知平衡理论和认知说服理论。这里主要结合认知说服理论进行分析。

认知说服理论是美国心理学家、沟通学家霍夫兰德(C. Hovland)于 1959 年提出的。他认为态度的改变是一个系统工程,既受劝导者可信度和专业性的影响,又受信息沟通的艺术和方式、方法的影响,同时还受接受者原有的态度和各种人格因素及当时环境状况的制约。他提出的说服模型如图 13-3 所示。

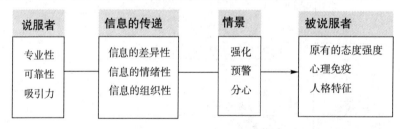

图 13-3 霍夫兰德的认知说服模型

在该说服模型中,霍夫兰德指出,任何一个说服过程都是从某一"可见的说服刺激"开始。也就是说,必须有一位信息的传播者——说服者,他对某一问题有一定的看法,并力图说服他人也持有同样的看法。要做到这一点,说服者必须设计好一套"传递的信息",即对传递的信息内容精心组织,对信息传递的方式精心安排,以说服他人相信他的观点是正确的,并诱导和劝说他人放弃原有的态度和立场,接受说服者的态度和观点。同时,这一说服过程并不单纯是情景影响说服的效果。此外,说服效果还受到被说服者——目标对象本身特点的影响。被说服者已有的态度及其心理特质将影响其对有关说服信息的接受程度。

二、患者应对疾病的态度改变—说服模型

结合医患沟通的宗旨以及情境等因素,本书对霍夫兰德的态度改变理论加以改进,形成患者应对疾病的态度改变—说服模型。研究者把说服的过程看作一个相对独立的系统,它包括五个基本要素,分别为说服者、说服对象、说服信息、说服途径和说服情境,即谁说(医方)、对谁说(患方)、说什么、怎么说、什么情境下说等。这五个要素也是影响患方改变态度行为的因素。从另一个层面上,该理论模型包括外部刺激、靶目标、中介因素和刺激结果四个要素,其中,态度改变的外部刺激包括说服者、说服信息、说服途径和说服情境,它们之间的相互关联如图 13-4所示。

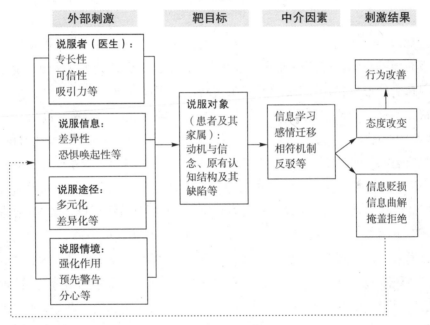

图 13-4　患者应对疾病的态度改变—说服模型

(一)外部刺激

态度改变的外部刺激包括说服者、说服信息、说服途径和说服情境,主要内容如下。

1.说服者　在说服对象态度改变的内在机制中,说服对象在理解和接受说服信息之前往往先要对说服者进行评价,以此来决定如何取舍说服信息。尽管这个心理活动通常是无意识进行的,但由于说服者在说服对象心目中评价的差异,同样的说服信息可产生不同的接受效果。

具体来说,说服者本身影响说服效应的因素主要涉及:①说服者的专长性,专

长性代表医护人员拥有相关的专业知识、临床技术和经验,以及具有人际沟通的能力。换言之,医护人员具备一定的权威性。当患方认为其具有权威性时,医护人员所提供的信息才能有利于被说服者的态度和行为的改变。②说服者的可信性,表示没有隐藏私有的动机,说服者是根据他所知道的证据诚实地表达他的看法,意图公正。如果患者意识到医护人员是为了他自己的利益而说服患者,就会怀疑医护人员的可靠性,从而产生心理抗拒,坚持自己的原有观点。相反,如果他们认为医护人员没有从中获益,没有操纵自己的意图,就会乐于接受说服信息。③说服者的吸引力,人们对高吸引力的人总是有较高的认同,乐于改变自己的态度并且与其保持一致。说服者的吸引力由说服者的外貌、受欢迎程度和与说服者的相似性决定。一般情绪健康、活泼开朗、整洁大方、外表漂亮的人在说服方面更具优势。

这就说明,在说服过程中,说服者作为说服信息的传递者、说服情境的控制者和说服对象的影响者发挥着非常重要的作用,要达到有效说服的目的,说服者必须重视自身的形象塑造,引发说服对象对自己的积极评价。

霍夫兰德在实验中还发现了另外一种现象:随着时间的推移,高可信度信源(传播者)的说服效果会出现衰减,而低可信度信源的说服效果则有上升的趋势。这一现象表明,信源的可信性对信息的短期效果具有极为重要的影响,但从长期效果来说,最终起决定作用的是内容本身的说服力。也就是说,在说服对象认可说服者的前提下,说服内容如何就成为影响说服效果的关键因素。这就要求说服者做到以下两点:①选择好信息内容。②选择好信息传递的方式。

2. 说服信息　说服信息的因素包括差异性、恐惧唤起及信息呈现的方式。①差异性。差异性是指说服者倡导的态度与被说服者原有态度之间有差异,这种差异应当足以引起说服对象的心理不平衡或者使说服对象达到紧张状态,才有望达到说服效果。②恐惧唤起。一定程度的恐惧能够产生激励作用,引起被说服者更多的注意与理解,从而增加其接受建议的动机。当医护人员诊断正确,采取的治疗方式确实对患者有利,但是患者拒绝采用时,出于为病人负责,医护人员可以采用"诉诸恐惧"的方法。例如,可以明确告诉患者,如果不采取这种方法,可能会产生哪些严重危害等,以引起家属的恐惧,达到配合治疗的效果。③信息呈现的方式。根据沟通学理论,在医患交流中,只告知患者如何治疗疾病属于单面信息,既告知患者如何治疗疾病,又告知患者疾病发生的原因、可能产生的副作用、应该如何护理等,则属于双面信息。要尽量传播双面信息,避免陈述单面信息;此外,当信息比较复杂时,书面媒介的作用比较好,当信息比较简单时,视觉效果最好。所以,在治疗性沟通中,医护人员要根据信息难易程度采用恰当的呈现方式。比如在对胃癌化疗患者进行营养的干预性研究时,可以将改善营养的具体方案制作成干预手册发给患者,而对于比较简单的信息,可以通过视频的方式呈现信息。

3.说服途径　说服的途径影响说服的效果,包括说服的多元化和差异化。多元化是指说服者可以使用单一的途径,也可将两者结合;差异化体现在具体要根据说服对象的社会文化背景、说服的时间和地点等因素选择合适的说服途径。

4.说服情境　选择合适的情境可以使说服达到事半功倍的效果。具体来说,包括强化作用、预先警告和分心。

对一致性或相符的信息进行强化。查荣克等人的研究显示,信息一再重复出现,使人产生熟悉感,能够增强该事物的吸引力,达到宣传目的;但过度简单的重复则会引发厌烦,降低宣传效果。

国外心理学家提出过度曝光效应(over-exposure),如果信息过于频繁,人们对于信息的反应就会变慢。Caciopoo 和 Petty 做过这样一个试验:分别以一次、连续三次或者连续五次的方式,向被试大学生呈现包含八条合理论据信息的录音。结果和设想的一致,相对于只呈现一次信息而言,当信息呈现了三次后,被试大学生对信息具有更高的赞成度;但是当信息继续重复呈现时,说服效果则会降低。由此可见,对信息的强化要适度。产生该现象的原因有很多,一种可能性是思维饱和,对信息的持续分析可能会导致个体不再以评价一致性的方式对信息进行评价,从而最终导致对信息不那么积极地评价。厌倦感也会助长这种消极思想:人们对这些信息感到恶心。另一个可能是所谓的"心理阻抗",当人们感到他们选择的自由受到了外部力量的威胁时,心理阻抗就会发生。在进行说服改变态度的时候,重复次数的多少关系到说服的效果。通常状况下,信息越复杂,所需要的重复次数越多,这是因为在这些信息中有更多的东西需要以评价一致性的方式进行学习和反应。

预先警告可以理解为预告,预先告知患者与说服内容相关的信息,为说服做铺垫。如果患者原先对其观点的自信度较低,那么预告易于说服,否则会增加抵抗。此外,如果预告内容与个人利益无关,则会促进态度改变,否则会阻挠接受行为。这里与说服者可靠性相似,因此,说服者不能企图从说服患者的过程中获取利益,最好能站在对方的利益角度说服对方。

人们常致力于维护自己的观点,反对说服,可通过分心法削弱患者的自我防御,帮助说服。

(二)靶目标

在治疗性沟通中,被说服者是患者,在态度改变中具有重要的角色作用,因为一切的态度改变都是在患者身上发生的,一切有关态度改变的沟通也必须被说服者接受才可能产生作用。作为沟通的接受者,他们不是被动地接受信息,他们的信念、动机、价值观、态度和个性等因素以及扮演的社会角色都会对其态度改变产生重要的影响。其中,中心问题是动机、信念和人格。患者的动机水平高,会主动了解各种观点、信息以及其逻辑关系,会主动改变态度,而且改变后的态度也较为稳定。患者对其原来态度的自信度越高,被改变的程度可能就越小。患者及家属的认知结构缺陷越明确,被改变的程度可能就越大。因此,在说服患者之前必须了解患者的基本情况,如社会文化背景、动机、信念和认知结构等,做到知己知彼,提高说服的可能性。

(三)中介因素

在模型中影响说服的中介因素主要包括信息学习、感情迁移、相符机制和反驳。在态度改变的作用过程中,说服对象首先要学习信息的内容,在学习的基础上发生情感转移,把对一件事物的感情转移到与该事物有关的其他事物上。比如,引导化疗患者将对化疗副作用的关注转移到对饮食多样化的兴趣中。

一般情况下,当人们接受的信息与自己原有的态度不一致时,便会产生紧张心理,这时相符机制就会产生作用。一致性理论认为人们会通过多种方法减少这种紧张,其中反驳就是有效的方式之一。这些信息所引发的反驳的数量及性质对态度的改变起着决定性作用。以上这些反应决定了个体对信息的整体反应。

(四)刺激结果

如果个体在对信息的整体反应的过程中受到干预(调节),个体(说服对象)可能受到说服者的影响,发生态度改变,说明产生说服作用;个体(说服对象)也可能通过贬低信息来源、故意扭曲说服信息和对信息加以拒绝掩盖等方式来对抗说服,坚持自己原来的态度。这时,医务人员要及时调整说服者、说服信息、说服途径和说服情境等,以达到说服的目的。

第三节　说服在治疗性沟通系统中的应用

医护人员说服患者或家属改变生活方式(习惯)是疾病控制与恢复的最根本环节之一,不良生活方式在很多疾病的发生和发展中起关键作用。改变患者或家属不合理的生活方式,首先要改变其不合理的认知、态度等,进而有望产生行为的变化。因此,医护人员应该具备熟练说服患者或家属的说服技术。

一、态度改变—说服模型的临床应用

当医护人员拥有疾病诊疗相关的专业知识、经验,患方认为其具有权威性时,

医护人员所提供的信息才能有利于被说服者态度和行为的改变。因此,要想取得良好的说服效果,医护人员需要在理论学习和实践中不断积累医学专业知识和技术。

(一)医护人员提高自身的说服技能

生物—心理—社会医学模式除强调生物化学等因素在疾病诊治中的重要作用外,也强调社会和心理等因素对疾病诊治的重要影响。而有效减小后者对疾病诊治的影响,离不开医护人员的人文关怀。

美国结核病专家特鲁多曾经说过医护人员的职责是:有时去治愈,常常去帮助,总是在安慰。事实上,治愈、帮助和安慰都离不开沟通,由此可见语言和非语言沟通对疾病诊治工作的重要性。因此,医护人员除需积累专业知识和技术外,也需积累沟通知识和技术。

中心案例 13

问题 1、问题 2 部分参考答案

医生:可以跟我说说为什么不想做手术吗?

产妇:我要对孩子负责,手术对婴儿有影响。(定义 1)

医生:我知道你是为孩子着想,可是假如为了避免孩子死亡的危险,而孩子可能受到小的创伤,能说这是对孩子不负责任吗?(反问 1)

产妇:(思考)这不是不负责任。(定义 2)

医生:假如母亲为了不让孩子受一点儿伤,而让自己和孩子承受巨大的生命风险,您能说这是对孩子负责吗?(反问 2)

产妇:这不是对孩子负责。(眼眶红润)(定义 2)

以上,医生采用了苏格拉底式提问的沟通技术。

临床中,如果患方认可医护人员的权威性、诚实和公正,就会泛化到医护人员所传播的说服信息上。例如,很多患者不惜花长时间排队等待,只为听取专家对自己疾病诊疗的意见和建议。大量心理学实验研究结果表明,有吸引力的人对公众的说服力较强。医患沟通中,如果医护人员本身是位受欢迎的人,无形中就会增加患者对其的喜爱程度。因此,医护人员要重视自身品牌的宣传效应。

中心案例 13 中,值班医护人员与患者丈夫情绪激烈地告诉产妇"自己生孩子很危险,必须要手术",不仅无效,反而令产妇更加抵触手术(大吵)。随后,另一名资深医生与产妇单独交流,由于该医生平时擅长人际沟通,最终成功说服产妇进行术前准备。这里就体现了医护人员自身的特征对说服效果的影响。

(二)根据患方特点选择合适的说服途径

如果患者具有全面系统思考问题的能力,并有探索症状缓解、疾病恢复的动机,医护人员就可以采用中心途径;相反,医护人员使用外周途径更有利于说服患者。中心案例13中,资深医生细致地评估患者的社会文化背景,结果表明该产妇35岁,专科文化,认知结构存在缺陷(认为手术对婴儿不利,不知坚持手术对自身有风险,故坚持自然分娩等),具备促进康复的动机以及分析问题的能力。因此,资深医生详细、全面地告知对方手术的过程、羊水栓塞的原理等。

(三)合理选择说服信息

一定程度的恐惧能够产生激励作用,引起被说服者更多的注意与理解,从而增加其接受建议的动机。因此,医护人员应在工作中不断总结经验,根据事件的难易程度等,因地制宜地使用恐惧唤起。

中心案例13中,资深医生明确告知不采取手术治疗可能会产生哪些严重危害,引起对方的恐惧,达到产妇同意手术的效果。如告知对方"羊水随着血液到达全身,可能几秒钟自己就没有了性命",并且让其观看羊水栓塞的图片、视频等,引起对方的恐惧感,提高治疗依从性。

(四)充分发挥情景因素的作用

影响说服效果的情景因素主要包括强化、警告、分心、营造良好的心理气氛等。例如,良好的心理气氛易于交谈、接受信息,医护人员说服患者时可以塑造温馨、安静的环境,通过询问睡眠、饮食、患方的得意之处等,积极营造双方良好的心理氛围,从而为改善说服效果锦上添花。

针对中心案例13中的产妇,开始产妇丈夫、婆婆、年轻医生和护士同时告知该产妇应该手术时,产妇情绪激动。随后,资深医生单独与产妇沟通,询问产妇的饮食、产前准备等,对方情绪逐渐缓和。随后,资深医生通过不同的途径反复强调手术的必要性,如中心途径、苏格拉底式提问等,强化信息对产妇的吸引力。

(五)重视说服效果的评估与反馈

说服是一种非暴力的人类传播活动,其目的在于通过参与者之间的交互式信息传递,促使个人或群体自愿改变观点或行为。说服不局限于短期的效果,而是比较关注长期的效应。个体作为一个开放的系统,与外界时刻发生着各种变化。从长期的角度看,个体的观点或者行为可能发生变化,这就需要人们持续地评估对方的知识、信念和行为。

二、说服与其他沟通技术的有效联合

(一)说服与共情

共情在医患沟通中起着举足轻重的作用,能够合理运用共情的医护人员往往能够与患者及家属拉近心灵上的距离,建立友好、信任的治疗性关系。这种关系一方面有利于患者敞开心扉,从而有助于医护人员捕捉患者的显性或隐性的问题和认知,以及预测患者可能的状态和采取的行为等;另一方面,有助于患者积极响应医护人员提供的建议、治疗护理工作等。可见,恰当的共情能力无疑是说服的润滑剂。

(二)说服与苏格拉底式提问

苏格拉底式提问是通过提问促使对方自行产生认知的改变,进而发生相应态度、行为的变化,达到说服对方的效果。

中心案例 13 中,根据产妇的思维方式可知,产妇认为"我是母亲,要对孩子负责,因此,要避免手术对婴儿的影响"(定义 1)。资深医生讲到"我知道你是为孩子着想,可是假如一位母亲为了使子女避免死亡的危险而使其受到小的创伤,能说这位母亲对孩子不负责任吗"(反问 1),产妇的态度有些迟疑(定义 2)。随后资深医生进一步讲到"假如母亲为了不让孩子受一点儿伤,而让自己和孩子承受巨大的生命风险,你能说这是对孩子负责吗"(反问 2),产妇眼眶红润,形成新的认知(定义 3)。最终,产妇接受术前准备,认识到什么是真正对孩子负责(助产术)。

医护人员运用苏格拉底式提问进行说服时,不同于普通说服之处在于:其一,要求说服者有敏捷的思维能力;其二,说服双方博弈的谈话氛围有助于培养双方的批判性思维、辩证思维和逻辑思维能力;其三,沟通期间应留给患者充分思考的时间,注意持续观察患者的反应。

(张　玲　朱　宇)

练 习 题

一、名词解释

1.说服

2.恐惧唤起

二、填空题

1.霍夫兰德的认知说服模型中说服者的特性包括_____、_____和_____。

2.患者应对疾病的态度改变—说服模型的外部刺激包括_____、_____、_____和_____。

三、单项选择题

1.以下哪种观点不符合说服的过程(　　)

A. 说服患者的过程中可以使用单一的说服途径,也可以综合使用多种说服途径

B. 临床工作中,医护人员应该让患者知其然也知其所以然

C. 一定程度的恐惧能够产生激励作用,引起被说服者更多的注意与理解

D. 为保障说服的效果,说服者应该尽可能强化一致性的信息

2.根据治疗性沟通系统的态度改变—说服模型,以下哪种说法不恰当(　　)

A. 说服者的可信度会影响说服的效果

B. 当说服对象对自身观点比较自信时,采用预先警告方式有利于说服

C. 说服对象的动机、人格、信念等因素会对说服的效果产生影响

D. 当患者收到的信息与自身观点不一致时,往往会采取反驳的形式减轻心理紧张感

四、简答题

1.简述说服的中心途径和外周途径的特点及其在治疗性沟通系统中的应用。

2.简述态度改变—说服模型中说服者影响说服效果的因素。

扫一扫,获取参考答案

参考文献

1. 杨艳茹,胡羽. 态度理论视野下的自我教育[J]. 思想政治教育研究, 2008, 24(6): 29—32.

2. 吴国庆, 陈丽玫. 态度改变:说服策略研究的回顾与展望[J]. 社会心理科学, 2008, 23(06): 8—13.

3. 王立军,吕明臣. 信息传递中交际主体显性角色对"说服"效果的影响[J]. 图书馆学研究, 2015(6): 97—100.

4. Lin J J, Mann D M. Application of persuasion and health behavior theories for behavior change counseling: Design of the ADAPT (Avoiding Diabetes Thru Action Plan Targeting) program[J]. Patient Education & Counseling, 2012, 88(3): 460—466.

5. Li C Y. Persuasive messages on information system acceptance: A theoretical

extension of elaboration likelihood model and social influence theory [J]. Computers in Human Behavior, 2013, 29(01):264－275.

6.多湖辉.深层说服术[M].北京:商务印书馆,2012.

推 荐 阅 读

多湖辉.深层说服术[M].北京:商务印书馆,2012.

第十四章　控　制

📚 **本章目标**

1. 掌握控制以及控制点的概念。

2. 熟悉实现个人控制的四个方面。

3. 了解控制相关理论。

关键词　控制　个人控制　控制点　内控与外控

⫸ 中心案例14

刘某,男,40岁,农民,2个月前无明显诱因逐渐食量增加,而体重却逐渐下降,2个月内体重减轻了3 kg,同时出现口渴、喜欢多喝水、尿量增多等症状。口服中药调理一个多月,未见明显好转。既往体健,无药物过敏史。实验室检查:Hb 120 g/L,WBC 7.6×10⁹/L,PLT 267×10⁹/L;尿常规:尿蛋白(－),尿糖(＋＋);空腹血糖10.78 mmol/L。初步诊断:Ⅱ型糖尿病。治疗:二甲双胍,三餐前3次;格列美脲早晚餐前各2片;吡格列酮早餐前1片。

社会资料:父亲有糖尿病,已去世。患者妻子于3年前因车祸丧失劳动力,均未读过书,育有三子,均在读书,患者是家庭主要劳动力及经济来源提供者,平日不善与人交往。住院期间无人看望,在得知自己患病后情绪异常低落,考虑到用药等产生的经济压力时非常苦恼,不配合治疗,并认为这本来就是遗传病,不治也罢,平时都是做农活的,感觉自己顾不上吃药,也没工夫测血糖,就听天由命吧。

思考问题

1. 患者的控制点倾向是什么类型?

2. 如何帮助患者实现疾病的个人控制?

"自助者,天助也"。这句话的意思是,一个人只有先自助付出努力,然后才会

得到天助,取得成功。个体的健康生活和成功离不开主动应用认知和行为策略对自身思想、行为进行有目标的管理。不管是自我控制还是实现对他人的控制,其目的都关乎其经济安全、人际关系、事业成败和身体健康。控制在健康领域中具有重要的意义,与个体身心健康水平密切相关。糖尿病、高血压以及癌症都是常见的慢性病,对此类疾病的管理和控制是决定其预后和能否恢复到正常生活的重要因素。医护人员不仅可以通过沟通帮助患者实现对疾病的自我控制、良好适应,而且可以使用控制这一沟通技巧帮助他们在处理复杂的临床问题时事半功倍。个体自我控制能力受到众多因素的影响,医护人员若要通过一些合理的引导去帮助患者更好地实现控制,可能需要结合患者的文化背景去进一步评估,找到落脚点,有针对性地帮助其利用控制实现自助。

第一节 控制概述

回想一下生活中,我们经常会无意识地给自己施加一些控制,以避免出现差错或实现某个既定目标。例如,通过设置闹铃准时起床;通过健身控制体重;通过定期体检以便及时发现潜在的健康问题等。那么,什么是控制?为什么要控制?控制又分哪些类型?以下对这些内容进行讨论。

一、什么是控制

临床医护人员与患者沟通的话题主要涉及经济、治疗、依从性、自我管理等方面,按照方法系统地、持续地对个体的这些方面给予控制,以避免差错,对于维持患者的身心健康以及建立和谐的医患关系非常重要。

(一)控制的相关定义

1. 从经济学角度定义 经济学角度的控制主要强调对成本和效益的控制,是指有权决定企业的财务和经营政策,并能从该行业的经营活动中获取利益。将此定义迁移到临床医疗护理活动中,是强调对医疗护理成本(人力、物力、财力等)和效益(疗效)的控制。比如在 TCS 活动中对患者治疗成本的控制,如果患者能通过进食的方式补充营养,就尽量不使用价格昂贵的营养液。

2. 从管理学角度定义 管理学角度的控制强调的是管理对目标控制的作用,是指对员工的活动进行监督,在必要的时候及时采取矫正措施,使组织朝着既定目标健康发展。在 TCS 活动中,控制是指医务人员系统与患者、家属系统的合作、协调,共同商讨针对疾病的管理和控制方法,及时发现不良健康行为等问题并予以纠正。

3. 从系统科学角度定义　系统科学角度的控制强调控制事物内、外因素的作用,是指在一个有组织的系统中,根据内部和外部条件的变化进行调整,使之稳定地保持或达到某种特定的状态或使系统按照某种规律变化的过程。在 TCS 活动中,医护人员应注意患者的知、信、行受内、外因素(如年龄、性别、情境等)的影响而具有不稳定性、不确定性和可变性,要针对这些因素进行控制和调整,从而使患者的知、信、行系统达到平衡。

4. TCS 中的控制

(1)理论基础。控制理论(control theory)的核心是控制系统,最开始运用在工程技术方面(机械的、电机的和电子的自动控制系统)。控制系统是由施控器、受控器和控制作用的传递者三者组成,在某种环境中形成一个整体的控制功能和行为。当然,在这个系统中,需要不断地给予反馈,才能对信息进行校正,最终形成新的平衡,以达到所需要的效果。

(2)TCS 中控制的定义。TCS 中的控制系统是指在临床环境(特定情境)中,医护人员(施控体)通过实施 TCS(控制作用)帮助患者(受控体)改变疾病相关的知、信、行,同时患者需要不断地反馈,对信息进行校正,最终达到所需要的效果。由此便构成了一个最简单的控制系统,如图 14-1 所示。

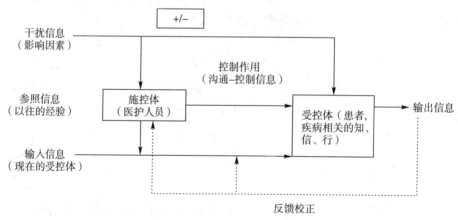

图 14-1　开环控制系统

系统功能的发挥强调整体作用,其不仅依赖内部因素的作用,更受到外部因素的影响,其中尤其值得注意的是图中干扰信息、参照信息以及输入信息等外部因素系统的影响。干扰信息主要是指施控体和受控体的文化背景、人格品质、控制点倾向、自我效能、社会支持系统等各种自然环境和社会环境等影响因素。参照信息主要是指医护人员过去在进行治疗性沟通时积累的经验和见识,它会影响今后在解决问题时所采取的策略。输入信息主要是指针对现在的受控体所面对的现阶段问题,医护人员给予的信息支持。

在控制过程中,医护人员(施控体)对患者及其家属(受控体)有着能动作用,这种作用使受控体根据施控体的作用而改变(积极把握应对疾病的知、信、行),并最终达到目标。就控制逻辑来说,作用者是施控体(因),被作用者是受控体(果),控制就是施控体对受控体所施加的作用。TCS控制系统重视的是原因对结果的决定作用,也就是说,在医护人员的影响下,患者及其家属可以发生变化,以产生新的平衡。

(3)控制在TCS各阶段的作用。TCS就是医护人员对患者和家属发挥影响(控制)的一个重要平台。在TCS的关系性沟通阶段,医护人员(施控体)引导并控制在系统中与患者(受控体)建立信任关系;在评估性沟通阶段,医护人员(施控体)引导并控制在系统中与患者(受控体)配合全面评估/有效治疗,医护人员要注意分析双方文化背景、人格品质、患者的社会支持系统等,更多的是明确患者(受控体)的控制点倾向(内控/外控)以及程度;在治疗性沟通阶段,医护人员帮助患者从"他控"逐步过渡到"自控",实现疾病的自我控制。

(二)个人控制

怀特和贾森(White & Janson,1986年)将个人控制界定为"通过差别反应,引起或影响预期结果的能力"。也就是说,人们采取一种适当的行为以获得预期结果,同时在行为中产生控制感。这个定义从原因、行为和结果上对个人控制进行界定。即为了得到预期结果(原因),个体通过自己的能力发动、实施这一行为(行为),并获得预期结果(结果)。例如,患者的个人控制是为了疾病康复(原因),采取应对疾病和健康管理的行为(行为),最终治愈疾病、恢复健康(结果)。

(三)个人控制感

个人控制感与个人控制在某些描述中有些重叠。如果说个人控制涉及个人行为原因、行为能力和行为预期结果,是描述个人控制的行为过程,那么个人控制感就是个体持有的一种信念,感知自己能够决定或影响重要事件或情形,是描述个人控制的程度。

20世纪50年代起,贾尼斯(Janis,1983年)就该问题进行广泛研究,他认为个人控制感是理解生活时间、压力应对的核心概念。怀特和贾森(1986年)的研究报告指出,控制感强的个体具有更好的适应性和幸福感,而控制感丧失并因此受到威胁的个体会尽力挽回控制感,同时,控制感的丧失可能会导致心理和生理疾病。临床上,TCS的实施目标之一就是要帮助患者及其家属恢复或完善个人控制感。

(四)控制点

控制点(locus of control)又称心理控制源,是指个体对自己行为与他人行为以及事件的结果和情境之间可能存在的因果关系所具有的一套相对稳定的信念(区域)。

控制点最初是由美国社会学习理论家朱利安·罗特(Julian Bernard Rotter)于1954年提出的一种个体归因倾向理论,旨在对个体的归因差异进行说明和测量。

个人控制和控制点这两个概念的主要区别就在于:个人控制涉及个人"做某事"的动机和行为能力;而控制点更强调自身内部与外部力量相互影响的信念(区域)。

心理控制点是人们对生活、工作及学习中做事成败的一种归因倾向。罗特根据个体对事情结果的归因倾向特征,将个体控制点分为内控型和外控型。控制点存在个体差异性,也预示着不同的行为表现。

中心案例 14

问题 1 参考答案

中心案例 14 中患者认为自己患糖尿病是家族遗传,于是听天由命,这就是典型的外控型表现。

内控型的个体相信自己应对事情的结果负责,认为自己可以控制周围的环境,即个人的行为、能力是事情发展的决定因素,无论成功还是失败,都是由于自己的能力或努力等内部因素造成的。他们乐于对自己的行为负责,倾向于有一套自己的标准和价值观,并积极追求有价值的目标。内控型个体的行为表现得更为主动、积极和独立,比如患者相信通过健康的生活方式可以让自己的疾病恢复得更快。

外控型的个体则感到自己无法控制周围的环境,无论成败都认为自己的行为结果是受机会、运气、命运、权威人士等外部力量控制的,自己的努力是不起作用的,他们往往对自己的行为不愿承担责任,没有主见,易受他人摆布,容易缺少自信、焦虑抑郁,社会交往的需求少。

多数学者认为内、外控倾向是稳定的人格特质,但仍是可改变的。内控和外控是控制点维度两个极端的表现,大多数人处在这个维度的某个点。内、外控倾向会随着学习经历发生改变,个人生活环境及文化背景也会直接影响个体控制点倾向的发展。大部分人处在相对外控或相对内控的状态。极端的内控或者极端的外控都不利于个体健康和适应,并且个体在面临不同情境时,在行为或者心理倾向上如果不作相应的调整,则很容易出现适应上的问题。例如,住院患者由于长期受到医护人员以及家属的照顾,其控制点倾向会向外控方向转变,在出院后会因为得不到专业人士的帮助,不能及时调整状态进行自我管理而使得出院后的生活失控,不利于疾病的恢复和重返社会。

但是,当个体在遇到某些实际上无力控制的事时,若心存过高控制期望,在应对事件失败后自信心就会受到更严重的打击,反而不利于自身的调整。但是,内控倾向的个体有积极的人生追求,求知欲强,更有主见,幸福感更高,而外控倾向的个体更易产生负性情绪,难以适应困境,由此可见,内控倾向要优于外控倾向。个体的内、外控倾向受到多方面因素的影响,不同文化背景的个体要求采取不同的控制方式,医护人员可以通过评估个体目前的状态,找到影响因素,有目标、有针对性地引导患者形成适当的内控倾向,并能够对自己进行管理。

(五)自我控制

社会心理学家从社会认知角度将自我控制定义为个体自主调节行为,使其与个人价值和社会期望相匹配的能力,侧重于研究个体对外部行为的控制。这里主要强调的是个体对社会的适应。

自我控制是心理研究领域的热点,其动态描述了个体实现自我掌控和社会适应的过程,综合起来可以把自我控制的心理过程归纳为以下四个部分。

1. 目标设定 目标设定(goal-directed)是自我控制的首要环节,它直接指向行为本身,帮助建立自我控制的标准。

2. 自我监督 自我监督(self-monitoring)是指对控制行为进行了解,以减少现实与目标的差距。

3. 自我反馈与自我评价 自我反馈(self-feedback)与自我评价(self-evaluation)是指人们对行为的结果进行评价,从而作为行为调整的一个参考。

4. 行为矫正 在人们的行为偏离目标的时候,人们可以通过行为矫正(self-correcting)来更正自己的行为或者对标准进行重新制定。

二、为什么要控制

医护人员对患者、患者对自身实施健康管理的本质就是控制的过程,因此,研究控制理论与实践对医护人员和患者来说意义深远。

(一)控制是人际需要的重要部分

早在1958年,社会心理学家舒茨(W. Schutz)就提出了人际需要的三维理论。舒茨认为,每一个个体在人际互动过程中都有三种基本的需要,即包容需要、支配需要和情感需要。其中支配需要为医护人员理解为什么要去帮助患者控制健康提供了理论依据。

支配需要在人际互动过程中产生,并决定个体在人际交往中所采用的行为,以及如何描述、解释和预测他人行为。基本需要的形成均与个体的早期成长经验密切相关。例如,支配需要是指个体控制别人或被别人控制的需要,是个体在权力关系上与他人建立或维持满意人际关系的需要。

个体在早期生活经历中,若是成长于既有要求又有自由度的民主气氛环境里,就会形成既乐于顺从又可以支配的民主型行为倾向。他们能够顺利解决人际关系中与控制有关的问题,能够根据实际情况适当地确定自己的地位和权力范围。而如果个体早期生活在高度控制或控制不充分的情境里,他们就倾向于形成专制型或服从型的行为方式。

具有专制型行为方式的个体,表现为倾向于控制别人,但却绝对反对别人控制自己,他们喜欢拥有最高统治地位,喜欢为别人作出决定。

具有服从型行为方式的个体,表现为过分顺从、依赖别人,完全拒绝支配别人,不愿意对任何事情或他人负责任,在与他人进行交往时,这种人甘愿当配角。

但是对于同一家庭环境下,个体的控制类型会出现差异,这说明个体控制类型并不是绝对的,是可以随着后天的经历而改变的。也可以认为,控制受到后天环境的影响,是可变的,这也为医护人员提供了可以干预调整患者的控制类型,为改善其对于健康的控制提供了落脚点。

(二)个体控制是实现健康管理的基本条件

自我控制与人类的生存发展和健康都息息相关。获得并保持一种对自身的控制感,对人的身体健康和心理适应是至关重要的。比如关节炎患者、糖尿病患者,针对自身的疼痛、血糖等健康问题展开自我管理,患者积极主动参与使用药物、角色转换、情绪调整、饮食调整等有助于疾病的治疗;监控和管理自身的病情以及疾病对自身机能、情绪和人际关系的影响,可以帮助自己尽快恢复健康。有时候,良好的自我管理相比药物是更经济、有效的治疗手段。

三、控制的分类

研究控制分类的实质就是研究控制的方法,它有助于医护人员根据不同疾病患者的控制点,帮助患者实现或恢复控制感。尤其是对某些慢性病,根据不同控制方法,帮助患者适应与疾病相处,带"病"生存,保证较好的生命质量。

(一)按照控制的方法分类

1.定值控制　定值控制是一种使预期量不随时间变化而变化的常量反馈控制。在定值控制中,由于预期定值量是个常量,因此,正常人体控制系统的主要任务是抗拒外来的干扰。当外部干扰影响系统运作时,输出量将偏离预期值,控制系统的作用是使被控变量恢复到正常值。

在实际中,人体对自身各项生理生化的控制一般都是定值控制。例如,人体血糖的正常浓度为空腹静脉血浆血糖 $3.9\sim6.0\ mmol/L$。

人的饮食、运动、生活习惯以及药物(外部途径)对人体血糖的变化有干扰(调节)作用;正常健康人体是通过神经—体液—内分泌系统(内部途径)对血糖含量进行定值调节控制。对于糖尿病患者,可以通过饮食、运动、生活习惯以及药物等外部调节控制系统,调节糖尿病患者更好地适应自身内部系统的变化。

2.程序控制　程序控制是指预期量是一个预先知道的时间控制程序的反馈控制。在这类控制中,预期量是一个由决策者预先规定的程序控制,它随时间变化而变化。这种控制虽然不可避免地受到干扰作用,但作为一种控制方式,只考虑被控变量按预定规律变化的问题。如果预期量改变了一个值,因被控量变化,反馈输出偏差,从而使控制系统驱使被控对象作相应变化,直至两者按一定准确动作相应变化为止。

实际上,大多数慢性病的治疗用药多属于程序控制。例如,通过调整使用某种降压药的时间(被控变量),并反复测试降压药对稳定患者血压的作用,直至确定最佳用药时间来对患者的血压进行程序控制。根据程序控制的原理,医护人员可以通过 TCS 指导患者制定个性化的用药方案。

3.前馈控制　前馈控制又称为超前控制、预先控制,是指观察作用于系统的可以测量的输入量和主要变量,分析它们对系统输出的影响关系,在这些可测量的输入量和主要变量产生不利影响之前,通过即时采取纠正措施,消除它们的不利影响,防患于未然。

前馈控制可以克服事后控制的滞后性,具有事先预防的作用,因此在管理中有广泛的用途。例如,某些骨科手术的患者,术后需要长期卧床配合治疗,在术前就要教会患者只能在床上用便盆,帮助患者预先控制术后生活习惯的改变。

4.反馈控制　反馈控制是指系统的输出信息返送到输入端,与输入信息进行比较,并利用两者的偏差进行控制的过程。若输出信息的作用是抵消输入信息,则称为负反馈;若输出信息的作用是增强输入信息,则称为正反馈。

反馈控制具有使系统稳定、跟踪目标、抗干扰三个方面的性质。反馈控制不仅是管理系统,也是自然界和人类社会中普遍存在的一种现象。反馈控制是控制论的基本原理,也是管理控制职能最基本的原理。例如,症状管理过程运用了反馈控制原理;TCS 的关系、评估、治疗三个环节中,每一个环节都要进行评价,是 TCS 管理的过程,评价的结果循环递进的操作过程也运用了反馈控制原理。

5.过程控制　过程控制也称自动控制,是指在无人直接参与的情况下,采用自动化装置使各种生产或其他活动环节能以一定的准确度自动调节的控制。

这种控制多用于生产中的自动操作系统,在市场经济条件下,自觉运用价值规律和市场机制进行调节,从某种意义上说也是一种自动控制。例如,在外科的病区里,都张贴"创口护理步骤",在几乎所有的病区里都张贴"防止摔倒步骤"等,其目的都是为了帮助患者进行过程控制。

6.优化控制　优化控制是指在给定的约束条件下,寻求一个最优或几个优化组合控制系统,使给定的被控制系统的性能指标取得最大值或最小值的控制。

一般来说,进行优化控制必须具备三个条件:一是要给出系统的性能指标;二是要给出约束条件;三是要寻找优化控制的机制和方法。由于实际情况多是复杂多变的,进行优化控制难以做到十全十美,因此,优化控制只能是相对的或满意的控制。

例如,对临床慢性病患者症状管理的营养干预性实验研究中,干预方法的行动研究就是营养优化控制的原理。具体在实施 TCS 中,一是重点研究影响变量(沟通主题)的因素及效应指标;二是积极研究治疗性沟通的技术及沟通者应具备的综合素质或资源;三是强调个体干预行动与团队案例分析相结合。干预方案中,将患者对疾病的适应、学习、探索等能力培养引进控制系统,使患者具备识别、决策等能力,帮助患者在自动控制和优化控制的自我症状管理中,达到高级水平。

在 TCS 实践过程中,医护人员可以通过优化个人控制的四种类型——从信息、认知、行为和回顾性控制四个方面优化组合,帮助患者实现健康管理。

(1)信息控制。信息控制是指个人能从影响本人境况的外部事件中获得信息。在 TCS 中,信息控制就是给患者提供相应的信息,帮助患者知道"是什么",从而实现对疾病的了解并达到控制目的的过程。

(2)认知控制。认知控制是指个人能采取某些措施以科学地认知事件及问题。在 TCS 中,认知控制就是指医护人员帮助患者了解"为什么",从而实现对疾病的了解并达到控制目的的过程。

(3)行为控制。行为控制是指个人能利用自己的行为去改变某一威胁性事件发生的可能性、强度及持续时间。在 TCS 中,行为控制主要是指医护人员帮助患者具体"怎么做"。

(4)回顾性控制。回顾性控制是指人们可从过去的事件中接受教训,以便能应付以后可能发生的类似情况。在 TCS 中,回顾性控制主要是指医护人员通过回顾来帮助患者"怎么做得更好"。

7. 自组织控制　自组织控制是指当工作条件和外部环境发生不确定性变化时,组织能及时调整自身结构,以达到预期的理想目的的一种控制。自组织控制是适应性控制的进一步发展,它不但能适应外部环境和条件的变化,改变原定策略以及某些参数,而且还能改变管理系统的组织结构。

实现自组织控制要不断测量系统的输入和输出,积累经验,深入研究,以求在低成本的情况下,使组织结构与环境变化相适应,取得较好的控制效果,按制定的计划、标准和方法进行,发现偏差、分析原因并进行纠正,以确保组织目标的实现。

例如,许多慢性病患者久病成良医,这些患者对自身疾病的研究和对自我症状的管理就实现了自组织控制,这也是实施 TCS 的预期或最终目标。因为医护人员对患者的帮助最终是为了患者能实现自控及自治。

中心案例 14 ◀◀◀

问题 2 部分参考答案

在中心案例 14 中,医护人员可以通过对信息、认知、行为和回顾性控制的优化组合,帮助患者实现对糖尿病的控制。

信息控制——医护人员向患者说明糖尿病产生的复杂原因,提供用药方法、治疗效果等方面的信息,减少患者对疾病的不确定感,通过信息控制增加其控制感,帮助患者提高自己对疾病的管理自信。

认知控制——医护人员让患者知道饮食控制是治疗糖尿病的一种很重要的治疗手段。让患者知道粗粮富含膳食纤维,能缓存在胃肠道,并且含有丰富的维生素,可以帮助控制血糖的稳定;而摄入精粮(如面粉、大米等)后,会使血糖在短时间内骤升。此类患者需要增加粗粮(如玉米等)的摄入量。在向患者作出解释后,可以帮助患者实现知识内化,并融入自己的认知结构中,实现真正的内控。

行为控制——患者来自农村,又没有文化,对于自己监测血糖、注射胰岛素等非常陌生。这时候,医务人员可以带着相关仪器设备,手把手教患者做几遍,让患者熟悉这个过程,减少恐惧和陌生感,从而帮助患者增强自信,获得自我控制感。

回顾性控制——相隔一段时间,医护人员帮助患者审视、反省自己的信息、认知和行为,以便更好地管理糖尿病,提高治疗效果。

(二)按照自我控制行为分类

1. 矫正型自控行为　在矫正型自控行为中,不良行为反应来源于环境刺激

（负性）诱导，个体的自我控制通过减少暴露于这种环境刺激的时间，从而达到矫正自身行为的目的。这是一个由负转正的质变过程。

例如，部分烟瘾患者并不是在一开始就对吸烟感兴趣，而是暴露在同伴（负性）诱导的环境中，身边朋友的劝诱导致其开始吸烟甚至成瘾。在这种情况下，个体可以通过减少与吸烟同伴的接触来减少暴露于不良环境中的时间，从而控制自己的吸烟行为，直至戒烟。

2.改良型自控行为　改良型自控行为中个体意识的作用更强，即个体有意识地拒绝诱惑或者指向延迟满足的情景，改良型自控行为指向个体已经意识到的不良行为。这是一个由多转少的量变过程。

例如，肥胖患者通过健身、控制饮食等行为达到减肥、控制体重的目的等，就属于改良型自控行为。改良型自控行为是个体的一种自我管理行为，受个体主观意识的引导。

3.成长型自控行为　个体在承受生活压力的同时也在经历自身的发展和改变。成长型自控行为涉及个体在经历中的个性、观念和能力的发展与完善，以及主动促进身心健康和谐的努力。这是一个由量变到质变的过程。

成长型自控行为不是消极的应激行为，而是更富有挑战性的积极的体验，对于个体自我实现和成长发展都很有利。

（三）控制分类与 TCS

控制在 TCS 中的作用可分为随机控制、记忆控制、推理控制和最优控制四种类型，而这四种类型在 TCS 中均得到了相应的体现。

1.随机控制与 TCS　随机控制也称试探控制，是最原始的控制方式，是其他一切控制方式的基础。人们经常说的"试试看吧""碰碰运气"等，就是最简单的随机控制。

随机控制完全建立在偶然机遇的基础上，是在人们对解决问题所必需的条件不了解、对控制对象的性质不清楚的情况下所能采取的唯一办法。如果说控制就是可能性空间的缩小，那么在随机控制过程中，系统的可能性空间只有在达到目标值时才缩小，不达到目标值，其可能性空间不缩小。

例如，在 TCS 的评估性沟通中，要做到"五知"，其中知"需求"问题的选择非常关键。但是，在与患者进行正式沟通前，并不能清楚地知道患者的需求是什么，而这一探索的过程是非常困难的，特别是对于部分不善于交流的患者。确定沟通主题的过程可以说就是一个典型的随机控制过程。

在这一过程伊始，医护人员首先通过自己的经验判断该患者可能会存在哪些问题，从而引导患者说出自己内心真实的想法。这里所说的"引导"绝不是"诱导"，这点非常重要，也是需要进行区别的。然后，在患者的叙述下，医护人员迅速判断哪些问题可能是患者目前最为关注且能够解决的。这个阶段的沟通，往往存在着很大的不确定性，而主题的选择也会对后期的治疗性沟通产生巨大的影响。

在对患者的评估性沟通中，控制作用体现在沟通的过程上，施控体是医护人员，受控体是患者，采取的方法以随机控制为主。这就好比现在医护人员手头上有十把钥匙，对应患者这一把锁，但是不知道哪把钥匙配这一把锁，于是只能一个一个去试，直到最后找到匹配的一对。沟通前，医护人员并不知道患者真正的问题在哪，只能通过试探慢慢了解其状态，直至最后寻找到真正的问题所在，但是由于这一过程的随机性和偶然性，也许最后会面临失败的境地。但是，随机控制并非完全随机，其规律所在就是文化背景，具有相同文化背景的同一类患者，往往具有类似的需求性。因此，掌握正确的随机控制与把握医患文化沟通有着密切的关系。

在随机控制中，对事物面临的可能性空间必须有充分的估计，不要把事物的一部分可能性空间遗漏。否则，有可能要搜索的目标正好在所遗漏的那部分可能性空间之内。如果搜索的目标不在搜索范围内，那么任凭怎样搜索，都是无效的。这点在治疗性沟通中也是非常重要的，所谓"抓住主要问题，忽略次要问题"正是这个道理。如果在次要问题上反复地纠结，最终结果肯定是与所设想的背道而驰。

2. 记忆控制与 TCS 把某次由随机控制得出的结果用于指导下一次控制，就是记忆控制。在记忆控制中，凡被证明不是目标的状态，就不能再当作选择对象，这些状态将从下一个可能性空间中排除出去，从而一步一步地缩小可能性空间，使得每次控制实施后的成果有利于总的控制过程，达到提高控制效率的目的。就像"找钥匙"，要是能给已经找过的钥匙做上标记，后续就不至于重复，在下一次开门时就可以直接从一串钥匙中选择那把做了记号的钥匙。这样可以更有效地节约时间、提高效率。而在 TCS 实施过程中，医护人员也会无意识地采用该方式去寻找沟通的主题。

在记忆控制中，最重要的是经验的可靠性。它包括两层含义：一是真实性；二是必然性。因此，在记忆控制中有一点是非常重要的，就是千万别记错，因为这种经验有可能是失败的经验（选择对象不是目标状态），也有可能是成功的经验（选择对象就是目标状态）。这种经验可能是自己在控制过程中直接获得的经验，也可能是别人的经验。无论是什么类型的经验，只要是可靠的，都有利于总的控制过程。但是，如果碰到了目标，但是却被自己无端地否定了，那么这样的目标自然就处于选择之外，最后得到的结果也就差之千里了。此时所确定的可能性空间随着目标的"漏网"已转变为不可能性空间了，在不可能性空间这个陷阱中去搜索当然不会有所获。

例如，曾经有一位医护人员为患者做治疗性沟通，她通过对这位患者的了解，认定该患者（妇女）为一家庭主妇，为家庭付出了一切，从而确定了"鼓励患者学电脑"的沟通主题。该主题听起来似乎非常荒唐，但该医护人员反复强调此主题是其经过深思熟虑后确定的。后经了解，该妇女反复强调自己想学电脑，于是该医护人员认为"想学电脑而碍于家庭因素不能学"即为患者目前所存在的最严重问题，却忽略了患者生理上的疼痛（化疗对患者带来的痛苦）及患者对化疗的恐惧（该妇女为一肿瘤患者，正处于化疗阶段），最后，干预结果自然是不理想的。而究其原因，正是由于这种记忆的错误所导致的，前期已将目标排除在外，犯下这样的错误也不足为奇了，这也是我们在实际工作中需要引以为戒的地方。

3. 推理控制与 TCS　简单来说，推理控制也称逻辑控制，是试探和经验控制相结合的产物。它通过中间起过渡作用的媒介实现控制，因此也叫共轭控制。这种控制根据相似原理，在现有控制能力的条件下，通过中间起过渡作用的媒介来扩大控制能力，从而实现把对事物乙的控制经验用于对事物甲的控制上。这种方法并不涉及某一具体工具的发明，但却包含了一切工具的控制原理。它专门研究如何将人们无法完成的工作变成能够完成的工作。

虽然推理控制听起来似乎很复杂，但在实际过程中却经常会用到推理控制技术。众所周知，阿基米德是古希腊文明所产生的无可争议的最伟大的数学家及科学家之一，他在研究浮体的过程中发现了浮力定律，也系统地研究了物体的重心和杠杆原理。相传叙拉古的赫农王让工匠替他做了一顶纯金的王冠，做好后，国王疑心工匠在金冠中掺了假，但这顶金冠的确与当初交给金匠的纯金一样重，到底工匠有没有捣鬼呢？既想检验真假，又不能破坏王冠，这个问题不仅难倒了国王，也使诸大臣们面面相觑。后来，国王请阿基米德来检验。最初，阿基米德也是冥思苦想而不得要领。一天，他去澡堂洗澡，当他坐进澡盆里时，看到水往外溢，同时感到身体被轻轻拖起。他突然悟到可以用测定固体在水中排水量的办法，来确定金冠的比重。他经过进一步的实验以后来到王宫，把王冠和同等重量的纯金放在盛满水的两个盆里，比较两盆溢出来的水的多少，发现放王冠的盆里溢出来的水比另一盆多。这就说明王冠的体积比相同重量的纯金的体积大，因而证明了王冠里掺进了其他金属。由此，阿基米德从中发现了浮力定律，且该定律一直延续至今。在这个过程中，阿基米德就利用到了推理控制。同样，杠杆原理的发现也是同样的道理。

目前临床上提到的循证护理，实际上也正是一个推理控制的过程：首先提出临床上需要解决的问题→寻找有用的临床决策依据→评价和判断文献所提供的决策依据是否可靠或可靠程度如何→将有用的证据应用到临床实践中，最后进行效果的评价。

　　具体在临床 TCS 的实施过程中,当遇到情绪低落和过度暴躁的患者时,往往需要利用推理控制来安定患者的情绪。而这里需要借助患者家属为中介因素。在运用中间媒介传递经验时,要特别注意这一中间媒介对经验的干扰。中间媒介在控制中只能起传递经验的作用,不能干扰经验。要对中间媒介对经验的干扰进行充分的估计,否则,不区分经验正确与否就会导致控制过程中经验转移的失真,被严重干扰了的经验不足以指导现实的控制。简单来说,就是对患者家属给出的意见和反馈,以及从家属处得来的信息,一定要进行检验,判断是否真实、可靠,以免被其主观情绪所误导,延误患者治疗。

　　比如,有一个沉默寡言的患者,每当医护人员想了解其现在的情况时,他往往会回避,或者将脸转向一旁,即使回答,也是寥寥几句。这样的情况十分不利于医护人员对其进行准确的判断。于是,护士长就找到该患者的妻子,询问患者的相关情况。后来才得知,患者以前是一个性格开朗的人,最近其母亲刚去世,受到的打击比较大,而自己又被查出患有胃癌,患者觉得无法面对现实,同时也觉得自己拖累了整个家庭,甚至出现反社会人格,觉得身边每个人都是对自己有害的。护士长了解到患者的一系列情况后,组织全科护士对其从最简单的生活护理做起,给予其关心、爱护和微笑服务,并通过其家属这一中介因素对其进行干预(教会家属一系列缓解情绪的方法,然后由家属告诉患者,因为患者只愿意与其妻子交流),最终患者的情绪得到很大的好转。这就是一个最简单的推理控制的案例。

　　实际上,临床中这样的案例比比皆是。目前国际上非常流行的"train the trainer"技术,实际上也是一种推理控制技术。

　　4.最优控制与 TCS　最优控制是指使控制系统的性能指标实现最优化的基本条件和综合方法。在对患者实施 TCS 的过程中,可以综合运用各种控制策略对患者实施最优控制。对于医护人员来说,要帮助患者认识到患病过程中失控对于患者的影响。为帮助患者处理好这个问题,医护人员不仅需要帮助患者分析失控的原因,还应帮助他们恢复控制感,为患者提供合适控制的机会,其最主要的作用是增强患者的独立性,减少无助感,从而使其意识到自身的价值。

　　对于医护人员来说,更重要的是和患者一起找到"共同控制"的方法。而在这一共同控制中,最重要的就是实现护患双方的关系控制,这种有效而良好的关系控制就可以通过医患文化沟通来建立。

第二节　控制的相关理论

　　研究控制的相关理论是为了系统地、科学地、有效地、持续稳定地实施控制。

与控制相关的理论研究很多,以下着重讨论目前应用比较成熟和广泛的自我效能理论、社会支持理论以及归因理论。

一、自我效能理论

1982年,班杜拉从社会学习的观点出发,提出自我效能理论,用于解释在特殊情景下动机产生的原因。自我效能对获得内部或个人控制极为重要,自我效能感强的人往往个人控制感强,自我效能与自我控制有着正相关的作用。

(一)基本概念

自我效能感是个人对自己完成某方面工作能力的主观评估。在TCS活动中,自我效能的主体可以是患者,也可以是医护人员。从患者角度看,自我效能是指患者个体获得自己所期望的结果的能力。自我效能强调患者在使用知识和技能的同时,需要有信心的支持,要相信自己已具备疾病相关知识和技能,并相信确实能够发挥作用。对于需要特定知识与技能的疾病自我管理任务来说,具备自我效能感十分重要。同样,从医护人员角度看,要完成TCS的任务,也需要有较高的自我效能和自我效能感,否则会因为缺乏信心而失去对主题的掌控,导致沟通失败、失去患者信任等问题。

(二)作用机制

从其概念内涵可以看出,自我效能感来自个体执行(疾病症状管理)任务的信念、认知和行为,尤其是来自信念,它绝不是简单的个体对自己即将执行任务的未来状态的一种事先预估,它与某一任务实际执行过程及其后状态没有直接的因果关系,只有间接的因果关系。但是,在执行某一任务时,它直接影响个体动态心理过程中的功能发挥,从而构成人类行为的一种近端决定因素。自我效能感是通过若干中介变量的相互影响而实现其作用的。它包括以下几个方面。

1. 选择过程　一方面,个体通过自我效能感来对环境作出选择。人作为环境的营造者,除通过自己的活动改变环境性质外,也部分地决定于人对环境的选择。一般而言,当面临不同环境时,个体往往选择自认为能加以有效应对的环境,而回避自感无法控制的环境。另一方面,一旦个体选定某种环境,这种环境反过来又影响其行为技能和人格发展,影响其自我效能感的形成。

比如,在癌症患者患病后的成长过程中,经历过住院手术治疗,再面临术后化疗这一新的治疗时,自我效能感的高低决定了患者是把化疗作为挑战加以迎接,还是当作困难加以回避。

尽管一个成年人的生活习惯、个性品质等是难以改变的,但不是不可以改变的。在实施 TCS 的过程中,更多的情景是医护人员要探究直接经验与间接经验,评估患者存在的心理、社会、环境问题,以及可能接受的持续改变,增强患者的自我症状管理、治疗疾病的信心,提高自我效能感。

在 TCS 活动中,如果主体是患者,工作任务可以看作患者主体对自己疾病的症状管理;患者的自我效能感则涉及其自我症状管理的信念、认知及行为。

2.思维过程 思维过程也称为认知过程。个体自我效能感与思维过程有着互动关系。个体自我效能感可以影响思维过程,个体获得的成就因自我效能感的高低而有所不同,可能是自我促进,也可能是自我阻碍。

第一,目标设定是人类行为自我调节的主要机制之一,但个体把什么样的成绩或绩效设定为自我行为的目标,则受自我效能感的影响。目标的挑战性不仅激发个体的动机水平,也影响个体对活动的投入程度,从而决定其获得的实际成就。

例如,对癌症化疗期患者症状管理的目标设定为"淡化呕吐的不良感觉、减少呕吐次数和性质"的层次,比"消除呕吐"的层次更合理,更可能在短期内取得管理绩效,更有益于提高患者症状管理的自我效能感。所以说,帮助患者设置合理的行为目标,有助于个体获得成功体验,提高自我效能感,并进一步强化个体自我管理水平。

第二,自我效能感可以决定个体对即将执行的活动场面或动作流程的心象实现的内容和性质。高自我效能感的个体会把当前情景视作能够实现的机会,倾向于想象自己成功的活动场面,为行为表现提供积极指导,从而有助于支持并改善活动的执行过程;低自我效能感的个体更多想象到的是失败场面,将不确定场景视为冒险,担心自己能力不足,并将心理资源主要投入于活动中可能出现的失误,从而对活动的实际成就产生消极影响。

第三,在归因活动中,自我效能感强的患者倾向于把成功归因于自己的能力和努力,而把失败归因于技能的缺乏和努力的不足。这种思维方式反过来促使患者个体提高动机水平,发展行为技能,从而有利于活动的成功。自我效能感弱的个体则倾向于把成功归因于机遇和幸运,把失败归因于任务艰难、环境问题等。这种思维方式会降低动机水平,阻碍积极行为的发展。这提示医护人员要帮助患者及其家属正确归因,改善动机水平,促进健康行为的发展。

第四,个体对行为结果形成内控或外控的不同期待,部分地决定于其自我效能感的高低,并通过改变自我动机的水平而影响活动实际执行的动力心理过程。这提示医护人员在知道治疗性沟通方案时,要注意设立合理的阶段性和重疾险的绩效目标,追踪、观察、稳定患者坚持的信念,强化患者的内在归因,对患者行为适时给予内控和外控干预。

3.动机过程 动机是指由于特定需要所引起的,也为满足需要的特殊心理状态和意愿。如上所述,自我效能感可以通过思维过程发挥患者主体作用,通常都伴有动机的因素或过程参与其中。除此之外,自我效能感还会影响患者个体在活动中的努力程度以及在活动中应对困难、挫折、失败的持久力和耐力。特别是对于那些富有挑战性或带有革新性质的创造活动而言,这种持久力和耐力是保证活动成功的必不可少的条件之一。

例如,对大多数患慢性病的患者而言,治疗或控制疾病的发展不仅伴随着上述的思维过程,也伴有动机的因素。事实上,一些老年慢性病患者求医治病的动机不单纯是追求自己生命的长度和宽度,而更强烈的动机是满足社会或家庭角色的需要。所以,医护人员在 TCS 的实施中,应给予患者准确的动机评估,以便更好地调动患者配合治疗与护理的主观能动性。

4.心身反应过程　在面临疾病、可能的危险、不幸、灾难等厌恶性情景状况时,自我效能感往往决定个体的应激状态、焦虑反应和抑郁程度等心身反应过程。这些情绪反应又通过改变思维过程的性质而影响患者个体的活动及其功能发挥。

应对效能感强的患者,不会在应对环境改变之前忧虑不安。反之,怀疑自己能否处理与控制环境潜在威胁的患者则担心环境充满了危险,因而体验到强烈的应激状态和焦虑唤起,并以各种保护性的退缩行为或防御行为被动地应对环境。这些行为方式既限制了患者个体人格的发展,又妨碍了患者个体在活动中的功能发挥。

二、社会支持理论

社会支持水平高的患者,其自我效能感更高,其健康管理行为更多。社会支持的研究有助于医护人员了解如何帮助患者获得对疾病或疾病治疗与护理的控制。尽管说外因是条件,内因是根本,外因通过内因而起作用,但是有了外因这个条件,比如患者有了医护人员的指导和来自亲朋好友的帮助等,接受或主动获取社会支持,才可能更好地集中精力把握和实现患者对疾病的个人控制。

(一)基本概念

社会支持是指某个体可利用的外部资源。Caplan 将社会支持定义为家人、朋友、邻居或其他人所提供的多种形式的支持和帮助。这些支持和帮助包括心理、情感以及金钱、物质、技术和指导等。

Cobb 认为社会支持是提供信息,使人们相信被他人关爱、尊重。他将社会支持分为情感支持、尊重支持和网络支持。Holland 等认为社会支持是个体通过正式或非正式的途径与他人或群体接触,并获得信息、安慰及保证。

在中国,肖水源把社会支持归纳为三个方面,即客观支持、主观支持和社会支持利用度。Gottlieb通过文献综述认为,社会支持是个体主观感受到的和(或)客观接收到的源于正式或非正式支持性团体所提供的支持。简单来说,就是个体获得来自个体自身以外一切正式或非正式、物质或非物质等各种形式的帮助。

医护人员为患者提供的社会支持属于专业社会支持范畴,主要包括为患者提供专业性知识、技术、信息与情感支持等。而TCS正是为医护人员实施专业性社会支持构建了平台。

例如,对于肿瘤化疗中期患者,若因为经济困难而有意放弃治疗,医护人员可以在评估性沟通中评估患者治疗疾病的物质和非物质两个方面,然后确定治疗性沟通主题一是物质支持,主题二是非物质支持。

针对主题一,因为对大多数情景而言,不论是金钱支持还是具体的物质支持,往往都是有限的,所以治疗性沟通的设计主要是让患者感受到社会的关爱,激发生活的信心和勇气;除此之外,医护人员虽然不能增加患者的物质所有,但是可以通过专业性支持减少患者治疗疾病的费用。例如,可以有:①尽量减少一次性医疗护理器材的使用。②医护人员共同商议,在不影响治疗效果的情况下,采用国产药替代进口药。③采用某些物理学或心理学方法减少患者药物并发症,如指导患者采用听音乐、看电视、与朋友交谈的方式分散注意力,做适当的活动等,减少恶心、呕吐、乏力等症状。④在征得各方同意后,某些药物或配制液可以两位患者共用等。

针对主题二的非物质支持中,其一是信息支持。可以有:①和患者及其家属交流,尤其是在患者处于肿瘤化疗的第三期或第四期时,若患者的复查结果是原来的病灶有所缩小,或未见新的病灶,都说明病情有所控制,告知患者这些信息,就会给患者增加信心。②告诉患者肿瘤医保的报销比例较大,在治疗中间结一次账,这样可以报销一部分钱,以供患者继续治疗。③向民政部门申请特困补助等。其二是情感支持,这方面因人而异,但更多的可以通过医护人员的非语言沟通来完成,而微笑是最好的非语言表现形式。其三是专业知识与技术支持,通过改变患者的知、信、行,改善患者的自我效能感,鼓励患者进行症状的自我管理,发挥患者主观能动性,积极配合治疗护理,缩短病程,提高治疗护理效果。

(二)社会支持的主效应模型

社会支持的主效应模型认为,社会支持对个体身心健康具有普遍的增益作用。无论个体是否处于压力状态,也不管个体当前获得支持的情况如何,社会支持的存在对于个体的身心健康均有益。社会支持对身心健康具有普遍增益作用的结论来自于研究的统计结果,即统计过程中只出现了社会支持对于个体身心反应症状作用的主效应,因而称为主效应模型。

　　根据主效应模型,社会支持之所以对患者具有增益作用,是因为患者所拥有的社会关系网能为其提供积极的情感体验,提高患者对生活环境的预测感、稳定感以及对自我价值的认可。自身与社会关系网融合可使患者自身获得归属感,同时,社会支持还能使患者易于获得必要的帮助,从而避免或减少某些负性生活经历、促进身心发展。

　　在主效应模型中,社会支持与身心健康之间的关系可以通过两种途径建立:一方面是社会支持的功能性。例如,社会支持中的情感支持具有调节患者的神经内分泌系统或免疫系统的功能,从而增强患者抵御疾病的能力,有益于身心健康。另一方面是社会支持对患者行为的影响。例如,社会支持能够有效调节患者的行为方式,使其避免产生不良的行为方式,从而形成较多的健康行为(如主动寻求帮助、努力应对压力等),促进患者保持积极的生活态度,有益于身心健康。

三、归因理论

(一)理论概述

　　所谓"归因",是指观察者为了预测和评价人们的行为并对环境和行为加以控制而对他人或自己的行为过程所进行的因果解释和推论。归因理论从认知的观点出发,提出了人对外界刺激反应的心理过程和外表现的能动因果关系模式。美国心理学家海德(Heider Fritz)在 1958 年最早提出了归因问题。他认为,人们日常生活中的因果概念并不是来自于逻辑推理,而是来自于对复杂现象简单化、笼统化的常识理解。例如,一个人工作成功了,他可能归因于自己的努力或能力,失败了则归因于工作的难度或运气。海德在《人际关系心理》中正式提出"归因理论"这一概念。他指出,人的行为原因可分为内部原因和外部原因。内部原因是指存在于行为者本身的因素,也就是个体自身所具有的、导致其行为表现的品质和特征,如需要、情绪、兴趣、态度、信念、努力程度、个体的人格、情绪、心境、动机、欲求、能力等;外部原因是指行为者周围环境中的因素,也就是个体自身以外的、导致其行为表现的条件和影响,如环境条件、情境特征、他人的期望、奖励、惩罚、指示、命令、天气好坏、工作难易程度等。

　　这里的内部原因和外部原因相对应的也就是常说的情境归因和个性倾向归因。情境归因是把个人行为的根本原因归为外部力量,如环境条件、社会舆论、企业设备、工作任务、天气变化等。个人倾向归因是把个人行为的根本原因归结为个人的自身特点,如能力、兴趣、性格、努力程度等。不同归因也关系自己的情感和行为。例如,在临床工作中,如果将静脉穿刺失败归因于自己的技术欠佳,就会产生内疚感,进而帮助自己正确总结经验教训,在今后的工作中加强训练,进一步严格要求自己,此种类型的归因属于个人倾向归因,即内归因,恰当使用内归因有利于产生积极促进行为;若归因于病人太娇气、不合作,就会感到气愤;若归因于运气不好,就感到沮丧。显然,后两种归因属于情景归因,即外归因,此种形式的归因对今后的工作不会产生积极影响,只能加剧医(护)患矛盾,造成不利影响,对开展临床工作造成被动局面。

(二)归因四要素

海德将人们对过去的成功或失败主要归结于四个方面的因素:努力、能力、任务难度和机遇。这四种因素又可按内外因、稳定性和可控性进一步分类。从内外因方面来看,努力和能力属于内因,而任务难度和机遇则属于外因;从稳定性来看,能力和任务难度属于稳定因素,努力和机遇则属于不稳定因素;从可控性来看,努力是可以控制的因素,而任务难度和机遇则超出个人控制范围。因此,他把归因控制点分为内部的(如个人能力和努力)和外部的(如工作难度和运气)。同时他又把内部的和外部的归因分为稳定和不稳定的两种,同为内部的,能力属于稳定的归因。具体见表 14-1。

表 14-1 海德的归因理论

项目	不稳定	稳定
内归因	努力、心情、疲劳	聪明、能力
外归因	幸运、机遇	任务难度、环境障碍

患者常常会提出如下问题:为什么我会生病?为什么人家不生病?等等。有人甚至将生病作为失败的一个例子。当无法控制的负性事件发生时,讨论这些问题,人们往往通过三个维度来判断和归因。①内在的—外在的。评估无法控制的负性事件是自己个人无能力去支配的结果,还是由任何人都无法控制的外在因素造成的。这样的外归因一般可以减少当事人的压力。②稳定的—不稳定的。评估无法控制的负性事件是由某个原因造成的,这个原因是持久的(稳定)还是暂时的(不稳定)。持久的更可能让人感觉到无助和抑郁,比如长期的慢性疾病。③总体的—特殊的。评估无法控制的负性事件产生的因素是具有总体的、广泛的影响,还是具有特殊的、有限的影响。比如,长期抽烟的人,可以有两种思考:A. 我全部都不好,戒不掉烟,意志力薄弱;B. 对生活这个方面我不善于控制,其他方面我做得很好。前者比后者更可能感到无助和抑郁。

(三)文化对归因的影响

个体的归因倾向还受到文化因素的影响,比如,性格、文化程度、医学知识、患病史等。比如,有调查显示,城市患者更倾向于用环境污染等外部因素来解释他们的头痛、普通感冒等;而农村患者则更经常将他们的感冒归因于细菌和病毒感染。这种差异一般被解释为这两类患者所接受的文化程度和生活经历不同,生活经历和文化教养程度限制了他们对疾病的理解和解释。人们对疾病的解释还受他们处理应激事件的习惯方式的影响,有许多人因自己的疾病而责备他人,这似乎更多地反映了他们处理紧张情绪的方式和一般的人格特点;或者说,患者的人格特点和对疾病的情绪反应影响或限定了他们对所患疾病病因的认识。通过调适患者的心理状态来帮助治疗其躯体疾病是一种行之有效的方法,其中引导患者对其疾病作出适当的归因是一种重要途径。归因理论的应用可化解患者"归因"造成的矛盾,调动患者自身的积极性,使其配合治疗,以获得更佳效果,减少并发症和意外事故发生,这就是归因理论运用到医(护)患关系中的最终目的。

第三节　控制的测量及应用

尽管对控制的研究已比较深入,但对控制测量的研究却不尽如人意。以下主要讨论控制点倾向量表、自我控制量表和自我管理能力量表及其临床应用等。

一、控制点倾向量表

多维度健康状况心理控制源量表(multidimentional health locus of control scale,MHLC) 由 Wallston 等编制,用于评定患者对健康的看法和心理控制源倾向。多维度健康状况心理控制源量表包括健康内部控制(6 条目)、健康权威人士控制(6 条目)及健康机遇控制(6 条目)三个维度,共 18 个条目。各条目均采用 1～6 级评分法,1～6 各代表非常不同意、不同意、几乎不同意、几乎同意、同意、非常同意,分别计算各维度得分。每个分量表总分为 6～36 分,若某维度分值高,则说明患者倾向该健康心理控制源类型。健康内部控制、健康权威人士控制、健康机遇控制三个维度的 Cronbach's α 系数分别为 0.80、0.75、0.83,重测信度分别为 0.66、0.71、0.73。

评估患者控制点倾向对于 TCS 来说是一项重要的内容。由于内控者与外控者理解的控制点来源不同,因而他们对待事物的态度与行为方式也不相同。MHLC 可以帮助医护人员和患者评估患者的控制点,这对治疗性沟通主题的选择无疑是重要的。

二、自我控制量表

1. Rosenbaum 自我控制量表(self-control scale,SCS)　Rosenbaum 从认知—

行为疗法所提供的关于个体自我控制的方法中进行题目抽样,以测量个体采用自我管理的方式解决行为问题的倾向性。该量表包括四个部分:使用认知策略应对情感和生理上的问题;运用问题解决策略(比如计划、定义问题、评价备选解决方案和对结果的预期);延迟满足的能力;自我效能感。该量表共 36 道题目,作答方式为里克特六级评分。SCS 间隔 4 周的再测信度为 0.86。Rosenbaum 还提供了关于测验效度的相关证据。SCS 对个体的自控能力进行了较为准确、可靠的测量。在应用过程中 SCS 主要被用于特殊个体自我管理水平的测量,有研究者认为该量表不适合用于对普通正常个体总体水平自我管理行为的测量。

2. Tangney 自我控制量表(self-control scale,SCS) Tangney 等人将 Rosenbaum 自我控制量表测量的自我管理定义为个体改变自我的活动,包括对思维的调节、调整情绪、对冲动行为的控制、努力提高个人绩效、纠正陋习、拒绝诱惑等行为。量表的题目来自对思维的控制、情绪控制、冲动行为控制、绩效调节以及习惯纠正五个方面。最终的量表包括 36 道题目,受测者以 Likert 五点量表的形式作答。此量表的 Cronbach's α 系数为 0.89,间隔 3 周的再测信度为 0.89。但是,该量表所测量的自我管理是指个体克服或者改变自己的内在反应、阻止不良行为倾向的能力,更多关注的是消极的自我管理方面,而不是我们试图探讨的更重视积极的、建设性的自我管理的概念。

该量表由谭树华等人进行修订,从原先的 36 个题项筛选出 19 个题项。采用 5 级评分法,1 为完全符合,5 为完全不符合。该量表分为冲动控制、健康习惯、抵制诱惑、专注工作、节制娱乐等五个维度。1、5、11、14 四题正向计分,其余反向计分,量表总分越高,说明自我控制感越强。

三、自我管理能力量表

Hanneke 等编制了自我管理能力量表(self-management ability scale-30:SMAS-30)。SMAS-30 旨在测量老年人的自我管理能力。

Hanneke 对 SMA 的定义是:那些有助于保持晚年幸福的关键行为和认知能力。SMAS-30 关注六种核心自我管理能力:确保资源的多功能化的能力(multi-functionality);保持资源的多样性的能力(variety);保持积极的思维方式的能力;把资源投资于长远收益的能力;能够保持对自己有效利用资源的信心的能力;保持主动性的能力。

数据表明,SMA-30 得分与 65 岁以上个体的幸福的五个维度系统相关。同时,分析表明,SMAS-30 有较高的再测信度(跨度为 16 周)。SMAS-30 的聚合效度也得到了支持。

不难发现,SMAS-30 与已有量表的最大不同在于针对老年人的特殊时期,一方面关注的是对越来越匮乏的资源的态度和方法；另一方面关注的是策略，而不是对具体行为的控制。

（胡少华　罗　群）

练习题

一、名词解释

1. 控制点

2. 控制

二、填空题

1. 肖水源把社会支持归纳为三个方面，分别是_____、_____、_____。
2. 实现个人控制的四个方面包括_____、_____、_____、_____。

三、单项选择题

1. 对于胆囊切除术后腹泻的患者，医护人员告诉患者调整饮食一段时间后可以控制腹泻症状，对患者个体而言，这属于哪种类型的控制（　　）

A. 信息控制　　　　B. 认识控制　　　　C. 行为控制　　　　D. 回顾性控制

2. 某患者相信通过养成健康的生活方式会促进身体的康复，该患者采用的是（　　）

A. 内控　　　　B. 外控　　　　C. 程序控制　　　　D. 反馈控制

四、简答题

1. 简述从患者角度实现自我控制的方法和途径。

2. 简述控制点的两种类型及其特点。

扫一扫，获取参考答案

参考文献

1. 罗渝川,邓雪梅. 国内外自我控制研究成果与发展趋势[J]. 河北理工大学学报,2010,06:5—7.

2. 宋美荣,郑莉君. 自我控制研究回顾与展望[J]. 社会心理科学,2009,03:18—20,29.

3. 葛晓宇. 控制点、家庭支持、学校支持与职业决策自我效能的关系研究[D]. 长春:吉林大学,2011.

4. 孔淑贞,蒋文慧. 慢性病自我管理理论模式及其应用研究进展[J]. 护理研究,2013,16:1537－1539.

5. 田茜. 冠心病患者健康心理控制源、自尊、应对方式与健康促进行为的关系[D]. 济南:山东大学,2012.

6. Koop C B. Antecedents of self-regulation: A development perspective[J]. Developmental Psychology,1982,18 (2): 199－214.

7. Rosenbaum M. A schedule for assessing self-control behaviors: Preliminary findings[J]. Behavior Therapy, 1980, 11(1): 109－121.

8. Tangney J P, Baumeister R F, Boone A L. High self-control predicts good adjustment, less pathology, better grades, and interpersonal success[J]. Journal of Personality, 2004, 72(2):271－324.

9. Schuurmans H, Steverink N, Frieswijk N, et al. How to measure self-management abilities in older people by self-report. The development of the SMAS-30[J]. Quality of Life Research, 2005, 14(10): 2215－2228.

10. 刘晓芯,刘盛怡,朱渊,等. 肺癌病人心理控制源、应对方式与心理痛苦现状研究[J]. 护理研究,2015,(03):324－326.

11. 汪苗,朱小丽,汪翠云,等. 直肠癌造口患者的心理控制源、生命质量和应对方式[J]. 中国心理卫生杂志,2013,(10):750－753.

12. 穆欣,李娟,刘瑞荣,等. 首发脑卒中患者自我管理行为及影响因素的研究[J]. 中华护理杂志,2016,(03):289－293.

13. 王登峰. 心理控制源期望的认知—知识系统模型[J]. 心理学报,1996,(01):70－75.

14. 孙晓敏,薛刚. 自我管理研究回顾与展望[J]. 心理科学进展,2008,(01):106－113.

15. 傅永春. 归因理论:形成和发展[J]. 内蒙古师大学报(哲学社会科学版),1993,(01):48－52.

16. 王沛,张国礼. 社会认知对于归因理论与研究发展趋势的影响[J]. 宁夏大学学报(人文社会科学版),2006,(01):105－109.

第十五章　探　究

本章目标

1. 掌握探究以及建构式治疗性沟通的概念。

2. 熟悉实现探究的功能和形式。

3. 了解探究相关理论。

关键词　探究　建构式治疗性沟通

中心案例15

普外病区 19 床,曹先生,男,52 岁,大学市科学历。患者 13 年前曾在矿上发生意外事故,造成左下肢截肢,后来在一家补习班当老师,仍然是家里的顶梁柱。1 个月前被诊断为直肠恶性肿瘤,半月前行直肠癌根治术(Miles 手术)+结肠造口,现患者神情淡漠,终日不安,食欲下降。经医生、护士观察,患者结肠造口形状正常,颜色红润,无渗出,无粘连,患者大小便均正常。

思考问题

1. 该患者情绪低落的原因可能有哪些?

2. 如何利用探究的知识和技术缓解患者的问题?

在治疗性沟通过程的某些案例中,有些患者会表现为不受拘束地表达自己的想法或意愿;而另一些患者却不愿意表达自己内心的想法和感受,更不愿主动地表达自己;在更多情况下,患者表现及表达出来的是零散信息,或根本就是一种假象。因此,医护人员要做到"明察秋毫",通过表面看本质,分清事情的前因后果。在 TCS 的活动中,医护人员尤其要注意帮助患者探究、研究并确认被患者自己忽视或者有意、无意压抑的想法、情绪、行为表象之下的实质问题,即导致疾病产生的原因。首先是探究发现"疾病之因",接着是探究"因之排序",而后是主次、轻重分明地探究如何"对因治疗"。研究并运用探究技术对提高治疗性沟通效果显然是非常重要的。

第一节　探究概述

探究,即探索追究、查明问题的根本原因。"探"为"摸索"之意,即试图发现隐藏的事物或情况;"究"指追究事情的来龙去脉,追究根源。《逻辑学大辞典》对"探究"的解释为:探究是论辩性对话的一种,指以某种程度上的知识缺乏为初始状态,通过以知识为基础的论辩来猜想并加以证明或反驳的过程。

一、什么是探究

探究的本质内涵应该是寻找问题的答案,这个答案在一开始是不知道的,或者是隐藏起来的真相,也可能是现象背后的奥秘,抑或是需要作出比较或判断。这个答案需要双方或者多方去寻找(商讨、讨论等),在这个过程中需要加入人们的分析、推理等思维活动,最终达到解决问题的目标。

简而言之,探究是对话、发现、求证和学习的过程。探究中的对话是基础。只有通过双方乃至多方的沟通和合作,清楚表达彼此共同关心的事件或主题,才能找到症结所在。探究中的发现是目的。因为探究本身就是为了发现问题、解决问题,同时增加知识。探究中的求证是探究的关键。因为探究本身所指向的就是从那些基于可靠证据的前提出发得出结论,即探究的前提必须是已知为真的或者是为探究双方接受的已确立为可靠知识的命题。探究中的学习是探究的根本。探究在治疗性沟通中最终期望达到的效果是患者及其家属可以借鉴建构主义的学习程序和方法,主动对问题进行探索,从"他助"逐渐过渡到"自助"。

因此,研究者认为,探究是指沟通双方在可能的范围内,通过辩证、循证的方法,谈论彼此共同关心事件的相关信息与知识,系统、逻辑地分析人、事、物,致力于追求客观真相,乃至解决问题的一种沟通策略。

二、探究的功能

在实施 TCS 的过程中不难发现,因许多患者不具备基本的思维方法和沟通技术,他们很难清楚地表达出自己的真实想法以及目前存在的问题,甚至还会有逃避现实、不愿意配合沟通等情况出现。探究是在证据的基础上通过采用建构学习来解决问题,通过发挥探究这一沟通技术的功能,帮助医护人员与患者更有目标、精确、准确、有效地沟通。探究可以澄清观点与信念,推动事情的发展,其主要功能如下。

(一)表达更明确清晰

探究可以帮助患者将抽象并含糊的表达变得比较具体、清晰。在解决问题的过程中,医护人员提供适当的支持,如运用视觉的、语言的、情境的、概念上的支持,更清晰地复述患者的观点,帮助他们把经验与专业的术语、符号和方法等联系起来。比如,在临床中有时候需要了解患者的饮食情况,患者说自己吃了一点米饭,显然这个回答是模糊的,这个时候医护人员可以继续追问"是一个拳头大小还是一个鸡蛋大小的量"。或者借用模具或其他器具将其量化后再次询问患者,以帮助患者表述得更加清晰。

(二)澄清观点与信念

探究可以帮助患者将不清楚的观点与信念得以澄清。患者经常不能很清晰地表达自己的观点、信念以及决定等,这时候就需要医护人员通过运用探究技术探索患者真正想要表达的意思。医护人员通过探究技术帮助患者解决疑惑,并坚定了患者愿意尝试做出改变的信念。

中心案例 15 ‹‹‹

问题 1、问题 2 部分参考答案

中心案例 15 中的患者很可能对于自己佩戴造口袋这件事感到羞愧,并觉得妻子长期照顾自己拖累了她。但是当医护人员告知在其身体恢复到能够自理的时候,自己就能够更换清洗造口袋时,患者对康复后生活能够自理感到非常高兴,称这样也就能减轻家人的负担了。

(三)促进多元思维发展

探究本身就是一个推理、发现的思维过程,思维这一内心活动是探究内隐行为,也是探究的核心构成要素和探究活动的必要条件。医护人员帮助患者探究问题的过程也是患者自己思维转换和发展的过程。

1. 辩证思维　经常会遇到一些患者在与医护人员讨论问题时只看到问题的表面或局部,而忽略了整体和大局。因此,在沟通过程中,可以帮助患者用辩证思维看待问题,意识到问题都具有正反两面性。例如,有些患者在患癌后,认为自己患了绝症,不愿意配合治疗。这时候需要帮助患者认识到自己生病可能是身体在提醒自己需要休息调整了,为何不利用这个机会彻底改变以前不健康的作息规律呢,而且现在医疗技术很发达,很多癌症的五年生存率还是很高的。在和患者一起探究的过程中帮助其认识到问题的两面性。

2.批判性思维 在与患者探究解决办法的优劣性时,可以利用批判性思维,让患者反思和评价自己的思路,比较不同方法的优劣,最终找出比较优的解决思路。比如舍弃耗时的方法,采取更高效的方法。

3.逻辑思维 探究过程本身就是推理过程,是需要人们结合众多信息进行分析、综合、判断、推理的逻辑思维过程。

在探究的过程中,这种思维的发展是双向的,不仅患者的思维会得到发展,在"博弈"中,医护人员的思维也会得到发展。所以说,每个人都会发展成为更好的解释者、表达者及思维者。

(四)促进自主学习知识

探究是一种重要的学习方式,是帮助患者学会思考、学会学习的过程。通过探究获得的知识往往理解得更为深刻,在探究中常常能够使患者的各方面得到发展。

(五)改进应对疾病行为

在 TCS 实践中,医护人员在探究患者疾病的同时,可改进患者对待疾病的态度、认知和行为。

三、探究的形式

探究包括思维等内部心理活动,也包括观察、动手操作、言语交流等外显获得、行为或过程,是以沟通为平台进行的,因此,探究也分为语言类探究和非语言类探究两种形式。

(一)语言类探究

几乎所有的沟通技术都可以应用在语言类探究的不同阶段中。最常用的语言类探究是陈述、提问、请求、感叹等。

1.陈述 探究的形式之一是陈述,即表明需要进一步澄清。比如,一位肿瘤患者的病灶发现转移了,患者对于基本的转移存在极度悲哀的情绪,医护人员问:"我不是很清楚您目前对疾病不乐观是否因为您对病情预后没有信心,您觉得现在病情变得严重了?"患者答道:"是的,现在发现转移了,病情肯定是越来越严重了。"又比如"我能看出你很生气,我知道一些原因,也许你愿意讲给我听"。这样以陈述的方式给出的探究往往是沟通者采取表白的形式,表明他对某件事不明白,如"我不确定是不是了解了您的意思……",或者是"我猜想,关于……我还是不明白"。陈述句探究表达得非常自然,使对方要么不说,要么说得很准确。同时,这样的表述能将责任留在医护人员的身上,而不会有指责患者没有把话说清楚之嫌。

2.提问　直接提问是最常见的类型。提问使对方说得更多、更自由、更确切。比如,"什么让您作出这样的决定?""您为什么会这样想呢?"通过支持性或引导性提问,帮助患者学会富有成效的互动,鼓励建设性的意见交换,促进合作思考等。当然,具体什么时间采用什么类型的提问等,可参考本书第十二章的内容。

3.请求　探究也可以采取请求的形式,医护人员请求患者提供更多的信息或配合行为。请求是医护人员真诚态度的体现,而不应该是采用命令的语气要求患者说什么和不说什么,要求态度和蔼、语气柔和,并有相应的非语言行为的体现。

4.感叹　感叹可以帮助对方集中注意力。探究不一定是依据完整的问话或陈述,也可以是说一个字或短语,帮助对方集中注意力进行讨论。

(二)非语言类探究

非语言类探究在治疗性沟通中有重要作用。在治疗性沟通过程中,医(护)患双方都会有非语言的表现,并且彼此都能探究对方的反应。另外,对一些治疗期或康复期患者,经常被要求做特定的动作。例如,乳腺癌切除术后的患者常被要求做上肢的康复运动。在相应治疗、康复计划的制定与实施过程中,也伴有大量的非语言类探究。

第二节　探究的理论——建构主义学习理论

研究探究的理论离不开研究建构主义学习理论,其目的是将建构主义学习理论应用在 TCS 的实践中。

一、建构主义的概念

建构主义也称为结构主义,是指人们通过原有知识经验与外界环境进行交互活动以获取、建构新知识的过程。建构主义学习理论是认知心理学派中的一个分支。该理论认为学习过程是人的认知思维活动主动建构的过程。建构主义理论的一个重要概念是图式,图式可以理解为知识结构,是指个体世界的知觉理解和思考方式,也可以把它看作心理活动的框架或组织结构。图式是认知结构的起点和核心,或者说是人类认识事物的基础。因此,图式的形成和变化是认知发展的实质。

二、建构主义基本过程

认知发展受三个过程的影响，即同化、顺应和平衡。同化是指学习个体对刺激输入的过滤或改变过程。也就是说，个体在感受刺激时，把它们纳入头脑中原有的图式之内，使之成为自身的一部分。同化是认知结构的量变，起到丰富和加强的作用。

中心案例15 ◄◄◄

问题 2 部分参考答案

中心案例 15 中，医护人员可以提供照片或视频，帮助患者看到别的患者佩戴造口袋，在进行正常的社交活动……从而认同配合治疗，自己学会护理好造口，就可以进行正常活动，可以交友，也可以减少妻子负担。

医护人员帮助患者从原来不知道怎样做，到知道并实际做到怎样护理好造口，这是其知识建构中的顺应过程。

医护人员帮助患者认识到，从"拖累妻子"，到相信自己康复后，还可以回到教师的社会角色，仍然可以是"家里的顶梁柱"，是帮助患者自我调节，使认知发展从一个平衡状态向另一个平衡状态过渡的过程。

顺应是指外部环境发生变化，而原有认知结构无法同化新环境提供的信息时所引起的认知结构发生重组与改造的过程，即个体的认知结果因外部刺激的影响而发生改变的过程。顺应是认知结构的重组和改造，是知识的质变。

平衡是指学习者个体通过自我调节机制使认知发展从一个平衡状态向另一个平衡状态过渡的过程。

三、建构主义四要素

根据建构主义理论，在治疗性沟通中，患者的疾病相关知识至少在表象上不是通过医护人员传授得到的，而是在一定的情景下，借助探究学习并获取知识的过程中，利用必要的学习资料，通过意义建构的方式而获得的。由于学习是在一定的情景下，借助其他人的帮助即通过人际间的协作活动而实现的意义建构过程，因此，建构主义学习理论认为情景、信任与协作、对话和意义建构是学习环境中的四大要素或四大属性。

(一)情景

学习环境中的情景必须有利于患者对所学内容的意义建构。这就对医护人员进行建构式治疗性沟通的设计提出较高的要求。也就是说,在建构主义学习环境下,沟通情景设计不仅要考虑沟通目标分析,还要考虑有利于患者建构意义的情景创设问题,并把情景创设看作沟通设计的最重要内容之一;情景涉及的"情"是指医护人员在沟通过程中创设的情感氛围,医护人员帮助患者由入景而入情,帮助患者及其家属在情感上产生心灵共鸣,实现医(护)患共情;"景"是沟通所处的物理环境,如医院的各种硬件设施,也包括各种软件设施,如环境的陈设与布置、卫生、绿化和学习工具等。

(二)信任与协作

沟通双方的信任与协作发生在建构式治疗性沟通过程的始终。建构主义认为,学习者以自己的方式建构对于事物的理解,使不同的人看到事物的不同方面;但学习者之间的合作使问题的理解更加丰富和全面;探究应该是医务人员与患者之间相互交流、讨论和学习的过程。协作对沟通资料的搜集与分析、假设的提出与验证、学习成果的评价直至意义的最终建构均有重要作用。

(三)对话

对话是协作沟通过程中不可缺少的环节。医护人员与患者及其家属之间必须通过对话商讨如何完成规定的学习任务和计划;此外,协作学习过程也是对话过程,在此过程中,医护人员与患者的思维成果(智慧)为整个沟通和学习群体所共享,因此,对话是达到意义建构的重要手段之一。

(四)意义建构

意义建构是整个学习过程的最终目标。所要建构的意义是指发现事物(疾病)的性质、规律以及事物(疾病)之间的内在联系。

在治疗性沟通中,医护人员帮助患者建构意义就是要帮助患者正确学习、理解并接受其所患疾病相关的生物、心理及社会学内部要素及要素间的相互联系。这种理解在大脑中的长期存储形式就是前面提到的"图式",也就是关于当前所学内容的认知结构。由以上所述的"学习"的含义可知,建构式治疗性沟通中学习的质量是患者建构意义能力,而不是患者重视医护人员思维过程能力。换句话说,获得疾病相关知识的多少取决于患者凭自身经验去建构有关知识,而不是取决于患者单纯记忆医护人员讲授的内容。

第三节　建构式治疗性沟通

建构式治疗性沟通强调医护人员要根据患者的"学习"和"构建"需要进行沟通。建构式治疗性沟通是医护人员帮助患者实现"疾病创伤后个人成长"的重要途径。

一、建构式治疗性沟通的概念

建构主义的方法与内容可以广泛地运用在治疗性沟通中,即可称为建构式治疗性沟通。建构式治疗性沟通的内涵可以概括为:在医护人员指导下,以患者为中心,强调患者对疾病相关知识的主动探索、主动发现和对所学知识意义的主动建构的治疗性沟通。比如,由医护人员引领患者重塑对疾病相关的认知结构。健康这个"木桶"发生了什么问题? 是缺"底""箍",还是缺"把"? 抑或是哪块板"缺"或"短"了?

相比而言,传统的健康教育是以医护人员为中心(医护人员知道什么,就教什么),强调的是医护人员的"教",是医护人员把自己对疾病的相关认知传递给患者;而建构式治疗性沟通是以患者为中心(患者需要什么,就探究什么),强调的是患者的"学"。

二、建构式治疗性沟通的设计原则

在 TCS 的实践中,每一次的治疗性沟通之前,医护人员都应根据评估性沟通所发现的患者现存的问题,在其中选择患者最迫切需要解决的 1~2 个问题为主题(命题),设计开展治疗性沟通。如果采用的是建构式治疗性沟通,应该参考以下六个方面的设计原则。

(一)以患者及其家属为中心

明确"以患者及其家属为中心",这一点对教学设计有至关重要的指导意义,因为从"以患者及其家属为中心"出发和从"以医护人员为中心"出发将得到两种全然不同的设计结果。对医护人员而言,关于患者疾病相关的知识,前者设计重点在"她/他已知什么? 还需要认知什么?(我可能知道,也可能不知道)",后者设计重点在"我认知什么? 可以告之她/他"。

然而,以患者及其家属为中心的建构式治疗性沟通不仅有利于患者及其家属,也有利于医护人员的知识重新优化组合、合理建构。

至于如何体现以患者及其家属为中心,可以从三个方面努力:其一,要在建构式治疗性沟通过程中充分发挥患者及其家属的主动性,要能体现出患者及其家属的个性化;其二,要让患者及其家属有多种机会在不同的情景下去应用他们过去所学的知识(将知识"外化");其三,要让患者及其家属能根据自身探究学习行动的反馈信息来体现对客观事物的认识和解决实际问题的方案(实现自我反馈)。

(二)重视"情景"的意义建构

从建构主义角度看,建构式治疗性沟通总是与一定的社会文化背景即"情景"相联系的,在实际情景下进行建构式治疗性沟通,可以使患者及其家属能利用自己原有认知结构进行改造与重组。

通过"同化"与"顺应"才能达到对新知识意义的构建,并最终实现新的"平衡"。在传统的健康教育中,由于难以提供实际情景所具有的生动性、丰富性,因而将使患者及其家属对知识的意义建构产生困难。

(三)加强沟通各方的协同作用

根据建构主义理论,患者及其家属与周围环境的交互作用,对于建构式治疗性沟通内容的理解(即对知识意义的建构)起着关键性的作用。这是建构主义的核心概念之一。患同类疾病的患者及其家属在医护人员的组织和引导下一起讨论和交流,共同建立起建构式治疗性沟通群体,并成为其中一员。在这样的群体中,共同批判地考察各种理论、观点、信仰和假说,进行协商和辩论,在内部协商(即和自身争辩到底哪一种观点正确),然后再相互协商(即对当前问题摆出各自的看法、论据及有关材料,并对别人的观点作出分析和评论)。在这样的协作建构式治疗性沟通环境中,患者及其家属群体(包括医护人员和每位患者及其家属)的思维与智慧就可以被整个群体所共享,即整个建构式治疗性沟通群体共同完成对所学知识的意义构建,而不是其中的某一位或某几位患者及其家属完成意义构建。

(四)预备沟通环境的多元化

从建构主义角度看,建构式治疗性沟通环境是患者及其家属可以在其中进行自由探索和自主建构的治疗性沟通的场所。在此环境中,医护人员、患者及其家属可以利用各种工具和信息资源(如文字材料、书籍、音像资料、多媒体课件以及互联网上的信息等)来达到自己的建构式治疗性沟通的目标。在此过程中,不仅患者及其家属能得到医护人员的帮助与支持,而且医护人员、患者及其家属之间也可以相互协作和支持。

建构式治疗性沟通应当被促进和支持，而不应当受到严格的控制与支配；建构式治疗性沟通环境是一个支持和促进知识建构的场所。

在建构主义理论指导下的建构式治疗性沟通设计应是针对沟通环境的设计而非针对教育环境的设计。因为教育意味着更多的控制与支配，而建构式治疗性沟通则意味着更多的主动和自由。

(五)充分利用各种信息资源

为了支持患者及其家属主动探索和完成意义建构，在建构式治疗性沟通过程中，要为患者及其家属提供各种信息资源(包括各种类型的教学媒体和教学资料)，支持患者的"学"。这些媒体和资料并非用于辅助医护人员的讲解和演示，而是用于支持患者及其家属的自主建构式治疗性沟通和协作式探索。对于信息资源应如何获取、从哪里获取以及如何有效地加以利用等问题，需要患者及其家属主动探索，也迫切需要医护人员提供帮助。

(六)反复测量意义构建

在建构式治疗性沟通环境中，强调患者及其家属是认知主体、是有意义的主动建构者，所以把患者及其家属对疾病认知的意义构建作为整个建构式治疗性沟通过程的重要目的。沟通设计通常不是从分析沟通目标开始，而是从如何创设有利于患者及其家属意义构建的情景开始。不论是与患者沟通，还是与其家属沟通，整个沟通设计过程都紧紧围绕"意义建构"这个中心而展开。在他们进行独立探索、协作的过程中，建构的过程还需要医护人员的辅导。总之，建构式治疗性沟通，过程中的一切活动都要围绕"患者及其家属"这一中心，都要有利于患者完成和深化对疾病认知的意义构建。

三、建构式治疗性沟通的理念

医护人员与患者及其家属是否采用建构式治疗性沟通，往往取决于过往的经验、所得出的结论，以及是否相信建构式治疗性沟通能为双方的成长带来益处。秉持灵活、创新、适用的知识观以及主动、互动、改变、同化与顺应的学习观，尊重患者主体的经验与差异性，做好医患角色定位，创建好环境，就能取得良好的建构式治疗性沟通的效果。

(一)建构式治疗性沟通中遵守的知识观

1.知识的灵活性 疾病相关认知不是对现实患者的纯粹客观反映，任何一种传载知识的符号系统也不是绝对真实的表征。它只不过是医学对疾病的一种解释、假设或假说,它不是问题的最终答案,它必将随着医护人员和患者认识程度的深入而不断地变革、升华和改写,出现新的解释和假设。

2. 知识的创新性　疾病相关认知并不能绝对准确无误地概括疾病的法则,也不能提供对任何活动或问题解决都实用的方法。在具体的问题解决中,疾病相关知识是不可能一用就准、一用就灵的,而是需要针对具体问题的情景对原有知识进行再加工和再创造。

3. 知识的适用性　疾病相关知识不可能以实体的形式存在于个体之外,尽管通过语言赋予知识一定的外在形式,并且获得较为普遍的认同,但这并不意味着患者对这种知识有同样的理解。真正的理解只能是由患者自身基于自己的经验背景而建构起来的,取决于特定情况下的建构式治疗性沟通过程。否则,就不能叫理解,而是死记硬背,是被动式、复制式的学习。

(二)建构式治疗性沟通中遵守的学习观

1. 主动性建构　学习不是由医护人员把疾病相关知识简单地传递给患者,而是由患者自己建构知识的过程。患者不是简单被动地接收信息,而是主动地建构知识的意义,这种建构是无法由他人代替的。

2. 互动式建构　学习不是被动地接收信息刺激,而是主动地建构意义,是根据患者自己的经验背景,对外部信息进行主动的选择、加工和处理,从而获得自己的意义。外部信息本身没有什么意义,意义是患者通过新旧知识经验间的反复的、双向的相互作用过程而建构的。

3. 改变式建构　学习意义的获得是每个患者以自己原有的知识经验为基础,对新信息重新认识和编码,建构自己的理解。这一过程中,患者原有的知识经验因为新知识经验的进入而发生调整和改变。

4. 同化和顺应性建构　同化和顺应是患者认知结构发生变化的两种途径或方式。同化是认知结构的量变,而顺应则是认知结构的质变。同化—顺应—同化—顺应……循环往复,平衡—不平衡—平衡—不平衡……相互交替,患者认知水平的发展就是这样一个过程。患者的学习不是简单的信息积累,而是包含新旧知识经验的冲突,以及由此而引发的认知结构的重组。患者的学习过程不是简单的信息输入、存储和提取,而是新旧知识经验之间的双向的相互作用过程,也就是患者与学习环境之间互动的过程。

(三)建构式治疗性沟通中遵守的患者观

1. 患者的经验作用　根据建构主义理论,患者和家属作为学习者并不是空着脑袋进入学习情境中的。在日常生活和以往各种形式的学习中,他们已经形成了疾病相关的知识经验,他们对任何事情都有自己的看法。即使有些问题他们从来没有接触过,没有现成的经验可以借鉴,但是当问题呈现在他们面前时,他们还是会基于以往的经验,依靠自身的认知能力,形成对问题的解释,提出他们的假设。

2.患者的主体作用 建构式治疗性沟通不能无视患者及其家属的已有知识经验,简单强硬地从外部对学习者实施知识的"填灌",而是应当把患者及其家属原有的知识经验作为新知识的生长点,引导患者及其家属从原有的知识经验中生长新的知识经验。沟通不是简单的知识传递,而是知识的处理和转换。医护人员不是知识权威的象征,也不单是知识的呈现者,应该重视患者及其家属对各种现象的理解,倾听他们时下的看法,思考他们这些想法的由来,并以此为根据,引导患者及其家属丰富或调整自己的解释。

3.患者群体的差异作用 医护人员与患者、患者与患者之间往往会共同针对某些问题进行探索,并在探索的过程中相互交流和质疑,了解彼此的想法。由于经验背景的差异是不可避免的,因此患者及其家属对问题的看法和理解经常是千差万别的。其实,在患者的共同体中,这些差异本身就是一种宝贵的现象资源。建构主义虽然非常重视个体的自我发展,但是也不否认外部引导,亦即医护人员的影响作用。

(四)医护人员与患者的角色定位

1.医护人员是患者及其家属建构知识的忠实支持者 医护人员的作用是从传统的传递知识的权威转变为患者及其家属学习的辅导者,成为患者及其家属学习的高级伙伴或合作者。医护人员应该给患者及其家属提供复杂的真实问题。他们不仅必须发现这些问题,而且必须认识到复杂问题有多种答案,激励患者及其家属对问题的解决提出多重观点,这显然是与创造性的建构式治疗性沟通的宗旨密切吻合的。医护人员必须创设一种良好的学习环境,患者及其家属在这种环境中可以通过实验、独立探究、合作学习等方式来开展他们的学习。医护人员必须保证建构式治疗性沟通的活动和内容保持平衡。医护人员可以提供患者及其家属元认知工具或某些适用的心理社会或行为测量工具,培养患者及其家属批判性的认知加工策略,以及自己建构知识和理解的学习模式。医护人员应认识到建构式治疗性沟通是逐步减少外部控制、增加患者及其家属自我控制学习的过程。

2.医护人员要成为患者及其家属建构知识的积极帮助者和引导者 医护人员应当激发患者及其家属对建构式治疗性沟通的兴趣,引发和保持患者及其家属的建构式治疗性沟通的动机。通过创设符合建构式治疗性沟通内容的情景和提示新旧知识之间联系的线索,帮助患者及其家属建构当前所学疾病相关知识的意义。为使患者及其家属的意义建构更为有效,医护人员应尽可能组织协作建构式治疗性沟通,展开讨论和交流,并对协作建构式治疗性沟通过程进行引导,使之向有利于意义建构的方向发展。

3.患者及其家属是建构式治疗性沟通活动的积极参与者和知识的积极建构者　建构主义要求患者及其家属敢于面对认知复杂的真实世界的情景,并在复杂的真实情景中完成任务,因而,患者及其家属需要采取一种新的学习风格、新的认识加工策略,形成自己是知识与理解的建构者的心理模式。建构主义指导下的建构式治疗性沟通比传统健康教育要求患者及其家属承担更多的管理自己学习的机会;医护人员应当注意使机会永远处于"患者及其家属最近发展区",并为患者及其家属提供一定的辅导。

建构主义指导下的建构式治疗性沟通要求患者及其家属用探索法和发现法建构知识的意义。在建构意义的过程中要求患者及其家属主动搜索和分析有关的信息资料,对所学的内容提出各种假设并努力加以验证。要善于把当前建构式治疗性沟通的内容尽量与自己已有的知识经验联系起来,并对这种联系加以认真思考。联系和思考是意义构建的关键。它的最好效果出现在与协商过程结合起来。

(五)建构式治疗性沟通的环境

根据建构主义理论,患者及其家属的疾病相关知识是在一定情景下,借助他人的帮助,如人与人之间的写作、交流、利用必要的信息等,通过意义的建构而获得的。理想的建构式治疗性沟通的环境应当包括情景、协作、交流和意义建构四个部分。

建构式治疗性沟通中的情景必须有利于患者及其家属对所学内容的意义建构。在教学设计中,创设有利于患者及其家属建构意义的情景是最重要的环节。情景的设计涉及沟通的事件、时间、空间、人物等。

建构式治疗性沟通中的协作应该贯穿于整个建构式治疗性沟通获得的过程中。医护人员与患者及其家属之间、患者与患者之间的协作,对建构式治疗性沟通资料的收集与分析、假设的提出与验证、建构式治疗性沟通的进程的自我反馈和建构式治疗性沟通结果的评价以及意义的最终建构都有十分重要的作用。协作在一定意义上是"协商"的意思。协商主要有自我协商和相互协商。自我协商是指自己和自己反复商量什么是比较合理的;相互协商是指建构式治疗性沟通小组内部之间的商榷、讨论和辩论。

建构式治疗性沟通中的交流是协作过程中最基本的方式或环节。比如建构式治疗性沟通小组成员之间必须通过交流来商讨如何完成规定的建构式治疗性沟通任务并达到意义建构的目标,怎样更多地获得其他医护人员或他人的指导和帮助等。其实,协作建构式治疗性沟通的过程就是交流的过程,在这个过程中,每个建构式治疗性沟通的参与者的想法都为整个建构式治疗性沟通群体所共享。交流对于推进每个患者及其家属的建构式治疗性沟通的进程都是至关重要的手段。

建构式治疗性沟通中的意义建构是治疗性沟通过程的最终目标。建构式治疗性沟通中的建构意义是指疾病相关事物的性质、规律以及事物之间的内在联系。在建构式治疗性沟通过程中帮助患者及其家属建构意义就是要帮助患者及其家属对当前建构式治疗性沟通内容所反映的疾病性质、规律以及该疾病与其他事物之间的内在联系达到较深刻的理解。

综上所述,建构式治疗性沟通模式为:以患者及其家属为中心,在整个沟通过程中医护人员起组织者、指导者以及帮助者和促进者的作用,利用情景、协作、会话与交流等建构式治疗性沟通要素,充分发挥患者及其家属的主动性、积极性和首创精神,最终达到使患者及其家属有效地实现对当前所学疾病相关知识的意义建构的目的。

在这种模式中,患者及其家属是知识意义的主动建构者;医护人员是沟通过程的组织者、指导者以及意义建构的帮助者和促进者;沟通资料所提供的疾病相关知识不再是医护人员传授的内容,而是患者及其家属主动建构意义的对象;媒介也不再是帮助医护人员传授知识的手段和方法,而是用来创设情景、进行协作建构式治疗性沟通和会话交流,即作为患者及其家属主动参与建构式治疗性沟通、协作式探索的认知工具。

显然,在这种场合,医护人员、患者及其家属、手册和媒介等四要素与传统健康教育相比,各自有完全不同的作用,彼此之间有完全不同的关系。但是这些作用与关系也是非常清楚、非常明确的,因而成为建构式治疗性沟通活动进程的另外一种稳定结构形式,即建构主义学习环境下的建构式治疗性沟通模式。

四、建构式治疗性沟通的方式

建构式治疗性沟通中,医护人员指导患者及其家属学习的过程可以应用建构主义理论与方法。建构式治疗性沟通的方法主要有以下几种。

(一)支架式沟通

支架式沟通源于支架式教学(scaffolding instruction)。支架式沟通中建构是一种为患者及其家属对知识理解提供一种概念的框架。这种框架中的概念是患者及其家属进一步理解疾病相关知识所需要的,为此,事先要把复杂的建构式治疗性沟通内容及其任务加以分解,以便于把患者及其家属的理解逐步引向深入。

支架原本指建筑行业中使用的脚手架,在这里用来形象描述一种教学方法:患者作为学习者被看作一座建筑,学习者的"学"是在不断地、积极地建构着自身的过程;而医护人员的"教"则是为其搭建一个必要的脚手架,支持学习者不断地建构自己,不断建造新的能力。支架式教学是以苏联著名心理学家维果斯基的"最近发展区"理论为依据的。维果斯基认为,在测定学习者智力发展时,应至少确定学习者的这两种发展水平:一种是学习者现有的发展水平,另一种是潜在发展水平,这两种水平之间的区域称为最近发展区。教学应从学习者潜在的发展水平开始,不断创造新的"最近发展区"。建构式治疗性沟通的支架式沟通中的"支架"应涉及患者所患疾病治疗及康复的相关知、信、行,医护人员应以患者及其家属的原有知识水平(建筑基础)为前提条件,以其应该具有的潜在的知识水平(建筑发展区)为目标,设计"最近发展区"的构建,通过支架作用不停地将患者及其家属对疾病的相关认知从一个水平引导到另一个更高水平。

下面以患者高血压低盐饮食为例,讨论支架式沟通的几个环节。

1.搭脚手架　围绕当前建构式治疗性沟通的主题"低盐饮食",按"最邻近发展区"的要求建立概念框架。这应当在建构式治疗性沟通的初级阶段做好准备。

2.进入情景　将患者及其家属引入一定的问题情景。

3.独立探索　让患者及其家属独立探索。探索内容包括:确定与给定高血压低盐饮食的概念有关的各种属性,并将各种属性根据其重要性按大小顺序排列。例如,探究高血压低盐饮食的具体做法,就先由医护人员引导,然后让患者及其家属去分析患者过去一日三餐的饮食习惯中,哪些符合、哪些不符合低盐饮食等;是让其自己分析,而不是让医护人员简单地告知;探索过程中医护人员要适时提示,帮助患者及其家属沿概念框架逐步攀升。

4.协作沟通　医护人员和患者共同参加小组协商、讨论。讨论的结果有可能使原来确定的、与当前所学概念有关的属性增加或减少,各种属性的排列次序也可能有所调整,并使原来多种意见相互矛盾且态度纷呈的复杂局面逐渐变得明朗、一致起来。例如,该高血压患者违背低盐饮食的习惯中,哪些是可以先修正的,哪些是患者主观上暂时不愿意修正的,等等。在共享集体思维成果的基础上实现对当前所学概念有比较全面、正确的理解,即最终完成某患者对所学知识的个性化的意义建构。

5.效果评价　对建构式治疗性沟通效果的评价包括患者及其家属个人的自我评价和建构式治疗性沟通小组对个人的建构式治疗性沟通评价。评价内容包括:①自主学习能力;②参与者对小组协作沟通所做出的贡献;③是否完成对所学知识的意义建构等。

(二)抛锚式沟通

抛锚式沟通源于建构主义理论指导下的抛锚式教学。抛锚式沟通要求建立在有感染力的真实事件或真实问题的基础上。确定这类真实事件或问题被形象地比喻为"抛锚",因为一旦这类事件或问题被确定了,整个沟通内容和沟通进程也就被确定了(就像轮船被锚固定一样)。

根据建构主义理论,患者及其家属要想完成对所学知识的意义建构,即实现对该知识所反映事物的性质、规律以及该事物与其他事物之间联系的深刻理解,最好的办法是让患者及其家属到现实世界的真实环境中去感受、去体验(即通过获取直接经验来进行学习),而不是仅仅聆听别人(如医护人员)关于这种经验的介绍和讲解。由于抛锚式沟通要以真实事例或问题为基础(作为"锚"),因此有时也被称为"实例式沟通""基于问题的沟通"或"情景性沟通"。

抛锚式沟通由以下几个环节组成。

1. 创设情景 使建构式治疗性沟通能在和现实情况基本一致或相类似的情景中发生。

中心案例 15 ◀◀◀

问题 2 部分参考答案

医护人员与案例中患者及其家属关于"造口护理"的抛锚式沟通:

创设情景——医护人员请到造口角色患者、模拟患者,或用造口模型,准备好造口袋等。

确定问题——如何保证大便成形?如何减少大便气味?如何保证护理好造口?(一般一次沟通只选择一个问题并锚定)

自主学习——可让患者根据锚定主题做好事先准备并发言,医护人员肯定其正确的学习方法与内容,补充缺失的重要部分。

效果评价——随时观察并记录患者及其家属的表现。

2. 确定问题 在上述情景下,选择与当前建构式治疗性沟通主题密切相关的真实性事件或问题作为建构式治疗性沟通的中心内容。选择的时间或问题就是"锚",这一环节的作用就是"抛锚"。

3. 自主学习 自由学习不是由医护人员直接告诉患者及其家属应当如何去解决面临的问题,而是由医护人员向患者及其家属提供解决问题的有关线索,并特别注意发展患者及其家属的"自主学习"能力。

4. 效果评价 由于抛锚式沟通是建构式治疗性沟通中解决问题的过程,因此该过程可以直接反映出患者及其家属的建构式治疗性沟通效果。对这种沟通效果的评价不需要进行独立于沟通过程的专门测验,只需要在建构式治疗性沟通过程中随时观察并记录患者及其家属的表现即可。

(三)随机进入沟通

随机进入沟通源于建构主义理论的随机进入教学。由于疾病的复杂性和问题的多面性,要做到对疾病内在性质和各疾病之间相互联系的全面了解和掌握,即真正达到对疾病相关知识的全面而深刻的意义建构,是很困难的。往往从不同的角度考虑可以得出不同的理解。为克服这方面的弊病,在沟通中就要注意对同一沟通内容,在不同的时间和情景下,为不同的沟通目的、用不同的方式加以呈现。换句话说,患者及其家属可以随意通过不同途径、不同方式进入同样沟通内容的建构式治疗性沟通,从而获得对同一疾病或同一问题的多方面的认识和理解,这就是所谓的"随机进入沟通"。

显然,患者及其家属通过多次"进入"同一沟通内容,将能实现对某疾病相关知识内容有比较全面而深入的掌握。这种多次"进入",绝不像传统健康教育中那样,只是为巩固一般的知识、技术而实施的简单重复。这里的每次进入都有不同的建构式治疗性沟通的目的,都有不同问题的侧重点。因此,多次进入的结果,绝不仅仅是对同一知识内容的简单重复和巩固,而是根据患者及其家属的需要获得对疾病全貌的理解与认识上的飞跃。

随机进入沟通主要包括以下几个环节。

1. 呈现基本情景　医护人员向患者及其家属呈现与当前建构式治疗性沟通主题的基本内容相关的情景。例如,医护人员具体关注住院糖尿病患者 A 的实际饮食情况,并与其一起分析饮食结构对血糖的影响。

2. 随机进入建构式治疗性沟通　该沟通方式取决于患者及其家属所需而"随机进入"建构式治疗性沟通所选择的内容,注意呈现与当前建构式治疗性沟通主题的不同侧面特性相关联的情景。在此过程中,医护人员应注意提示患者及其家属发展自身的自主建构式治疗性沟通能力,使患者及其家属逐步学会建构式治疗性沟通。例如,医护人员发现糖尿病患者 A 情绪过于激动时,应及时与其一起分析肾上腺升高血糖的机制。

3. 思维发展训练　由于随机进入建构式治疗性沟通的内容通常比较复杂,所研究的问题往往涉及许多方面,因此,在这类建构式治疗性沟通中,医护人员还应特别注意分析、修正及发展患者及其家属的思维能力。例如,医护人员可以用"多米诺骨牌效应"向糖尿病患者 A(假如没有受过高等教育)比喻血糖调节机制。

4. 小组协作沟通　围绕呈现不同侧面的情景所获得的认识展开小组讨论。

在讨论中,每个患者及其家属的观点在和其他患者及其家属以及医护人员一起建立的社会协商环境中受到考察、评论,同时每个患者及其家属也对别人的观点、看法进行思考并作出反应。例如,医护人员请同病房患者协作沟通。

5.沟通效果评价 沟通效果评价包括自我评价与小组评价,评价内容包括:其一,自主建构式治疗性沟通能力;其二,对小组协作建构式治疗性沟通所做出的贡献;其三,是否完成对所学知识的意义构建。例如,医护人员请糖尿病患者 A 向同病房患者介绍其控制血糖的态度、知识和行为,住院期间学习什么,今后还要注意什么,等等。

(胡少华 罗 群)

练 习 题

一、名词解释

1.探究

2.建构式治疗性沟通

二、填空题

1.建构主义学习理论的四要素包括_____、_____、_____、_____。

2.语言类探究形式包括_____、_____、_____、_____。

三、单项选择题

1.在建构主义理论中,知识的量变主要属于以下哪种(   )

A.顺应   B.同化   C.平衡   D.不平衡

2.乳腺癌患者行大部切除术后怀疑自己发生了淋巴转移,护士与其交谈,问"是什么原因让您觉得自己发生了淋巴转移呢",这种探究形式属于(   )

A.陈述   B.提问   C.倾听   D.请求

四、简答题

1.简述健康教育与建构式治疗性沟通的区别。

2.简述建构式治疗性沟通的设计原则。

扫一扫,获取参考答案

参 考 文 献

1. Hodson D. Teaching and Learning Science：Towards a Personalized Approach[M]. Buckingham：Open University Press,1998,5.

2. 胡凡刚. 建构主义理论及对教育的启示[J]. 当代教育论坛,2003,(04):78－81.

3. 潘玉进. 建构主义理论及其在教育上的启示[J]. 东北师大学报,2000,(04):90－93.

4. 李子建,宋萑. 建构主义:理论的反思[J]. 全球教育展望,2007,(04):44－51.

5. 王方芳. 基于建构主义理论的医学生(本科)创新能力培养教学模式研究[D]. 重庆:第三军医大学,2006.

6. 张琳. 建构主义理论与学习者自主学习能力的培养[J]. 职业技术教育,2009,(14):43,61.

7. 蔡明星. 论探究学习[D]. 福州:福建师范大学,2004.

8. 王慧君. 科学探究教学设计:依据、实施与评价[J]. 中国电化教育,2013,(09):102－106,126.

9. 叶子. 探究的逻辑[D]. 上海:复旦大学,2013.

10. 韦冬余. 施瓦布科学探究教学思想研究[D]. 上海:华东师范大学,2013.

11. 韦冬余. 论施瓦布探究型课程思想[J]. 全球教育展望,2012,(11):31－37,43.